THE CANCER-FIGHTING KITCHEN

Nutrition Guide and 101 Recipes for Cancer Treatment and Recovery

癌症飲食全書

■16週年暢銷修訂版&附別冊64頁《全面啟動抗癌自癒力》■

101道

癌症治療期&調養期
營養指導與示範食譜

財團法人乳癌防治基金會董事長 ——— 張金堅
國立臺灣大學醫學院外科名譽教授

財團法人乳癌防治基金會營養保健講師 ——— 柳秀乖

合著

【總目錄】

PART1　請教醫師

PART2　請教營養師

PART3　健康廚房

化療期間食材準備篇

早餐篇

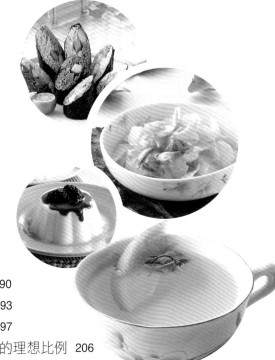

【食譜應用目錄】

早餐篇 編按：【早餐篇】食譜規劃有主食（粥、麵包、饅頭），副食（蛋、牛奶、豆漿），蔬果類（沙拉、水果泥、優格、蔬菜）可交替使用搭配。除可按總目錄【第1套】、【第2套】…順序；亦可按中西式套餐風味彈性變化飲食。

中式早餐組合

西式早餐組合

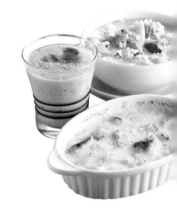

午餐篇 編按：【午餐篇】食譜規劃以主食、副食（肉、魚、蛋、蔬菜）及湯類三類為主。每組套餐內同屬性食譜可自由搭配，會更有變化：如主食替換，蔬菜類替換，湯類替換。除可按總目錄【第1套】、【第2套】…順序；亦可按春夏秋冬當令蔬果季節經濟又美味彈性變化飲食。

春夏套餐組合

秋冬套餐組合

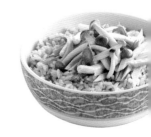

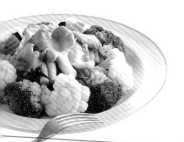

晚餐篇

編按：【晚餐篇】食譜規劃以主食、副食（肉、魚、蛋、蔬菜）及湯類三類為主。每組套餐內同屬性食譜可自由搭配，會更有變化：如主食替換，蔬菜類替換，湯類替換。其中少數幾組未搭配主食，病友可自己添加主食（米、飯、粥皆可），以 2 份主食為主，熱量約 140 大卡。除可按總目錄【第 1 套】、【第 2 套】…順序；亦可按春夏秋冬當令蔬果季節經濟又美味彈性變化飲食。

點心＆保健茶篇

編按：【點心＆保健茶篇】點心類食譜如湯、粥、果凍類，皆可用於兩餐間熱量的補充，及改善化療不適所造成的無法正常飲食。保健茶大多為中藥材成分，其性質也適合一般人使用，可作為化療期水分補充及症狀改善，尤其是口腔潰瘍、疼痛、噁心、嘔吐、食慾不振、疲倦皆大有幫助，飲用次數原則上一天 2 ～ 3 次勿過量。

正確飲食，維護健康

文／蕭東銘

　　過去二十多年，癌症一直高居國人十大死因的第一名。癌症的發生除了部分與遺傳有關外，大都是由於環境因素所引起，35% 的癌症發生與飲食有密切關係，研究調查顯示，飲食中脂肪攝取過多，蔬菜、水果攝食不足，是許多癌症發生的因素之一。

　　而根據我國的營養健康狀況變遷調查結果，國人的飲食正有脂肪攝取比例過高、水果、纖維攝取不足的現象。但國人向來未建立應以營養需求來選擇食物的習慣，且營養知識普遍隨年齡增加而呈現缺乏現象，許多人也受媒體廣告的影響和左右，造成飲食攝取和保健知識的偏頗，進而產生不正確的營養觀念及飲食習慣。

　　欲建立正確健康的飲食習慣，須先了解健康的飲食原則，如何均衡適量攝取六大類食物，落實「國民飲食指標」，使飲食減脂、高纖、多蔬果。在了解健康飲食原則之外，運用正確的食物保存與烹調的知識，確保飲食衛生安全及健康，亦是健康飲食不可或缺的一環。

　　因此，建立國人正確飲食習慣，協助國人保持健康，降低罹患癌症的風險，避免癌症患者因飲食不適當而營養不良或導致併發症的發生，為重要的保健議題，希望各界均加以重視，從家庭、學校、社會團體、食品業界一起來努力。

（本文作者為前衛生署食品衛生處處長）

【推薦序2】

防癌抗癌的保健良書

文／鄭金寶

　　認識張教授已經很多年了，最早的接觸是門診病人的營養照會單，轉診醫師寫著張金堅醫師，是少數關心病患營養的外科醫師。張教授曾外調桃園醫院，擔任院長一職，貢獻其所學，此為立功；在行醫中，又能教學認真，手術技術高超，品德、學術兼備，是不可多得的良醫益師，此為立德；而全心致力於乳癌醫學的研習，公餘之暇陸續寫書論述，將其所學呈現於巨著之中，實立言也，令人感佩讚嘆！

　　莎士比亞在其劇本《第十二之夜》（Twelfth night）中有云：「有天生俊智者，有天縱英明者，有天降大任於斯人也（Some people are born great, Some achieve greatness, some have greatness, thrust upon them）。」張教授俊智，學養無懈可擊，在高手如雲的台大醫院，諸多傑出醫師中，有具其一或兼具其二者，但是在乳癌威脅女性健康時，天將降大任於其身上。除親身操刀動手術為癌症病人治療外，在百忙當中又能邀請柳秀乖老師及林璟宏醫師共同完成《癌症飲食全書》一書，造福病人，也讓國人共享其深入淺出的精心之作，實三者兼具之良材。

　　看見此書，實在令我慚愧到不行，因為我的終極目標，是在退休前想要完成一本癌症防治相關書籍，想不到竟然給張教授完成了。突然間我想到亞歷山大帝因為走到印度恆河，認為是世界盡頭時，有感無敵可打、無國可征而痛泣。此時感到我的終極目標已先被完成而茫然，也由衷佩服張教授。

　　此書特色為內容涵蓋寬廣，首先在＜請教醫師＞的章節中，教導我們認識癌症以及其治療的方法，其次在＜請教營養師＞章節中介紹化療前、中、後應該要知道且注意的營養調適，並提供抗癌、防癌或致癌的多種食物詳細且精闢的說明。最後在＜健康廚房＞章節中提出精湛廚藝，其中值得注意是將中藥材也引入食譜中，把食物與中藥一同烹調，與華人的飲食非常「麻吉」。此外也把食譜分成早餐、午餐、晚餐、點心及保健茶篇，分別詳細的介紹解說各餐點的作法，並且分列各食材的營養素，實在是一本值得反覆研讀的防癌、抗癌保健叢書。

　　該書出版前，張教授邀吾寫序，深感榮幸，雖然個人才疏學淺，惟千載難逢，故大膽承諾，特寫此序，慎重推薦給國人，深信開卷必有益。

（本文作者為前臺大醫院營養部主任）

【作者序1】

吃得對，輕鬆抗癌！

文／張金堅

本人從事癌症診療工作已逾四十年，特別是乳癌與大腸癌病人是我診療的對象，不管在病房或門診，經常碰到癌症病人在接受治療時，會特別關心自己日常飲食相關的問題，一直讓病人本身及家屬帶來困擾，而且在治療過程中一些與進食有關的副作用，諸如噁心、嘔吐、腹瀉、口角潰瘍、牙齦及喉嚨疼痛，均造成進食困難，加上癌症患者本身可能營養狀況不佳，常常見到病人在極短時間內體重遽降，免疫力減弱。

這些情況往往導致病人中止或放棄治療，有些病人更誤信偏方，濫服一些不明成分的食品或藥物，更嚴重的是，很多癌症病友常有「營養愈豐富，癌細胞長得愈快」的迷思，更使病友們愈覺困惑，不知怎麼吃？不知如何調理飲食？這些一直是病人在治療中及治療後恢復期間所要面對與克服的難題。

事實上，坊間有許多癌症飲食相關書籍，也有許多有關癌症治療期間如何選用食物的演講，但都比較偏重原則性或理論性的探討，本人在看診時也有很多病友常會問及飲食相關問題，礙於門診時間有限，僅做原則性的提醒與建議，病友的收穫不大。

乳癌防治基金會自從成立以來，本人積極從事乳癌病友的衛教及防治工作，深知一切具有「實用性介紹」的飲食指南，極為重要。

由於柳秀乖女士投入本基金會的義工多年，參與多次的演講及飲食相關研習營，對於病友的飲食問題，有深入而且透徹的了解，特策劃《癌症飲食全書》此次從病友的觀點切入，舉凡食材選擇、烹調方法、食慾提升、營養考量，均以簡潔文字、真實圖片呈現，編集成冊。相信對癌症病人能提供更實質和正確的資訊，最重要的是，誠摯希望病友能根據書內陳述，自行調理，達到保健效果，吃得對輕鬆抗癌，正是我們衷心的期盼。

【作者序2】

食物是最好的醫藥

文／柳秀乖

21世紀初，癌症在國內已進入十大死亡原因的首位，而我們週遭的親朋好友也常聽到罹患不同的癌症，人人可說談癌色變。但也因醫學不斷進步，目前有些癌症已可控制為慢性疾病，只要堅定信心，維持愉快心情，與醫生充分合作，必能與癌細胞和平相處，甚至戰勝病魔。

筆者參與乳癌防治基金會所舉辦的各種病友活動，如病友座談會、醫療巡迴義診當中，接獲病友最常詢問的即是有關於「如何吃」的問題，尤其是在化療期間的病友更是對吃的認知「茫茫然」，加上週遭親朋好友給予的建議更加令人無所適從。甚至有許多不正確的飲食迷思，影響到病友的病情及錯過治療黃金期。而化療時身體體力不足又加上藥物副作用影響，而出現許多症狀甚至「食之無味」，連家人也不知該如何來協助調整飲食，進而影響到病人體力的復原及治療效果。

基於以上種種因素，乳癌防治基金會深切體會到必須出版一本優質的健康食譜，及提供正確營養資訊及養生觀念的書籍，來幫助病友順利的度過化療期及恢復期，協助提昇體力，改善生活品質。在乳癌防治基金會的總監蔡愛真女士及劉羽芬護理師大力推動及規劃下，由筆者策劃運用自然健康的食材，設計可口美味又簡單烹調的食譜，來幫助病友們獲得更需要的營養素，以修補化療造成的傷害及增進食慾和體力，加強身體的免疫力，讓治療更有成效。

由於自己是癌症家族的高危險群（家父及妹妹皆為大腸癌患者），更能深深體會到飲食對防癌、抗癌是非常重要的。所以近年來深入研究健康防癌飲食，也深切相信「吃對的食物」是非常重要的。許多癌症的發生皆與食用錯的食物（具致癌、促癌性）有相關性，如燒、烤、醃、燻食物、發霉食物、高油脂食物。本書設計食譜上皆取材自然健康食材及未加工的調味料，採用健康烹調方法，少油、少鹽、少糖、水煮、燉煮方式，保持食物的原味及營養素，希望能漸進式改變病友的飲食習慣，減少有害食物的攝取，讓身體獲得足夠的均衡營養，有能力來抵抗癌症。

而在現今 21 世紀初癌症的治療，除了正規的西醫治療外，目前也注意到「基因營養醫學」，它是運用食物本身或一部分，提供藥物或健康的好處，包括疾病的預防與治療，而營養的治療又致力於維持體內各種營養素的平衡，就如本書食譜中的小專欄「食材營養滿點」的介紹，特別強調食材具有的抗癌成分及對身體抗癌的功效，亦屬於營養治療的範圍。

　　本書特別提出有益化療的食物及營養素，也包含植物性化合物（21 世紀主流），並列出致癌性的食物，提醒病友盡量不去食用，希望能將體內抗癌因子增加，而致癌因子減少，有利於病友身體的復原，使癌細胞轉化為正常細胞。也提到「七色飲食法」及「生機飲食的特點及迷思」，提供病友參考，從中學習攝取身體所缺少的微量元素及維生素，此二者是具有「協同」及「拮抗」作用缺一不可。它們可促使身體新陳代謝正常運轉，體內許多的抗癌生理作用，必須依賴它們的推動，如具抗氧化作用的維生素 A、C、E、硒及促進體內酵素活化的鋅。

　　許多病友們在罹癌後，最常出現的反應是「為什麼是我？」其實癌細胞在每個人的體內皆存在著，只是因個人的因素，如生活作息不正常、營養不均衡或是生活壓力大等因素引發癌症的發生。而生病後必須在生活及飲食上調整，如改變不良的生活習慣，建立正確的飲食觀念，漸進地改變為健康的飲食習慣，攝取足夠的營養素，即能提高治病的成功率。其它因素如成為一位合作的病人，接受正規西醫治療，對接受的治療具有信心，以正面積極態度來面對癌症，保持愉快的心情及適度運動，皆能提昇個人的免疫力及提高治癌的成功率。而家人對病友的協助、支持鼓勵，也是一大促進因子，在本書內也特別提到家屬要如何來協助病友心情及飲食的調整。

　　筆者由衷希望本書能帶給讀者更多觀念上的改變，我們常說：「思想是行為的指針」，唯有藉著建立正確的新觀念，才能促成正確的行為產生。而本書不僅是癌症化療期及恢復間病友的飲食指南，也是全家人都適合的健康食譜。

　　本人很高興乳癌防治基金會能給予機會與張金堅董事長共同合作編寫本書，在董事長及蔡愛真總監的全力支持下，全書得以順利完成，也深深感謝乳癌防治基金會多位的幕後工作者如劉羽芬、林喜碧、蔡愛慧等協助文稿膳寫，以及原水文化協力整編出版。另感謝提供生機飲食指導的李秋萍老師，及活水源夥伴在食材準備上的協助。最後感謝不斷給予協助、支持鼓勵的先生及女兒、女婿，才能完成自己的願望，也希望各位先進，能不吝指教，互相成長。

　　更感謝多年來支持此書的讀者，及林松洲教授在此增訂版中提供的相關自然飲食資料，希望藉由本書能傳達出健康飲食的抗癌觀念，讓更多人能吃對食物，遠離癌症，也幫助更多的病友，陪伴他們勇敢抗癌。

11

【 本書使用說明 】

一般超市及生機飲食店皆可取得食材

　　本書使用的食材一般超市皆可購得，但有些調味醬料，可能需要到生機飲食店才能購買，如梅子漿、三寶粉、全麥酥、麥麩、葛根粉等。本書所提供的抗癌食材，均以方便取得為優先考量因素。

本書所使用的烹調計算單位說明

　　癌症病友家中備有小磅秤（2 ～ 3 公斤為主），測量更方便。

1 電鍋外鍋一杯水＝約 140c.c.
　　　（可以量米杯計算）

2 湯料一碗水＝約 200c.c.

3 調味料如醬油、醬汁一大匙＝ 15c.c. 或 15 公克；
　　　一小匙＝ 5c.c. 或 5 公克

4 中藥材一錢＝ 3.75 公克；
　　　三錢＝ 10 公克

5 一台兩＝ 37.5 公克；
　　食材 100 公克＝約為 3 台兩

6 蛋一粒＝約為 60 公克

食譜食材份量以一人份為主，可以人數加乘全家食用

　　書中食譜內食材份量以一人份為主，若想全家共同享用，可以人數來乘算，有些點心、保健茶可多備量冷藏於冰箱，使用時再加溫，減輕烹調的不便。

實用的營養分析及食材功效說明

　　每份食譜上皆標示所含營養素，可作為每日熱量計算的參考及三大營養素（蛋白質、醣分、脂肪）的搭配，皆以公克為單位（食品成分計算依據行政院衛福部的食品成分表）。

　　設計「**食材營養滿點**」的小專欄，列出食譜中食材的抗癌功效及成分分析。讀者可根據專欄中的小叮嚀，加以注意，並可變換食材。

正確烹調才能發揮食材完整功效

規劃有「**烹調健康滿點**」小專欄，提醒烹調時應注意：

① 烹調方法的選擇及應注意事項。

② 食材特殊處理、食材的特點，代替的食材及如何選擇食材。

③ 此道菜適用的狀況及病況。

④ 特殊功效及食譜特點。

⑤ 食用的禁忌方法及建議，如季節性食譜及全家人適用狀況。

早餐食譜內可分中、西式兩類

早餐 內有主食（粥、麵包、饅頭），副食（蛋、牛奶、豆漿），蔬果類（沙拉、水果泥、優格、蔬菜）可交替使用搭配。

中式早餐	西式早餐
第1套、第2套、第3套、第6套	第4套、第5套

午、晚餐食譜依季節性蔬果區分

午餐
- 以主食、副食（肉、魚、蛋、蔬菜）及湯類三類為主。
- 每組套餐內同屬性食譜可自由搭配，會更有變化，如湯類替換，主食替換，蔬菜類替換。

春夏套餐	秋冬套餐
第1套、第3套、第5套	第2套、第4套、第6套

晚餐
- 以主食、副食（肉、魚、蛋、蔬菜）及湯類三類為主。
- 其中少數幾組未搭配主食，病友可自己添加主食（米、飯、粥皆可），以2份主食為主，熱量約140大卡。
- 每組套餐內同屬性食譜可自由搭配，會更有變化，如湯類替換，主食替換，蔬菜類替換。

第1套、第3套、第5套	第2套、第4套、第6套
（第1套、第3套、第5套此三套餐，未配有主食，可另加主食2份，晚餐可有650～670大卡熱量。）	（第6套餐未配有主食，可另加主食2份，晚餐可有650～670大卡熱量。）

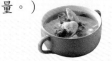

補充熱量的點心及保健茶食譜

點心類食譜如湯、粥、果凍類，皆可用於兩餐間熱量的補充，及改善化療不適所造成的無法正常飲食。

保健茶大多為中藥材成分，其性質也適合一般人使用，可作為化療期水分補充及症狀改善，尤其是口腔潰瘍、疼痛、噁心、嘔吐、食慾不振、疲倦皆大有幫助，飲用次數原則上一天 2～3 次勿過量（詳見書中說明使用）。

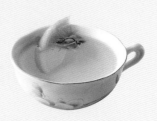

特別收錄病友常見問題及參考書目

收錄由財團法人乳癌防治基金會，所辦理的各式病友聚會或講座中，所收集到的病友們常見問題與解答，和所有讀者分享並從中參考解惑。

本書列出所有參考書目，為本書食材所含的特殊抗癌成分及功效的主要資料來源。讀者若希望更深入研究及探討，均可查閱所列書目。

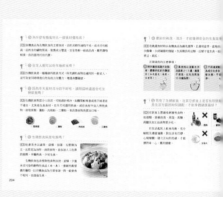

特別附錄食物份量參考表及營養補充品

本書附錄列有食物份量參考表，如主食份量（米飯一碗為 4 份；稀飯一碗為 2 份）；蛋白質份量、蔬菜水果份量、油脂份量，可作為病友變換食譜設計時的參考。

病友在無法由食物中攝取足夠營養素時，亦可參考本書所列的營養補充品來搭配使用，以維持基本熱量需求，防止惡病質發生，影響治療效果。

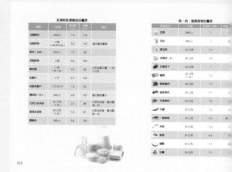

【 本書特色 】

以均衡營養攝取為主

多樣化食材，每日至少有 25～30 種食材適用，依據行政院衛福部每日飲食建議量來攝取奶、蛋、肉、豆、蔬菜、水果、油脂之適合份量。

提供抗癌食材及中藥材的日常運用

優先選用減輕化療副作用、有效抗癌，增進抵抗力的食材及營養素，如緩解病友嘔吐、食慾不振、提昇血球數目的食材。並選用對防癌、抗癌有助益的中藥材來搭配食物，作為體質調理及改善腸胃功能、清熱解毒及緩解化療的副作用，可作為輔助性的治療。

選用植物性食材以7色飲食為主

廣泛利用紅、黃、綠、白、黑、褐色、紫色各種食物，所含的植物性化合物來設計食譜做為抗癌、防癌的最佳來源，以促進身體組織的復原，恢復身體機能及提昇免疫力。蔬果食材以多部位利用，如根、莖、葉、瓜果、種子皆成最佳的食物來源。

採取健康烹調，不加重病友負擔

採用健康烹調方法如少油、少鹽、少糖，多用水煮，燉煮不用油炸、煎煮方式，符合現代人生活方式的簡單烹調又符合健康原則。

保持食物的原味，最好的食物即是最自然的食物，以有機栽培食物為主，可吃出食物的美味，調味料以自然食材來調配如檸檬、百香果、香椿、蔥、薑。

以熟食食物為主

考慮化療期間免疫力下降，經口入體內的食物避免增加感染，必須以煮沸過的熟食為主，待身體狀況轉好進入恢復期，可採用生食涼拌方式，來增加攝取食物所含的酵素，以促進身體新陳代謝，提昇免疫力。

配合季節調整的三餐抗癌食譜

　　在三餐（早、中、晚）的食譜設計上各有套餐搭配，且配合季節性而作調整，如夏令蔬果的空心菜、絲瓜；冬令蔬果的番茄、大白菜。癌友可依自己的食慾及熱量需求而選用適當食譜，以達到基本的每日熱量需求增加體力，防止體重下降。

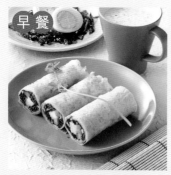
早餐

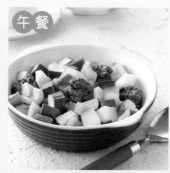
午餐

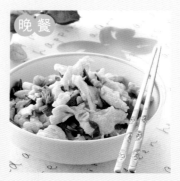
晚餐

　　每道食譜上亦標示有各項主要基本營養素，包含熱量、蛋白質、醣類、脂質可作為參考。

提供增加熱量及食慾的點心與保健茶食譜

　　點心類食譜每份所含熱量不同，約為 100 ～ 300 大卡，可作為三餐以外的熱量補充。保健茶以補充每日水分量及改善化療不適症狀為輔，可增進水分攝取及增進食慾，改善抵抗力，並補充抗癌體力。

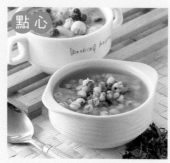
點心

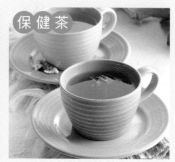
保健茶

特別附錄介紹生機飲食及常見使用迷思

　　讓讀者認識生機飲食不僅只是生食，亦可以熟食烹調食物，包含奶、蛋、肉類、五穀、蔬果。有機產品可提供均衡的營養，及安全的食物來源（有機食品）。

　　生機飲食不只是抗癌飲食，亦是一種健康的防癌飲食觀，使我們的身體得到最需要的營養素，且對環境減少環境污染，是值得我們嘗試執行的健康飲食方法。

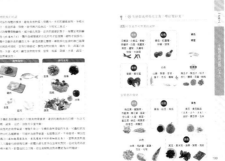

全家人可一同實行的抗癌保健食譜

　　本書提供讀者在癌症治療方面的知識，及家屬如何協助病友的抗癌指南，讓全家人面對癌症時，都能有正確的觀念、營養的食物，及滿滿的信心與力量。

　　本書食譜不僅是癌症化療者的飲食手冊，書中所介紹的食譜亦可作為一般人的防癌保健參考，甚至全家人皆可一同食用的健康食譜。

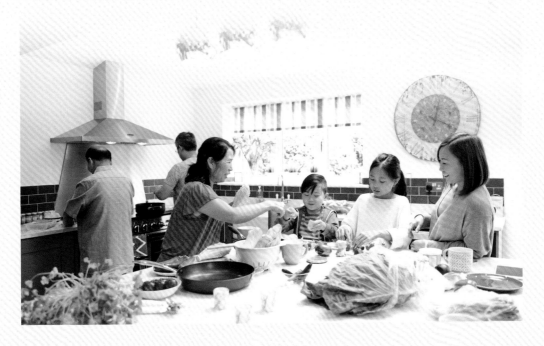

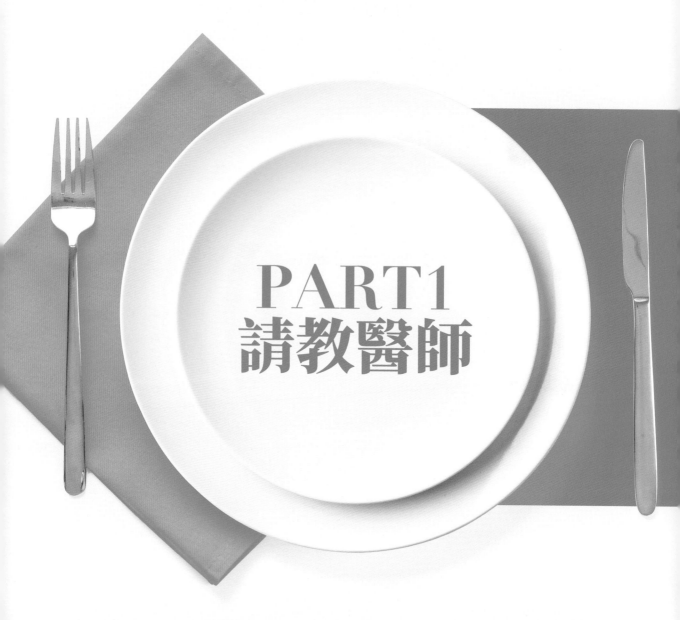

PART1
請教醫師

21世紀初，癌症在國內已成為十大死亡原因的首位。唯有了解癌症，並積極預防及檢查，才能真正遠離。

　　目前有些癌症已可控制為慢性疾病，在急性發病期接受正規的醫療如手術、化療、放射治療等方法。在恢復期注意營養均衡攝取，增加身體的自癒力，並維持愉快心情，正向積極態度及治癒的信心，與醫生充分合作，必能與癌細胞和平相處，甚至戰勝病魔。

執筆

臺灣大學醫學院外科名譽教授／財團法人乳癌防治基金會董事長　**張金堅**

台大醫院腫瘤醫學部主治醫師　**林季宏**

認識癌症

癌症已經是國人最常罹患的疾病之一。根據衛福部統計，台灣地區每分鐘，就有 1 人被診斷為癌症，3 人就有 1 人罹患癌症。從民國 71 年以來，癌症就高居國人十大死因之榜首。

❀ 什麼是「癌」？

一般人提到癌症，是根據患癌的器官來分類，如肺癌、肝癌、胃癌、乳癌、大腸癌等。其實除了器官分類，癌症亦可用病變的組織簡單地分成四大類：

癌（carcinoma）

由上皮細胞構成的惡性腫瘤，大部分癌症（占 80 ～ 90%）都屬此類。

肉瘤（sarcoma）

由骨骼、軟骨、肌肉、結締組織或血管生出的惡性腫瘤，比較少見，但惡性度極高。

白血病（leukemia）**和淋巴瘤**（lymphoma）

出現於白血球和淋巴系統，白血病是分散游離的細胞，但淋巴瘤則形成腫瘤。

其他種類

包括多發性骨髓瘤（multiple myeloma）、黑色素瘤（melanoma）、各種腦及神經組織瘤。

任何一種惡性腫瘤，均係由正常細胞，因為內在或外在因素之影響而造成，癌細胞具有下列特性：

1 正常細胞有正常凋亡機轉，但癌細胞卻無。

2 癌細胞缺少正常指令也能生長。

3 癌細胞不理會周圍正常細胞發出停止生長指令。

4 癌細胞可逃避內建的自我毀滅機制。

5 癌細胞會分泌血管生長因子建構新生血管的能力，使癌腫塊增大。

6 癌細胞具侵襲鄰近組織及轉移至其他器官的能力。

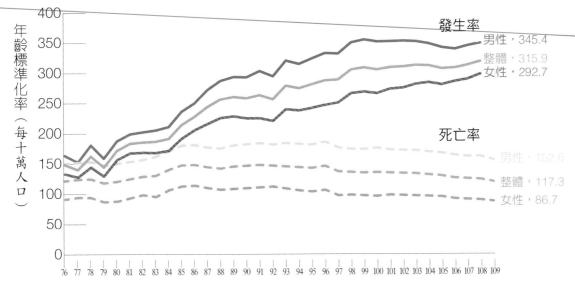

全癌症標準化發生率與死亡率趨勢（民國 76～109 年）

標準化發生率整體呈上下震盪趨勢

年齡標準化率（每十萬人口）

發生率
男性，345.4
整體，315.9
女性，292.7

死亡率
男性，152.6
整體，117.3
女性，86.7

※ 參考資料來源：衛生福利部國民健康署。

註：1. 發生資料來源：本署癌症登記資料。
　　2. 死亡資料來源：衛福部統計處。
　　3. 年齡標準化率（單位每 10 萬人口）係使用 2000 年世界標準人口計算。
　　4. 死因統計 97 年起改採國際疾病分類 ICD-10，108 年起改採「2016 年版 ICD-10 死因選取準則」。

為什麼會得「癌」？

　　真正致癌的原因，到目前為止，還未完全了解，但經數十年科學家的研究，造成癌症的因素可能與下列因素有關：

- **化學物質**：早在 200 年前人們就已經知道化學物質能致癌，英國醫生波特（Percivel Pott）發現陰囊癌在煙囪工人中罹患率特別高，後來發現塵垢裡的一種成分，屬於致癌物。在西元 1915 年日本東京大學，山極博士利用煤炭焦油塗在兔子耳朵引發皮膚癌。化學致癌物種類繁多，日常生活中殺蟲劑和農業用品常有致癌可能。而這些化學致癌物進入體內後必須經過代謝活化或生物轉化後才能引起致癌作用。

- **病毒**：西元 1909 年，美國洛克斐勒研究所的羅斯博士發現濾過性病毒能引發雞的惡性腫瘤，病毒致癌的理論漸被重視。例如 EB 病毒與淋巴瘤、鼻咽癌有關，乳頭狀瘤病毒在子宮頸形成過程中扮演重要角色，B型與 C 型肝炎病毒與肝癌相關聯。

- 放射線物質：放射作用已被證實可致癌，最明顯的例子，第二次世界大戰末，美國在長崎、廣島投下兩顆原子彈，其後倖存者罹患白血病的人激增。現在很多研究證實具放射性的輻射劑量達到一定程度會增加白血病、乳癌、甲狀腺癌、肺癌、多發性骨髓瘤及淋巴瘤的發生率。
- 遺傳基因：一般癌症，大多數是屬於偶發的，只有一成左右是屬於遺傳性的。雖遺傳性所占比例不高，但愈來愈多腫瘤流行病學調查資料顯示，有些癌症有一定的遺傳傾向。如家中有人得了癌症，其家庭成員患癌機會就會比別的家族高。具備遺傳基因，其在癌症形成過程仍具舉足輕重的影響性。

總之，隨著分子生物學的進步，我們對於腫瘤生物學探討有關腫瘤的致癌基因、抑癌基因、守門基因、腫瘤的特殊抗原、特殊生長因子受體、腫瘤血管新生相關因子、癌細胞特殊訊息傳遞的各類分子、及癌細胞內細胞週期和細胞凋亡的調控分子，都有大幅的了解，癌症已不那麼可怕。

「癌」的成長

其實每個細胞，不論是正常的或是癌性的，都是經過分裂和成長而增生。一個成熟細胞，經過 DNA 複製（Replication）後，而分裂成為兩個遺傳上完全相同的「子細胞」（Two genetically identical daughter cells）。後者隨著成長而做好準備分裂，這樣便完成一個「細胞循環」（A cell cycle）。

腫瘤的形成，便是經過多次的倍數遞增（Doublings），由一個細胞變成二個，由二變成四，由四變成八……。如此增進，經過 20 次的倍數遞增，腫瘤已擁有約 100 萬個惡性細胞，但人們也難以察覺它的存在；經過 30 次後，細胞數目升至 10 億，腫瘤直徑約有 1 公分，現在醫療檢查才可以偵察出來；經過 40 次後，細胞數目約升至 1 兆，其重量約有兩磅。依照專家的估計，癌細胞經過 41 ～ 43 次倍數遞增後，患者預後不佳，已有生命危險。

癌細胞之分裂除了以倍數遞增外，還會侵蝕鄰近器官和組織，因此癌腫瘤的成長速率，與下列幾個因素有關：

1 細胞倍數遞增率（Doubling time）　　**2** 細胞的侵蝕能力（Invasion）強或弱

3 細胞死亡率（Cell loss）　　**4** 細胞轉移（Metastasis）

　　不同癌細胞有不同腫瘤成長速度。快速的倍數遞增率可短至 1 ～ 4 個星期，緩慢的可長達 2 ～ 6 個月之久。因此，每當癌腫瘤被發覺時，惡性細胞已經存在人體內一段時間，同時也能有 30 次以上的倍數遞增。目前科技先進的相關檢查，一般腫瘤到了 0.5 公分直徑大小時，才被 X 光攝影、電腦掃描、核磁造影或正子掃描等檢查方法偵查出來。

　　很多人以為良性腫瘤是無害的，但有一些情況，當良性腫瘤生長在如腦部等重要的器官時，亦可能造成死亡。小部分的良性腫瘤會慢慢成為惡性腫瘤，或影響器官功能，令病友不適，這時便需要用手術切除。惡性腫瘤都需要接受治療，若延遲治療，對生存率和預後都會有嚴重的影響。

良性腫瘤和惡性腫瘤的分別

鑑別內容	良性腫瘤	惡性腫瘤
侵略性	一般是非侵略性的	具侵略性，可侵略鄰近的組織。
生長速度	生長較慢	生長速度可以極快、快或慢。
轉移	不會轉移	會轉移，可以由血液或淋巴系統轉移到身體其他器官。
細胞分化程度	高分化度，腫瘤細胞的特徵接近正常細胞。	低分化度，惡性細胞和正常細胞有很大分別。
發展過程	可以慢慢發展，或者處於靜止狀態，甚至退化。	不斷漸進發展。
復發	手術切除後，復發率很低。	復發率高，因為癌細胞可以有微小的轉移，在治療時不容易發現。
手術	只有小部份不能用手術切除的腫瘤，可能致命。	一般不經醫治的惡性腫瘤，都會致命。
病程	長	短
臟器功能	一般不受影響	受影響

❖❖ 癌症會復發和轉移嗎？

癌症復發可能發生在腫瘤原有的部位，正如皮膚癌或乳癌，割掉後，不久又再原來的位置再次長出另一個腫瘤，組織性質完全一樣，這便是「原位復發」（Local recurrence）。

主要復發原因是手術未能徹底消除所有癌細胞，假以時日，它們又成長起來。同樣地，有些腫瘤經過電療或化療後，表面上好像消失（如 X 光照片上的影子不見了），但一年半載後，那可怕的腫瘤影子又再次出現，皆因治療沒有完全消滅癌細胞。

另一種癌症復發是區域性的（Regional recurrence），意味著原發性腫瘤（Primary tumor）在接受治療時，早已散發一些癌細胞到鄰近組織，或是游離到附近的淋巴結。乳癌便是一個常見的例子；腫瘤割掉後，不久腋窩的淋巴結再有復發而且腫大。還有一種名叫「轉移性癌症復發」（Metastatic recurrence），這是由於原發性腫瘤的癌性細胞早已轉移到遠方，潛伏了一段時期，然後慢慢成長起來。

癌症如何分期

把腫瘤分為若干期別的方法有多種，最常用的是臨床分期（Clinical staging）和 TNM 制度。前者多用於臨床診治，後者便於統計和追蹤及治療參考，二者經常同時採用。

癌症第一期（Stage I）
腫瘤侷限一處，沒有擴散跡象。

癌症第二期（Stage II）
腫瘤已擴散到附近淋巴結，
但沒有波及其他器官或組織。

癌症第三期（Stage III）
腫瘤除了擴散到鄰近淋巴結外，
還波及附近器官或組織。

癌症第四期（Stage IV）
腫瘤已擴散到身體其他部位。

第一、二期屬「早期」，治療後痊癒機會高；第三、四期屬「晚期」，不論採取任何治療方式，復原及存活之機會較差。

現在被應用的 TNM 臨床分期系統是用英文字母去代表符號，**T：腫瘤**（Tumor），**N：淋巴結**（Lymph node），**M：轉移或擴散**（Metastasis）。每個英文字母後的數字，顯示各項目的情況。舉例來說，乳癌患者的紀錄寫上 T2N1M0，便是代表腫瘤約有一吋直徑的面積，鄰近淋巴結有癌細胞存在，但無遠處器官的擴散，實屬「癌症第二期」。

依此系統，則世界各國的醫療機構可依同一條件進行癌症預後評估，而依期別不同，有不同之預後及 5 年存活率，依乳癌第一期的 5 年存活率高達 90％。

癌症會傳染嗎？

很多人都知道，癌症本身不會傳染，所以不須與癌症病人隔離。不過，有些癌症是由病毒、細菌引起，這些病原體可經人與人之間傳播。例如 80 ～ 90％的肝癌和 B 型或 C 型肝炎病毒有關，差不多所有子宮頸癌是由某些種類的人類乳突狀瘤病毒引起的。部分淋巴瘤、白血病和肉瘤也和病毒感染有密切的關係。

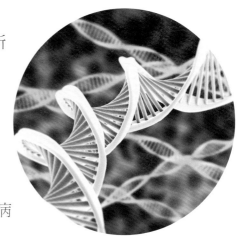

這些病毒入侵人體後，會在受感染的細胞中繁殖，把部分遺傳基因插入受感染細胞的染色體中，令這些細胞變成惡性細胞。除了病毒，部分細菌亦可能和癌症有關。例如引起胃潰瘍的幽門螺旋球桿菌，會增加罹患胃癌的機會。

這些致癌的病毒和細菌的傳染途徑各有不同，有些可能是經血液、體液或經母體傳染，有的傳染途徑不詳。就如幽門螺旋球菌，全世界有三分之二人口帶有這種細菌，可能是由進食或飲用受污染的水而感染，基本上無有效的預防方法。

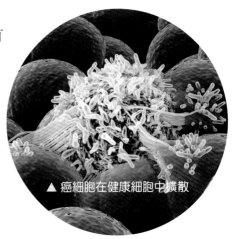

▲ 癌細胞在健康細胞中擴散

感染了這些病毒和細菌也不一定會患上癌症。事實上，只有很少部分帶有這些病原體的人會患上相關癌症，但有一些癌症病人在沒有感染到這些病原體的情況下發病，再次證明癌症是複雜、由多種因素引起的疾病。科學家正研究病原體與癌症之間的關係，研製疫苗來預防癌症的發生。

若你發現自己患的癌症是由病毒引起的，應該請教醫生了解一下，怎樣可以控制或定期監視病毒感染對健康的影響。若你是帶菌者而無癌症，也不表示你很安全，應做定期健康檢查，減少患癌機會，亦應該注重個人衛生，以防病毒傳給他人。

癌症本身無傳染性，但一些和癌症有關的病毒卻有傳染性，這些病毒可能存在於健康、無症狀的人體內。所以，防止病毒傳染來預防癌症，實在是人人有責。

▪▪ 癌症可以預防嗎？

某個程度來說，癌症是可以預防的，例如有均衡的營養、多吃蔬果、不吸菸、避免吃發霉的食物或接觸致癌物、注射疫苗、避免在陽光下曝曬等。有小部分的癌症（如子宮頸癌），可以在定期健康檢查中發現癌前病變，經治療而防止癌症發生。但大部分癌症都較難發現癌前病變，健康檢查只能發現早期癌症，增加治癒的機會，但無預防效果。

也有許多的情況，是防不勝防的。例如某些人的基因有患癌傾向，或他們的工作環境需接觸一些已知或未知的致癌物，居住地方有輻射、環境、食物污染等。所以預防癌症不單是個人問題，亦是社會環境問題。

預防癌症，應從小開始。一般情況下，癌症有很長的潛伏期。有證據顯示，小時候接觸過量致癌物的人，會增加中年患癌機會。例如小時候吃鹹魚等醃漬食品，或接觸香灰（祭拜用）食物的人，成年後易罹患鼻咽癌；接觸過量輻射或殺蟲藥等致癌物，也會增加日後患癌的危險。

世界衛生組織有個非常著名的關於癌症的三個 1/3 的論斷，他們認為目前全世界所有癌症患者中，有 1/3 的患者完全可以預防而根本不會發生，還有 1/3 的患者完全可以早期發現而達到根治，那麼最後還有 1/3 的患者也可以利用現有的醫療技術使他們減輕痛苦，延長生命。所以整體而言，癌症並不可怕，應該是非常樂觀的。

目前防癌工作大致可分為兩個層次：**第一防線**（Primary prevention），目的是不要讓癌腫瘤長出來；**第二防線**（Secondary prevention）是指癌細胞已經在人體內存在，但患者尚未發現，醫生需藉助檢查才能早日揭發它的存在，務求達到「及早診治」的目的。這也正是大家共同追求的目標：「癌症篩檢」（Cancer screening）、「早期發現」（Early detection）和「早期治療」（Early treatment）。

癌症的治療方法與副作用

現今癌症的治療方法仍以**手術**、**放射治療**及**化學治療**為主，其它尚有標靶治療、免疫治療及光動力治療等。其中以標靶治療在最近 10 年內進展最大，已有多種藥物上市，用於淋巴瘤、乳癌、肺癌及大腸癌等。免疫療法的進展較慢，目前主要用於腎細胞癌及黑色素癌。這些治療各有其使用的適應症，也有其副作用。

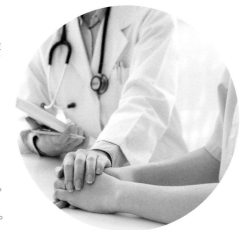

依症狀及目的選擇治療方法

手術主要用於未轉移的病患，以治癒為首要目標，手術的副作用主要取決於切除的器官種類、範圍以及術中的危險性。

放射治療主要是針對局部治療，目前主要使用的儀器是直線加速器，利用其產生的放射線治療腫瘤，其依功用分為治癒性、緩解性及輔助性，例如對鼻咽癌放射治療是最重要的治療。對於初期病友單用放射治療就有很高的治癒率，此為治癒性放射治療；緩解性放射治療主要是針對骨骼或腦轉移的病友，用以減緩症狀為主；輔助性放射治療主要用於乳癌及直腸癌，一般是使用在手術及放射治療之後，用來減少局部復發。放射治療的副作用也是局部為主，例如鼻咽癌放射治療，副作用易造成口腔黏膜受損以及頸部組織纖維化。

化學治療主要是將化療藥物經由口服或由血管輸注至全身，其依功用分為治癒性、輔助性及緩解性。對於化學治療最敏感的腫瘤是白血病（血癌）及淋巴瘤，因此化學治療為其主要的治療。單用化學治療就有機會治癒，此為治癒性化療；對於乳癌及大腸癌，常於手術後給予化學治療降低復發機率，此為輔助性；對於已經遠端轉移至肝臟、骨骼等病友，此時進行化學治療稱為緩解性化療，其目的主要是要延長病患的存活期及改善生

活品質。化學治療的副作用主要為全身性，因為化療藥物的種類繁多，副作用也不相同，其中嘔吐及骨髓抑制造成的免疫力下降最為常見。

標靶治療分為單株抗體及小分子兩種，單株抗體主要由血管輸注至全身，而小分子藥物則以口服為主。分子治療與傳統化學治療最主要的差別在於，傳統化學治療類似玉石俱焚，而分子治療主要針對腫瘤細胞特有的分子或生長途徑給予抑制，對於正常細胞則無作用。因此分子治療的副作用一般是很小的。有些分子治療單獨使用即可（如艾瑞沙治療肺癌），大多數分子治療是合併化學治療以增強化學治療的效果。

影響副作用產生的可能因素

癌症治療常帶來許多不可避免的副作用，尤其是化學治療及放射治療最為病友所恐懼。傳統的化學治療雖然可以破壞癌細胞，但在做治療時，通常也會同時破壞病友健康的細胞及組織，因此常會引起身體不舒服及其他副作用。

另外，放射線治療也常帶來局部的副作用產生。許多病友因為副作用的不當因應，於治療過程中成為癌症治療的逃兵，甚至有些病友只是聽說化療的可怕，就選擇放棄治療。

其實化學治療的副作用會因許多因素而不同，其中使用處方的不同以及病患的身體狀況是影響最大的。

就使用的處方而言，若病友可以充分與醫師溝通，醫師會因病友的身體狀況及病情考量，決定是否給予化學治療。在決定化療後，也會依據病友的狀況，設計最適當的處方及劑量，例如針對年紀大或原本就有慢性病的病友，仍有許多合適處方是副作用很少的，甚至於懷孕的婦女在第三個懷孕期，接受某些化學治療對於胎兒的影響也很少。

就病友身體狀況而言，若病友年紀較輕或體能狀況較好自然副作用較少，因此病友的營養狀態也是很重要的，若病友的身體能有足夠的營養及體力對抗癌症，副作用依然可以有效降低。

此外，若是疾病較為初期，化療的併發症也會較少。以乳癌病友為例，對於尚未遠端轉移的病友，一般醫師於手術後會給予較高強度的化療做為輔助性化療，以期將復發或轉移的機會降至最低；至於已經轉移的病友，則傾向給予較低強度的化療，以維持病患的生活品質，然而轉移的病人往往仍有較高的機會產生併發症。

化學治療時常見的副作用

由於癌細胞為分裂快速的細胞，化學藥物即是針對此種特性發展而來，所以對身體內正常分裂快的細胞（如骨髓造血細胞、腸胃道黏膜細胞、生殖細胞及毛髮濾泡細胞）也會有影響。化學治療常見的副作用分為血液方面、腸胃道方面、生殖系統、毛髮及其它。

關於**血液**方面，因為化療會抑制骨髓造血細胞，導致血球數量下降，進而造成抵抗力下降，病友就容易受到感染。紅球數量下降會造成貧血；血小板數目下降則會造成出血不易凝固。

關於**腸胃道**方面，副作用包括口腔黏膜破損、噁心、嘔吐、腹瀉、便祕等症狀。有的抗癌藥物可能影響**生殖能力**，如女性的月經週期可能會變得不規則或停止，也可能會有更年期症狀像是停經、熱潮紅、陰道乾燥等，男性則可能會停止製造精子。這些改變有時是永久性的，因此男性可選擇將精子冷凍保存。由於藥物、劑量及年齡的不同，有些男孩及女孩日後仍可能無法生育。

關於**毛髮**部分，主要是造成掉髮，對病友的心理產生衝擊。其它的副作用包括皮膚顏色可能會改變、周邊神經麻、心臟功能受損、肺功能改變、血尿、血管不適、脹痛及影響胎兒健康等。

化學藥物治療所產生的副作用及嚴重程度，程度上會因人而異，但在治療前多了解可能產生的副作用及症狀，加強認知與知識，對治療時的心理調適較有幫助。

　　事實上，大部分的副作用都只是暫時性的，例如化學治療開始 1 ～ 2 週左右，頭髮會開始脫髮，一旦治療停止，大部分的頭髮都會再長出來。因此在化療過程中可考慮使用假髮或頭巾。

　　又如白血球低下，大多發生於化療後 7 ～ 10 天，對於某些較強的處方使用預放性白血球生長激素，可有效降低感染的風險。當出現任何副作用時，應向醫生反應，其實這些不適大多可以透過相關處理而減輕。

放射治療時常見的副作用

　　放療副作用的嚴重程度，主要是依身體接受治療的部位及治療劑量而定。例如照射乳房，皮膚會變紅、乾、壓痛感和搔癢，接近治療結束時，皮膚或許會潮溼和起水泡，此時應盡可能避免覆蓋及暴露於空氣，避免穿會引起摩擦的胸罩或衣服，最好穿寬鬆的棉質衣服。未經醫師指示，應避免塗抹任何乳液或乳霜。

　　照射頭頸部主要造成喉嚨乾燥疼痛、吞嚥困難及食慾減退，可服用醫師開的處方或使用流質飲食，以減輕症狀。如頭部接受放射線治療，可能會有頭痛、疲倦、噁心及嘔吐、掉頭髮、或在記憶和思考過程產生問題，但治療過後，大部分的副作用會慢慢地消失。

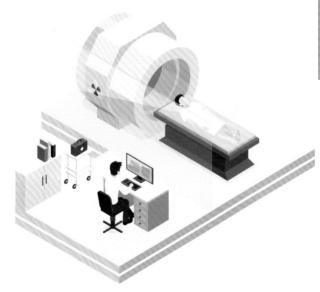

　　整體來說，放療的急性副作用較輕，且多為局部性，因此病友並不須太過擔心。

當親人罹癌治療時，該怎樣協助照護及撫慰？

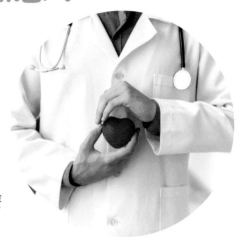

癌症治療是一種長期抗戰，不論是手術後接受化學治療、放射線治療或荷爾蒙治療，皆需花費一段時間，少則半年多則數年，在這段艱苦的抗癌日子裡，家人的陪伴、支持與鼓勵，以及病友自己面對癌症的樂觀與堅強，此兩者往往是相互影響的，也關係到治療的預後。

家人的支持非常重要

家庭中的成員罹癌，其他成員的生活皆會受到影響。而要做好抗癌工作，家人必須比病友更堅強，對治療的期望始終要抱持堅定信心，家人的樂觀態度也會影響病友接受治療的意願。

病友及家人必須將對抗癌症，當成一個重要的問題來處理，病友必須放下身旁事物（工作、家庭角色），全心全意接受治療，更必須要有決心、信心，積極地對抗癌症以贏得勝利。

在這過程中相信病友絕對是最辛苦的，家人盡量體會他的心情，同理他的惶恐，並陪伴身旁給予關懷，有了家人的全心全力支持，才能在抗癌的心態上有堅強的毅力，激起求生的意志，勇敢的面對治療，抱持樂觀與希望。

需提供身心靈的照護

癌症病友在接受治療期間會面對許多身、心、靈照護問題，必須由家人來協助共同處理，而家人也扮演著多種角色。

　　身為癌症患者的家人要了解病友的擔憂，並鼓勵其說出來、尋找外援，協助收集相關的醫學資訊及治療預後、與陪伴病友共同閱讀，可增加病友對身體變化的了解及接受、緩解緊張情緒及增強抵抗力。

　　鼓勵病友返診時與醫師討論病情，臨床上病友可多投入討論治療狀況，可增進其自身的痊癒力及抗癌信心，使癌症的治療事半功倍。並且在病友情緒低潮時要扶持他，用同理心去傾聽，鼓勵病友說出內心的擔憂，才不會壓抑於內心，造成更大的精神壓力。

　　家人也應將病友在接受治療時身體所發生的反應，如發燒、出血、口腔潰瘍、體重下降、營養攝取、睡眠、排泄、藥物過敏情形，及其它異常狀況一一記錄下來，內容包含時間、次數、嚴重程度，如果病友自己能做記錄是最好的，家人可在旁協助提醒，在回診時陪伴病友，並將記錄整理摘要，帶給醫師評估以做為下次治療的參考。

　　協助病友參加病友支持團體並陪伴支持，參與病友團體小組討論，病友相聚可將內心的疑問、難過提出討論、敞開心扉、紓解壓力，改善病友的心理狀態成為正向的心態，加速身體復原。

　　當病友對治療存有負面的觀念時，會阻礙身體良好回應的能力。當病友將「治療」視為好朋友或是必經過程，才會對治療效果存有正面的希望。家人可以陪伴病友做放鬆肌肉運動，閉眼想像治療的最後結果是「癌症細胞縮小，漸漸消失」，自己會有極好的感覺，正在享受新的健康及幸福恩賜。

隨時補充病友體力

　　在每階段的化學治療期，尤其是回家後 2 ～ 3 天會有嚴重體力不支、疲倦、發燒、食慾不振現象，需要有充分的休息，此時也最需要他人的照顧。家人在此時要扮演照顧者的角色，協助病友進食，補充大量水分以排除化學藥物及防止再度感染，也要協助病友做適度的運動。家人需要協助的日常活動有如下數項：

協助補充水分

治療期每日需攝取足夠量約 2000～2500c.c.，可分數次食用，每次約 200c.c. 小口飲用，也可用湯汁替代水分。最佳飲水時間是早上起床喝 1～2 杯水，約早上 10 點再補充 1 次，下午 3 點左右 1 次，每日三餐飯前 1 小時喝水，睡前再飲水 1 次 200c.c.。

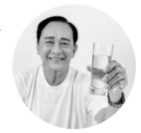

準備易消化的清淡食物

家人協助準備易消化的清淡食物補充病友體力，幫助病友體力恢復，提昇其免疫力。

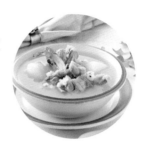

準備安全舒適的環境，防止病友受感染

家人協助室內空氣流通，應打開窗戶或用空氣清淨機來調整，病友本身宜戴上口罩保護自己，家人也要提醒病友盡量減少訪客的接觸，以避免感染源，家中若有人發生感冒情形，也應戴上口罩，遠離病友才好。

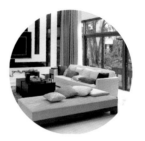

協助病友作適度運動

為了增進食慾及防止臥床太久造成血液循環不良，家人可協助病友活動，如在室內每日 1～2 次，每次 10～15 分鐘走動，可視病友身體狀況來增加走動時間及次數，甚至離開室內出外活動。

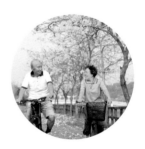

協助休息與睡眠

家人要安排安靜的環境，鼓勵病友多加休息，除了夜間睡眠外，白天也要增加臥床休息時間，讓身體快速恢復體力。並可藉深呼吸、鬆弛運動、催眠音樂來幫助入眠。

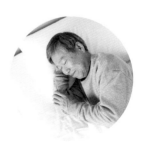

注意口腔清潔

化療期病友處於抵抗力最弱狀態，必須防止感染以免引發合併症。尤其是「病從口入」，口腔的清潔非常重要，提醒病友進食後一定要漱口，可減少口腔潰瘍之變化及減少發炎現象。

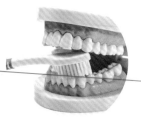

注意身體的清潔

當病友無法自行沐浴清潔時，家人要從旁協助，尤其是發燒、出汗，更須保持皮膚毛孔的清潔乾燥，衣服選用棉質透氣布料為佳。

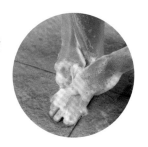

　　家人在此段時間負責陪伴照顧病友，也擔憂病情及病友的身心反應，自己的心理壓力非常大，但家人的焦慮不安會傳遞給病友，因此當有需要時，家人也可尋求心理諮詢由專業人士來協助。唯有保持樂觀的態度、積極的心情，才能幫助病人早日恢復健康。

　　美國作家查德曾說：「生命中的每一道難題，都包含著一份禮物。」也許這是上天的美意，讓早已忘記生活的我們，重新思考生命中真正值得重視的課題，引導我們再次學習生命的意義，珍惜生命中的每一天。

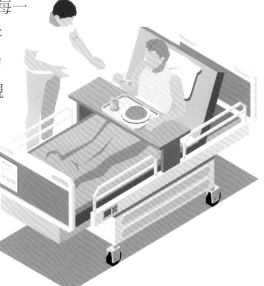

PART2
請教營養師

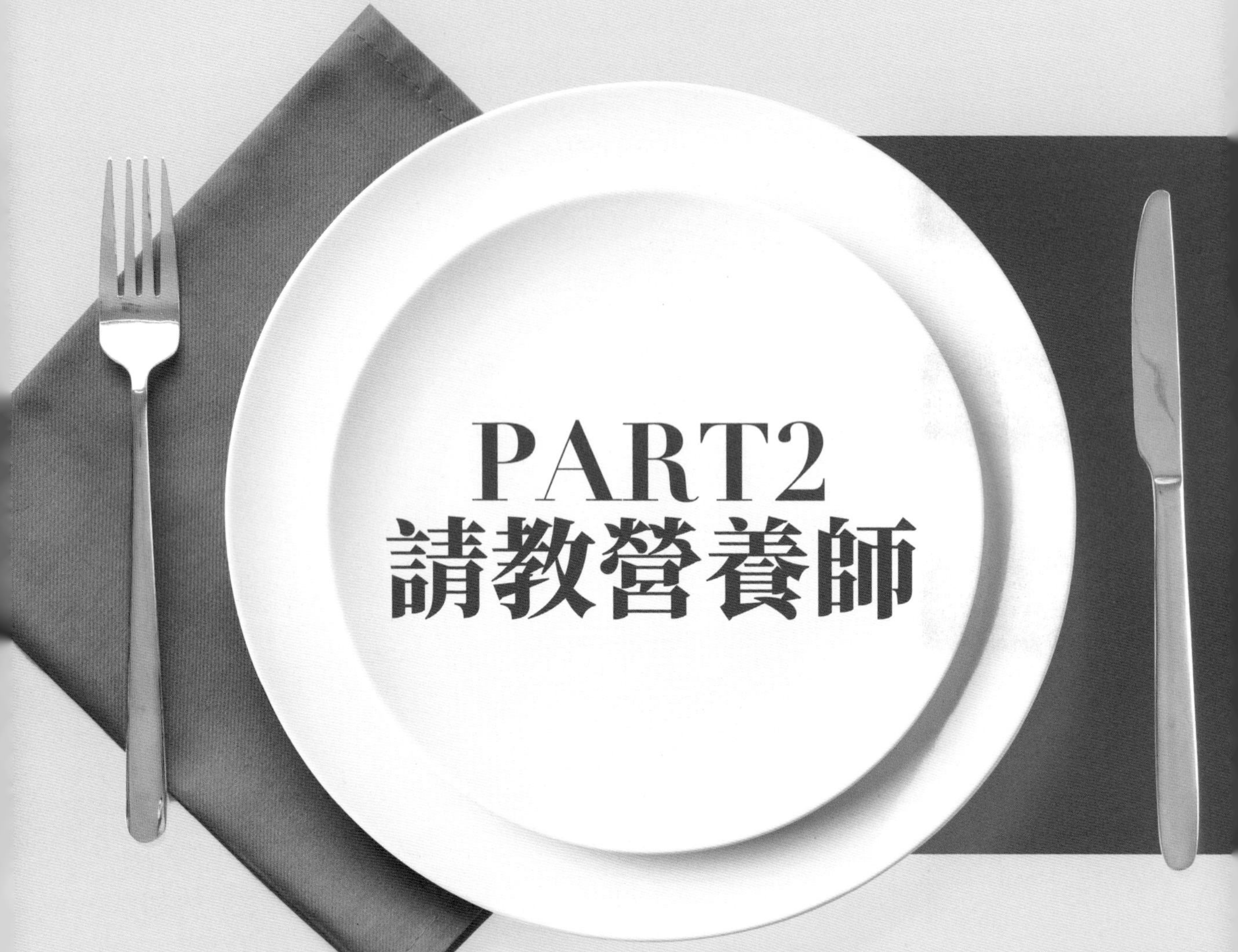

有益化療的抗癌食物有哪些？

化療飲食中，多攝取有益抗癌的食物，可緩解病情、增進免疫力，對化療療效更有幫助。

化療期間該怎麼吃才正確？

接受化療的病友，不僅要吃得好，營養攝取甚至要比一般人更多，最好採取高熱量、高蛋白質的飲食，才能有耐力、體力，接受積極的治療。

化療期及恢復期要吃些什麼？要怎麼吃？食慾不振、口味改變⋯⋯化療期出現副作用時，該怎麼調整？

本篇解答病友及家人照護的所有疑惑，面對飲食選擇不再困擾，培養正確觀念，才能充分吸收食材營養。

化療引發不適症狀該怎麼調整飲食？

化療時難免引發食慾不振、噁心嘔吐等副作用，在飲食照顧上需逐一調整，好讓病友獲得更充足的營養與體力。

化療期間的飲食照護

因應各項不適症狀，除了飲食調整外，也需注意病友的情緒、環境及口味變化，來調整食譜搭配，提昇病友的食慾。

有益化療的抗癌食物有哪些？

在許多食物中所含有的營養素、化學物質，皆可抑制腫瘤生長、擴散及轉移，也可提供熱量、纖維質，增進體力、促進排毒及增強免疫力。在化療飲食當中，多攝取有益抗癌的食物，可緩解病情、增進免疫力，對化療療效更有幫助。在本書食譜中，也選用這些有益抗癌食物，以改善病友身體狀況，協助對抗化療所造成的不適及傷害。

含植物性化學成分的蔬果

植物性化學成分決定植物的顏色與香味，是植物健康生長的關鍵因素，是生物活力的微量元素。它能藉由阻止掠食者、細菌和病毒的入侵，防止日光輻射的傷害，以幫助植物生長。

植物性化學成分是「非營養素」化合物，無明確的建議攝取量。隨著植物性化學成分的研究，而愈受重視，其功能也廣泛地能減少心臟病、中風、癌症、白內障等疾病。

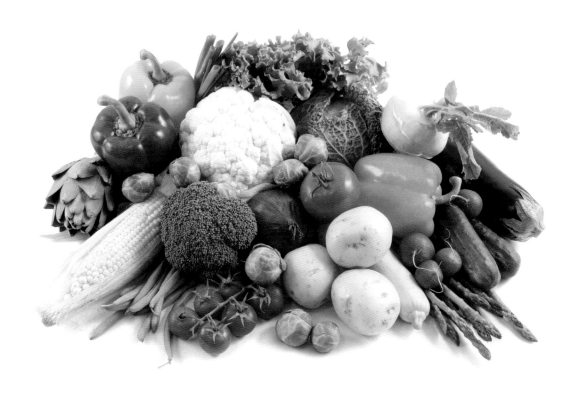

植物性化學成分的功效

依據實驗室及人類研究室發現有如下功效：抗氧化作用、抗癌、抗發炎、抗細菌、抗病毒、抗黴菌、降低膽固醇、調節荷爾蒙、刺激免疫系統、平衡腸內菌叢數。

近來科學家們發現植物性化學成分所具有的抗癌效果，成為醫學研究的熱門話題，透過生物效應來達到抑制癌細胞生長的作用有以下功能：

- **提升人體免疫力**：植物所含的多醣體可增加自然殺手細胞及 T 細胞，活化巨噬細胞產生干擾素，促進抗體產生及抑制癌症生長，如菇類、黃耆、薏仁等食材。（註：自然殺手細胞及 T 淋巴球細胞為白血球中的重要免疫成員，缺少時易形成癌症，兩者具有攻擊、防禦外來異物及對抗、吞噬癌細胞的功能。）

- **誘導癌細胞良性分化功能**：使癌細胞由惡性轉為良性，不再是異常分裂。如黃豆、胡蘿蔔素、番茄紅素等。

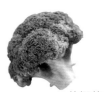

番茄

- **抑制癌血管新生功能**：使癌細胞的血流營養供應停止，抑制生長不再轉移。如大蒜、綠茶。

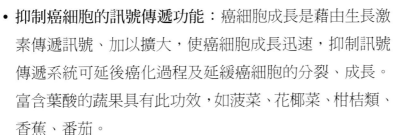

大蒜

- **促進細胞凋亡功能**：使癌細胞死亡，抑制其成長。如人蔘、大蒜、大豆、綠茶。

- **具抗氧化（抗自由基）作用**：使人體正常細胞基因免受自由基的傷害，減少癌細胞的基因形成。如含豐富維生素 A、C、E 蔬果、堅果類、綠茶。

- **抑制癌細胞的訊號傳遞功能**：癌細胞成長是藉由生長激素傳遞訊號、加以擴大，使癌細胞成長迅速，抑制訊號傳遞系統可延後癌化過程及延緩癌細胞的分裂、成長。富含葉酸的蔬果具有此功效，如菠菜、花椰菜、柑桔類、香蕉、番茄。

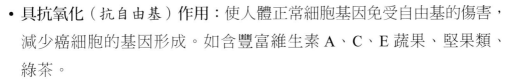

花椰菜

- **植物性雌激素的拮抗作用**：具有減低雄性或雌性激素對細胞的作用，可抑制與荷爾蒙相關癌細胞的成長，如乳癌、攝護腺癌的發生。大豆（異黃酮）、綠豆、四季豆等食材均具有此功效。

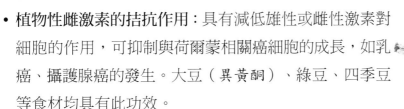

菠菜

植物性化學成分及食物來源（列舉常見種類）

化合物 介紹	功效	食物來源
硫化物	如異硫氰酸鹽、吲哚等，能刺激體內排毒系統的酵素活化作用，阻斷致癌物的作用。	十字花科蔬菜，如綠花椰菜、甘藍菜、芥菜、西洋菜、蕪菁菜等。
蔥蒜化合物	如蒜苷，可刺激腸道內產生酵素，解除致癌物的毒性。	大蒜、蒜苗、洋蔥、韭蔥、細香蔥等食材。
蛋白酶抑制劑	能阻斷癌細胞內蛋白酶入侵周遭健康細胞，防止癌細胞轉移。	存在於大棗、全麥食物、燕麥、黃豆、菜豆、雞豆。
異黃酮	可促進腸道菌叢的平衡及阻礙植物性雌激素的吸收。	飲食內含高纖維、低碳水化合物、低脂，就能吸收到異黃酮成分，如大豆、豆腐、豆漿、味噌、黃豆粉、四季豆、花生、小米、苜蓿芽、黃豆芽。
酚類化合物	• 如單寧酸、類黃酮，具有抗氧化、抗癌、抗發炎、抗細菌、抗血栓功效。 • 類黃酮同時是酚類化合物中最大類，約有 4000 種，並具有抗氧化抗癌作用。其抗氧化作用比維生素C、E功用更大，亦能幫助維生素 C 發揮作用。	• 普遍存在於蔬菜、水果、藥草、種子類、堅果類含量特別高。如紅酒、蔓越莓、藍莓、草莓、馬鈴薯、辣椒、胡椒等食材。 • 類黃酮多存在於含花青素多的食材，如櫻桃、茄子、覆盆子莓。 • 含兒茶素較多的食材，如綠茶、紅茶、可可。 • 含黃酮醇多的食材，如洋蔥、萵苣、橄欖、小番茄、綠花椰菜。
類胡蘿蔔素	• 具抗氧化作用，可清除自由基。可與維生素 C 共同結合，發揮更大的抗氧化功能。 • 類胡蘿蔔素可轉換為維生素 A，可維護免疫系統、增強皮膚健康、保護視力，預防癌細胞形成之功效。	對人體健康具有影響的類胡蘿蔔素有 6 類：α-胡蘿蔔素（如胡蘿蔔、南瓜、番茄、玉米、紅椒）；β-胡蘿蔔素（如胡蘿蔔、紅椒、紅薯、南瓜、杏桃、菊苣、菠菜、荷蘭芹、九層塔、木瓜）；茄紅素（如番茄、葡萄柚、西瓜、芭樂、杏桃）；葉黃素（如菠菜、奇異果、青豆、玉米、黃瓜）；隱黃素（如柿子、木瓜及桔子、芒果、百香果）；玉米黃素（如玉米、菠菜、桔子、甘藍）。

有益化療的抗癌食物有哪些？

化合物 介紹	功效	食物來源
果寡醣類	進入腸道內，被腸道菌叢分解發酵，可幫助乳酸菌等有益菌在腸道內的活性，抑制有害菌的活動，減少致癌酵素的生長。	有蘆筍、香蕉、韭蔥、洋蔥、玉米、全麥食物。
植酸	是抗氧化物可預防癌症，研究報告指出可抑制結腸癌細胞活動，減少癌細胞擴散速率及強化免疫系統。植酸與鐵等礦物質結合，降低礦物質在腸道內的吸收量（鐵質過量會使自由基增生）。	芝麻是最重要來源，所含芝麻酚具極強抗氧化活性，加熱仍很穩定。植酸也常見於種子、全穀及豆類纖維部位，如糠麩、黃帝豆、杏仁、黃豆、全麥食物。
皂苷	在研究中顯示能刺激免疫系統及阻止癌細胞生長，具有抗癌作用，亦是抗氧化物。	來源有雪蓮子、黃豆、綠豆芽、燕麥、番茄、蘆筍、苜蓿芽。
葉綠素	會與致癌物質結合，阻止癌細胞生長，達到抗癌效果。	常存在於奇異果、菠菜、韭菜、海藻類等食物。
植物固醇	與膽固醇結構相似，在腸道內可減少膽固醇的吸收，降低膽固醇量。研究結果顯示植物固醇可阻止癌細胞在結腸、乳房、攝護腺細胞內的生長。	常見於種子、堅果、穀物，蔬菜中南瓜子是主要來源，其它如蕎麥、芝麻、玉米、燕麥、黃豆等。
檸檬烯及檸檬苦素	研究結果顯示能刺激酵素的活動，促進體內排毒機制，並阻止癌細胞生長，檸檬烯能促使癌細胞自行毀滅。	存在於柑橘類水果的果肉、果膜、果皮及果汁，尤其是果皮白色部分含量最多，如桔子、檸檬、葡萄柚、金桔。

註：

- 抗氧化物：能中和自由基的抗氧化物質，有些由體內製造，有些來自於飲食如維生素 C、E、類胡蘿蔔素、類黃酮。

- 自由基：不穩定的分子，當體內發生與氧有關的化學反應時，會產生自由基。它會攻擊其他的分子，才能穩定下來，對人體細胞造成損害。

- 酵素（酶）：能使體內特定的化學反應，發生作用的催化劑。

■■ 含抗癌兒茶酸的茶葉

　　依發酵的程度可分為：不發酵的綠茶類，味道清新甘鮮，如龍井茶；半發酵的青茶類，甘醇帶苦澀味，如烏龍茶、全發酵的紅茶。

　　茶葉所含的營養成分，含多種維生素礦物質及化學成分，與抗癌防癌有關。其中維生素 C 含量高於一般蔬菜水果，而維生素 B 群及維生素 A、D、E、K、P 均含量豐富，並含微量元素氟、錳、鋅、鉬、硒、鍺。

　　此外，含有茶多酚類（茶單寧），如兒茶素；及麥角固醇（Ergosterol）、芳香油化合物、咖啡鹼、鞣酸（Tannin）、茶鹼等化學成分，均能有效抗癌及防癌。

　　茶葉的抗癌功效中，以綠茶所含兒茶酸（EGCg）最具抗癌功效，可抑制腫瘤細胞的生長，尤其是食道癌、胃癌和腸癌。兒茶素亦具有修補細胞損傷，抑制癌症發生的預防功效。而茶葉所含茶單寧、鞣酸，可阻斷亞硝酸鹽在胃中形成亞硝胺致癌物，因此吃完燒烤食物後要多喝綠茶。此外，所含的芳香油能刺激胃酸分泌，清除胃內積垢，減少胃腸腫瘤發生。茶多酚的抗氧化作用，可阻斷癌訊息的傳遞，抑制癌細胞轉移。

如何正確喝茶

- 勿空腹飲用綠茶，會傷胃。
- 可與中藥材合併飲用，如本書所介紹的白尤抗癌茶（請見 P.185）；以及青果烏龍茶，與青果（橄欖）加水同煎汁，有生津利咽、解毒抗癌功效，可作為輔助性治療飲料，特別是胃癌、食道癌、咽喉癌。
- 沖泡綠茶時茶葉要常更換，茶湯愈濃愈佳，勿沖泡 3 次以上，愈多次則兒茶素愈少，容易失去抗癌功效。
- 喝早茶可提神，午茶可消食脹，晚茶會影響夜間休息，涼茶會傷胃，隔夜茶勿飲。

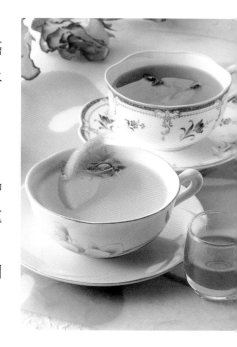

含抗癌多醣體的菇類

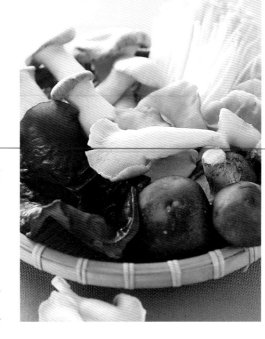

菇類的營養特色為水分超多、蛋白質豐富，含有十多種胺基酸，包含人體所需「必需胺基酸」。如金針菇富含所有必需胺基酸種類，膳食纖維含量高。

尤其是木耳膳食纖維含量高，可降低膽固醇，清除腸內有害物質，可保護腸道血管的健康；脂肪極少，菇類所含脂肪為少量不飽和脂肪酸，不會對心臟血管造成負擔；糖分少，含多醣體能抗癌、降膽固醇，增強免疫功能；豐富的維生素 B 群；豐富的麥角固醇，以香菇的含量最高；豐富的礦物質，低鈉、高鉀是菇類特色，有益於高血壓、心臟病、糖尿病、腎臟病患者；富含核酸，人體每天新陳代謝皆需核酸來製造，菇類是所有食物中核酸含量最多的。

如何選擇新鮮菇類

菇類含水分、蛋白質多，採收及選擇的時間方法皆會影響其新鮮度，有以下幾點可診斷鮮度。

1 眼睛看：菌傘顏色自然有光澤，輕壓有紮實彈性感；菇體無受傷痕跡，擺放愈久傷痕愈明顯，菇質會變質；菌柄底部顏色應與菇體相似，無變深色現象，顏色深則不新鮮。

2 鼻子嗅：新鮮的原味，無酸臭味。

3 動手摸：擠壓菌柄無水分滲出，如香菇、杏鮑菇、秀珍菇，放得愈久水分擠出愈多。

4 包裝上勿有水氣：採用透氣性膠膜包裝，菇體放愈久，膠膜下會排著水氣，菇體顏色變深表示鮮度已失。

5 低溫冷藏配送：超級市場有冷藏 7℃設備，可維持菇類新鮮度，而傳統市場則不易維持新鮮度。

6 保有土壤：表面菇體帶有土壤，或保留木屑根部的，新鮮度更佳可保存較久。

常見食用菇的成分及抗癌功效

菇類 / 介紹	成分	抗癌功效
香菇	含維生素D（麥角固醇）、香菇多醣、雙鏈核糖核酸。	可增強T細胞吞噬細胞的功能，雙鏈核糖核酸可激發網狀內皮系統，釋放干擾素抑制癌細胞生長。
金針菇	含精胺酸、離胺酸、鉀、金針多醣EA3、EA6、EA5。	• 含完整20種胺基酸，可修補組織細胞，製造免疫系統中的抗體和免疫細胞。 • 研究證實，補充精胺酸可以抑制腫瘤。 • 可提昇免疫系統能力，發揮抗癌機制，抑制腫瘤生長。
鴻喜菇	含硒、葉酸、多醣體，有獨特蟹香味，食帶苦味又稱「靈芝菇」。	• 葉酸為細胞分化或複製必需營養素，缺乏時易感受環境中的致癌原，葉酸充足可降低罹患直腸癌、子宮頸癌。此外烹調太久會流失，因此烹煮時間要短。 • 硒含量多可抑制細胞被氧化，削弱癌細胞的侵略，以乳癌影響最多，消化系統癌症、呼吸系統癌症次之。 • 具有解毒作用，硒對鎘、汞、砷、鉛重金屬能解毒，減少致癌機率。
杏鮑菇	含寡糖、多醣體。	• 寡糖能增進有益菌（雙叉桿菌）生長，抑制壞菌產生，降低有毒酵素濃度，減少致癌物，減少結腸癌的發生。 • 多醣體調節免疫功能，增進抗癌力。
秀珍菇	秀珍菇與杏鮑菇、鮑魚菇同屬「蠔菇屬」；含有20種胺基酸及糖蛋白POGP。	• 完整的胺基酸可修補受損的組織細胞，及製造免疫蛋白。 • 糖蛋白POGP可直接殺死腫瘤細胞，且不會對製造免疫細胞的器官（脾、肝、胸腺）造成傷害。
銀耳（白木耳）	富含膠質、多醣體。	• 銀耳多醣能增強巨噬細胞的功能抑制腫瘤，化療後白血球減少可食用銀耳來提昇。 • 促進T細胞及B細胞的增多，加強吞噬能力，發揮免疫功能，能提高肝臟解毒功能。 • 抗輻射作用，防止輻射線對白血球的殺傷作用。
巴西蘑菇	具有日本「神奇藥菇」之稱，β-葡聚糖含量豐富，也含類固醇、食物纖維。	• 日本研究發表，為目前食用菇中具最高抗癌效果，可達98%。 • 多醣體（β-葡聚糖）可活化免疫細胞，延遲癌的行進速度，並預防轉移。 • 類固醇是形成荷爾蒙的基礎成分，也具抗癌作用，已證明可抑制子宮頸癌細胞的增殖。 • 食物纖維可幫助致癌物質排出。

◼◼ 具海藻酸抑制癌症的海藻類

海藻所含有機能性成分包含：食物纖維、富於抗癌性及
EPA（Omega-3）脂肪酸，可防心血管疾病及豐富鈣、鎂、
鐵、鋅等礦物質，是低脂、低糖的健康食物，素食者最佳維
生素 B_{12} 來源，建議每週吃 2～3 次，可涼拌、煮味噌湯。

海藻

營養成分包含蛋白質、維生素（A、B_1、B_2、B_{12}）、礦物質（碘、鈣、
鐵、鎂）、膳食纖維（藻元酸、岩藻多醣）、甘露醣、葉綠素。常見食材
有海帶（昆布）、海帶芽、紫菜（海苔）、裙帶菜、羊栖菜、石花菜。

常見海藻類的種類及功效

昆布含胡蘿蔔素、U-黏溶性多醣聚合體、海藻酸。醫學報導證實 U-
黏溶性多醣體具有讓癌細胞自我毀滅的功能，能使細胞的基因分解酵素主
動破壞癌細胞的基因，並造成衰竭死亡，對正常細胞卻不會破壞，只針對
癌細胞；海藻酸（膳食纖維）可改變腸內環境，抑制癌症發生。

海帶芽含黑角藻黃質、葉綠素、胡蘿蔔素、U-黏溶性多醣體、海藻
酸、碘。上述成分皆有抗癌效果，若與油脂共同攝取吸收率會更高，尤其
是葉綠素易為高溫破壞，建議使用汆燙淋上醬汁食用，保存營養成分。其
中含碘量最多，可促進新陳代謝，增加抵抗力。

海菜（海苔）含胡蘿蔔素、海藻酸、黏溶性多醣聚合
體、牛磺酸、EPA 豐富亦稱「海洋的牛肉」。其中，牛磺酸
可提升肝的解毒能力，活化全身機能，增加抵抗力。

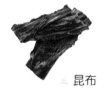
昆布

石花菜含多醣體（洋菜膠），可促進腸道排除致癌物。

螺旋藻屬於藍綠藻的藻類，生長在熱帶鹹水湖中，含豐
富葉綠素及藍藻素，是地球上最早的生物之一。其所含蛋白
質、維生素、礦物質極豐富又完整，易為人體吸收。可抗病
毒（帶狀疱疹）、提高抗癌力、強化吞噬細胞功能及增加天
然殺手細胞活性，殺死癌細胞。含豐富維生素 B_{12}，素食者
可列為攝取鐵質、維生素 B_{12} 的重要來源，改善貧血。

海帶芽

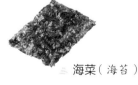
海菜（海苔）

45

⬛⬛ 含乳酸菌可抑制癌症的酸乳酪（優酪乳）

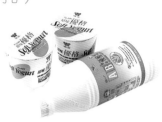

酸乳酪有多種不同名稱，固態的稱「優格」（Yogurt）；液態的稱「優酪乳」、「酸乳」。由於菌種在牛奶裡分解蛋白質的程度不同而產生不同型態，市面上的商品會添加凝稠劑。

優格以牛乳為原料，經過乳酸菌的發酵，酪蛋白分解為小胺基酸，比牛奶更易吸收。脂肪粒子比牛奶更細小，易為人體消化吸收。並包含牛奶所含有的營養素，包括蛋白質、維生素 A、B_1、B_2、B_{12}、礦物質、鈣、磷、鉀、鎂。由於乳酸菌的作用，使得維生素 B 群產生更多。

優格在發酵當中已分解乳糖，因此喝牛奶會腹脹、腹瀉的「乳糖不耐症」者，可改吃優格，便不會發生此現象。優格內的乳酸與鈣結合成乳酸鈣，酪蛋白轉化成磷物質，使鈣更易為腸道吸收。優格能使腸道內之雙叉乳桿菌轉成維生素 B 群。

優格所含的有益菌為乳酸桿菌，有一般常稱之 A、B、C 三類活菌。A 菌為嗜酸乳桿菌（L.A.）；B 菌為雙叉乳桿菌（L.B.），比菲德氏菌；C 菌為乾酸乳桿菌（L.C.）。優格添加寡糖使比菲德氏菌在腸道內生長得更好更多。

酸乳酪的功效

某些流行病學的研究報告指出，乳酪製品的消耗與某些型式的癌症發生率具有關聯性，吃得愈多，癌症發生率愈低。發酵乳可能含有抗腫瘤特性，經由動物實驗發現，乳酸菌具有抑制致癌原的產生及增進免疫系統的功能。

- **改善腸道內菌叢的比例**：增加腸道有益菌（活性乳酸菌）抑制有害菌（大腸桿菌）的孳生，維持菌叢平衡狀態，達到有益菌 85%、有害菌 15%。
- **重整腸道功能**：尤其服用抗生素後，會造成腸道益菌減少、引起腹瀉，

食用優格可增加有益菌數量；服用抗生素 2 小時後食用優格，可降低服抗生素，容易引發的腹瀉。

- **降低膽固醇**：乳酸菌可幫助排除體內的脂肪，減少膽固醇量。
- **強化免疫系統**：保護 DNA 免於受到致癌原的傷害；加強自然免疫及後天免疫；腸道好菌增加，抑制壞菌數量，降低毒素入侵體內，增強免疫力，減少發炎及罹患癌症機率。
- **預防及減輕泌尿道、生殖道感染**：乳酸菌代謝後所產生的乳酸改變泌尿道、陰道 pH 值，具酸性，pH 值 5 ～ 5.5。在偏酸環境中各種有害病原菌不易滋長，尤其是對抗黴菌更有效。
- **增加抵抗力**：乳酸菌可增加對疾病的抵抗力，如癌症、感染，且能延緩腫瘤的開始及減少腫瘤的發生率，乳酸菌能增加自然殺手細胞（NK）的數目，加強殺手細胞的殺癌毒性，延緩腫瘤的發生，迅速修補致癌原所引起的 DNA 損傷。
- **促進腸蠕動**：可預防及改善便祕。

如何正確吃優格

早晨空腹吃，有益菌直接入腸道，刺激腸蠕動，促進排便順暢；可搭配水果吃，補充優格所缺乏的維生素 C；可沾食或拌菜，如自製優格沙拉醬，加入橄欖油、檸檬汁或番茄醬，可佐食生菜、拌水果或沾餅乾吃，也可將優格加入濃湯或咖哩飯內，經過加熱後活性乳酸菌功效減少，但仍保有蛋白質、纖維成分。

優格與水果、蔬菜同吃，所含植物纖維可提供乳酸菌營養，且延長乳酸菌保留於腸道的時間。切忌與燒臘食品（如香腸、火腿、臘肉）共食，加工食品內添加亞硝酸，會與優格形成致癌物質亞硝胺，盡量避免同吃。

此外，糖尿病與痛風患者不能吃優格，500c.c. 優酪乳有 400 大卡的熱量，而市面上優酪乳內添加多量糖分，因此糖尿病不宜食用。而所含菌類皆是高核酸物質，會形成普林，痛風病人更應避免食用。

而市面上的優格品牌多、種類多，下列幾點將教你如何正確選購優格（優酪乳），才能達到真正的功效。

1 標示清楚：清楚標示出熱量、蛋白質、脂肪、及碳水化合物含量。

2 保存期限：一般約2星期，進口的優格經滅菌處理，已無活菌存在。

3 活菌數：1c.c. 至少含一千萬個乳酸菌，牛奶固形物含 13% 以上。對健康幫助較大。

4 風味質地：好的優格品質細緻，有乳香味。變質的優格會發霉，變為粉紅色或起泡狀，味道若有異味不可食用。

5 健康 DIY：自製優格是最合乎衛生安全的，且含糖量低。

自製健康營養的優格

	自然發酵法	加熱發酵法
作法	1. 先至生機飲食店購買優酪乳菌種。 2. 購買市售 1 公升的鮮乳（全脂、低脂皆可），依菌種使用說明將適量的菌粉約 13 公克加入鮮乳瓶中，蓋緊瓶蓋上下搖動瓶子數次，放至室內陰涼處發酵，直到乳汁呈現布丁狀。夏天約需 16～20 小時，冬天需 36～48 小時，視氣溫而定，溫度高時（約 35℃）則發酵快。 3. 發酵期間不移動瓶子，亦不能打開瓶蓋。 4. 將發酵成功的優格置入冰箱冷藏 2～3 小時再取出食用。	1. 將 500c.c. 鮮奶或沖泡奶（依平常濃度）先加熱（可用爐火或微波爐加熱），溫度約 40～45℃。 2. 將市售優酪乳一盒（約 20c.c.，可選擇較具酸味的），加入作法 1 的奶水中攪拌均勻，將容器放置於電鍋內或悶燒鍋內保溫環境，維持 6～8 小時。 3. 打開鍋蓋可聞到乳香味優格，表面呈現平滑如布丁狀（全脂奶粉做出的優格較呈糊狀凝固），將優格倒入容器內，放入冰箱冷藏 2～3 小時再取出食用。
叮嚀	• 在發酵過程中若有酸臭味出現，表示受到污染不能食用。 • 食用時可加入水果或蜂蜜增加風味。 • 製作培養時不加調味料如果醬、果糖培養。 • 優格顏色變為粉紅色或起泡沫，味道有雜味（非乳香味）則不能食用，另可作為肥料使用（種花草）。	• 市面上有出售作優格的容器，可直接裝入奶水發酵保溫。 • 加熱發酵法製作，可在晚上睡前製作，加熱入鍋保溫，隔天早晨即可檢收成品，初次製作需備有溫度計測試溫度，經驗累積後即可掌握溫度，溫度太低有害菌會先滋長，溫度太高將殺死所有菌種而無法發酵。 • 一次製作量勿太多，維持 3～4 天吃完較安全，可避免產生雜菌及發酸味。

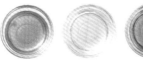

抑制癌細胞的油脂

對防癌、抗癌有益的油脂有魚油、亞麻仁油、橄欖油、紫蘇油等各種不同名稱的油脂，其所含脂肪酸不同，功能亦不相同。

脂肪酸是構成脂肪磷脂的基本物質，其分類有飽和脂肪酸、不飽和脂肪酸、反式脂肪酸。飽和脂肪酸存在於動物製品（如牛肉、豬肉、牛奶），及植物油（如棕櫚油、酥油）食品中。

不飽和脂肪酸又分為單元不飽和脂肪酸及多元不飽和脂肪酸。單元不飽和脂肪酸，存在於種子及核果內如橄欖油、花生油、芥花子油等；多元不飽和脂肪酸中的 Omega-3 無法在體內合成，容易缺乏。主要來源為海洋生物如魚油，植物如紫蘇油、亞麻仁油。此外，Omega-6 也無法在體內合成，可從蔬菜油、玉米油、大豆油、葵花子油、紅花子油等食材中攝取。

反式脂肪酸，將不飽和脂肪酸經過氫化作用，由液態油轉變為固態油，其功能與飽和脂肪酸相同。一般作為食品的保鮮度延長，不易酸敗能改變風味，常見油為乳瑪琳、烤酥油、人造奶油。

脂肪的功效

脂肪的功能包含熱量提供、保護細胞及防止癌症。提供熱量來源，每 1 公克的脂肪有 9 大卡熱量；構成細胞膜的重要成分，維持細胞功能；脂肪酸可促成細胞內的變化，產生荷爾蒙刺激人體產生發炎、血管收縮、惡性腫瘤的變化，此類荷爾蒙如攝護腺素、凝血激素酶，統稱為二十酸，主要來源為 Omega-3、Omega-6。

有些脂肪會促使細胞產生抵抗血管阻塞，或抑制癌細胞生長的化學物質如 Omega-3 油脂，為細胞膜的重要成分。研究顯示不同脂肪型態會改變細胞膜對致癌物質的滲透性，由天然脂肪構成的細胞膜容易辨識致癌物而加以排拒，而反式脂肪無此種辨識能力，易使致癌物入侵細胞。

而若細胞內的 Omega-3 與 Omega-6 不平衡，會使細胞產生功能的障礙，造成疾病，或是癌症發生。Omega-3 與 Omega-6 必須取得平衡，其最

佳比例為 4：1，若是不平衡則會阻礙彼此之間的吸收，Omega-6 會阻礙 Omega-3 的吸收。Omega-6 轉化成花生油酸（AA），促使發炎細胞受傷血管 Omega-3 收縮，會減少細胞受傷發炎，使血管擴大。

細胞膜是油脂形成的，若吃了油炸食物，其成分會使細胞膜變硬，影響細胞的調控。若吃了 Omega-3、Omega-6 油脂，會維持細胞膜的彈性，促使細胞間有正常的傳遞功能。

具有抗癌功效的油脂

魚貝類

首推魚油富含 Omega-3（DHA、EPA），尤其是 DHA 對抑癌功效更佳，可防止癌細胞增殖與轉移。攝取過多的 Omega-6 易造成前列素 E2 增加，使人體的免疫機能減退，使癌細胞增殖。DHA 可抑制前列素 E2 的作用，抑制癌細胞增殖，在致癌因子的階段就殺死癌細胞，也可增加身體的抵抗力，增加巨噬細胞的功能。

攝取魚、貝類食物防止癌症，如鮪魚、鱈魚皆含有多量 Omega-3 油脂，可增強抗癌能力。醫學研究報告指出魚油中的 EPA、DHA 可抑制乳癌、結腸癌癌細胞的生長。每週至少吃魚、貝類 2 ～ 3 次，盡量選擇深海魚如鯖魚、鮭魚、沙丁魚、鮪魚、鰻魚，淡水魚則選擇鱒魚、香魚等，含有 Omega-3 脂肪酸，是最佳來源。貝殼類則多選擇龍蝦、蝦子、蠔、牡蠣、烏賊，所含 Omega-3 量較魚類少些。

種子、堅果類的油脂

堅果類如核桃、腰果、杏仁、松子，皆富含亞麻酸、維生素 E、硒、鞣花酸及 Omega-3 脂肪酸，具抗癌功效且可增加體力，適合病後恢復及癌症、虛弱體質者補充營養。可一週食用 3 次，甚至一天 2 次，可作為輔助食品，較小的堅果種子所含脂肪較少。

亞麻仁油由亞麻子低溫榨取，富含 Omega-3 油脂及鋅，但耐熱度低，45℃以上即會產生變質，打開使用後需冷藏，不能加熱使用，多用於涼拌

生菜或添加果菜汁使用。亞麻仁油內含木質素（Lignan）量多，具強力抗氧化作用，許多研究呈現，可有效地抗乳癌、攝護腺癌。

　　葡萄籽油是屬於 Omega-6 脂肪酸，含有豐富的維生素 C、E、葡萄多酚（OPC）可加熱到 251.7℃ 也不會變質，不會產生自由基，適合做烹飪用油，購買低溫擠壓，無添加防腐劑的成品最佳。它與有機蔬菜攪拌成生菜沙拉，可以增加抗氧化的功效。

橄欖油

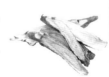

　　醫學研究報告指出，經常食用橄欖油能有效抑制肺癌、結腸癌、皮膚癌的形成。其中所含的海鮫烯（squalene），具有化學性防癌效果，能預防癌症的發生及抑制癌症的進展；抑制致癌物的催化作用，使傳遞功能減低，降低癌症形成如乳癌、胰臟癌的形成。橄欖油富含豐富的維生素 A、D、E、K 及抗氧化物可抗癌。

調整體質的中草藥食材

　　中草藥是大自然賜予人類的寶物，取自於大自然，經過數千萬年的進化，也適合人體的機能，其作用是溫和性的。中國漢方藥材可調整體質、培養正氣（免疫力），強化五臟六腑，調理身體機能，增強排毒及解毒能力，也是防癌抗癌的主要途徑之一。

中醫防治癌症的主要方法

1 固本培元：培養人體正氣，強化免疫力，是防癌抗癌的基本原則。中藥方祛除邪毒，補氣、養血、健脾胃，增強抵抗力，減輕化療及放療的副作用。增強免疫力藥材，如人蔘、黃耆、白朮、丹蔘、黨蔘、地黃、靈芝、山藥、紅棗。

2 活血化瘀：癌症主要原因是氣滯血瘀、氣血不通、熱毒瘀積造成癌化，使用活血化瘀的藥材，如紅花、川芎、丹蔘、桃仁、赤芍、當歸。

3 清熱解毒：癌症腫瘤是邪毒積聚形成腫塊，抗腫瘤、抑制癌細胞形成的中藥，如半枝蓮、夏枯草、金銀花、雷公藤、魚腥草、茯苓。

4 正陽祛邪：驅寒祛濕氣、血瘀滯，以中藥祛除，如附子、豬苓、天花粉。

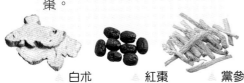

白朮　　　紅棗　　　黨蔘

防治癌症的有效漢方

由於每個人體質病況不同，漢方的藥宜由醫師診斷，不宜自行配藥服用，以免產生不良後果。已接受西醫化療放療的病人，可選用中藥材做輔助性治療，增進免疫力，改善病情及抑制轉移，也提昇生活品質，讓自己更有生命力，持續對抗癌症。下表將介紹數種有效抗癌、增進免疫的漢方。

漢方 ＼ 內容	中藥材	功效
四君子湯 （四味湯）	包含炙甘草、白朮、茯苓、人蔘（黨蔘）四種，紅棗、枸杞亦可添加以補氣。（可搭配排骨或雞肉來燉補）	健脾胃、補中氣、強化免疫功能，對於貧血、胃腸炎有改善功效。
補中益氣湯	包含黃耆、白朮、黨蔘、升麻、甘草、陳皮、柴胡、當歸	補血、補氣，強化脾胃功能，補中氣、增加食慾，降低抗癌藥物的副作用。可增加血小板、白血球的數量，具有防癌、抗癌效果。
八珍湯 （四物加上四君子湯）	人蔘、當歸、白勺、白朮、茯苓、川芎、熟地、甘草，可視狀況添加黃耆、山藥、大棗、生薑，具各種不同功效。	可促進氣血循環，強化神經系統，養肝、保肝，增強免疫細胞活力，強化免疫功能，可防治癌症。
四物湯	包含當歸、白勺、川芎、熟地。	強化免疫細胞活力如自然殺手細胞的活性，及促進血循環，補氣行血。
小柴胡湯	包含柴胡、黃芩、半夏、生薑、人蔘、大棗、甘草，黃芩有解熱解毒、抗癌作用，柴胡活血疏肝，強化免疫力，半夏補脾胃。	可補氣活血、解熱排毒、強化人體免疫力，亦是抗癌良方。
十全大補湯	人蔘、白朮、甘草、茯苓、川芎、當歸、熟地、肉桂。（熟地滋陰補血，增加紅、白血球數量，肉桂具有抗菌作用。）	• 可增加巨噬細胞數量，增強特異性抗體的形成，提高免疫力，是極佳的抗癌藥方。另可緩解化療及放療所產生的副作用。 • 熱燥性體質、嘴破、便祕者，十全大補湯較不適合食用，人蔘可使用西洋蔘或人蔘鬚較涼性。

▲ 白朮　　　　　▲ 茯苓　　　　　▲ 川芎

⬤⬤ 7 色飲食療法

近幾年來坊間流行的養生食療、抗癌食療一致推崇食用多量的植物性食物，而植物內所含有的植物營養素（植物化學成分），具有極強的保健功效。依據醫學研究其香味、澀味成分，所含的微量營養素亦具有強化細胞的作用，可用為防癌、抗癌功能。本書中使用的食材也多採用 7 色食物來搭配，可獲得更多植物性營養素，以增進免疫力。

由多種食物中可均衡攝取所需營養素，食材包含各種不同顏色的蔬果，如白色的洋蔥、紅色的番茄、褐色的穀類菇類，由飲食中攝取食物的色彩愈豐盛，則營養素愈充足。而植物（蔬果）的色彩是最多樣化，包含紅色、黃色、綠色、白色、褐色、紫色、黑色七大色，每種色彩代表特定意義的，也具有特定的功能如番茄的紅色，是可防止紫外線的傷害。（詳見 P.92 ＜ 7 色輔助化療飲食的抗癌食材＞）

7 色飲食提昇免疫力

台灣癌症基金會近年來提出「防癌新主張───天天五蔬果」作為全民飲食防癌運動。蔬果中所含有的植物性化學成分，亦是 21 世紀的維他命，可對抗疾病及防癌抗癌。（詳見 P.38 ＜含植物性化學成分的蔬果＞）

每天必須攝取 300 ～ 400 公克的蔬菜，包含黃綠色蔬菜占 1/3，其它 2/3 包含另外 5 色食物。

各種不同顏色代表不同的植物營養素，也為人體不同組織帶來不同效應。動物性食品也具有不同的功效，攝取不同顏色的飲食是最佳的保健方法。

一天當中要將 7 色食物都攝取到並不太容易，可計劃在 2 ～ 3 天內安排 7 色食物，至少在每週內購買食物時將 7 色食物納入採購清單，才能提供身體足夠營養素，增進免疫力。

市售的癌症病友營養補充品相關資訊

產品	廠商	產品特點	適用對象
三多補體健（Sentosa）	三多士	含乳清蛋白、乳鐵蛋白、低乳糖可調節身體機能補充元氣。	於手術後身體復原及營養不足的狀況，如化療期。
飲沛（Impect）	諾華	含精胺酸、核糖核酸、魚油、水溶性纖維，可提昇對抗感染能力，加速身體復原。	適用手術後復原期的調整營養素，供給化療後的身體復原，預防惡病質。
補體素	思耐得	低乳糖、低脂肪及優質蛋白質，可提高蛋白質攝取，並攝取到多種維生素及礦物質。	提昇癌症患者生活品質，並修補受損組織，健全免疫系統增加體力。
立攝適 腫瘤專用配方（Resource）	諾華	提昇體重、加強治療的耐受度，高單位 LAF 配方，含白胺酸、精胺酸、深海魚油配方，高熱量、高蛋白、高水溶性纖維。	適用於化療期及恢復期，病友可順利完成治療，減緩惡病質症狀，提昇生活品質。
成人 安素配方	亞培	含各種維生素、礦物質，維持基本營養需求。	適合手術中後及病後調養，補充營養。
倍力素	亞培	含多量優質好吸收的蛋白質，也有魚油（EPA）添加，富含膳食纖維，亦有豐富的各種維生素，另含多種礦物質成分，維持正常消化功能，促進食慾及能量代謝，及保護黏膜組織。	腫瘤患者專用的營養品。針對體重急遽下降的腫瘤患者、放射治療／化學治療的腫瘤患者、因惡病質而導致營養不良者。
勉益增	益富	含精胺酸、麩醯胺酸、鋅、硒等，活化免疫功能，修補腸黏膜傷害。	化療、放療恢復期病友。可沖泡稀釋漱口改善口腔黏膜疼痛。

化療期間該怎麼吃才正確？

　　許多癌症病友，得知自己罹患癌症時，通常都不知道該怎麼吃？有些人會採取生機飲食法、斷食法、排毒法，甚至害怕自己吃得太營養，而這個不吃，那個不碰的忌口，更遑論照顧癌症病友的親人，對於該準備哪些食物也大多一知半解，無所適從。

　　其實，上述飲食方式都有其盲點。病友生病後癌細胞對身體的耗損更大，會減輕體重、營養不足。但在接受化療時，癌症病友不僅要吃得好，營養甚至要比一般人更多，最好採高熱量、高蛋白質的飲食，如此才有耐力、體力，接受積極的治療，減少合併症和感染率，進而提升治療效果，也增加存活率。

　　有四成癌症病友在診斷初期，就有體重減輕現象，八成病友在治療期間，面臨嚴重體重下降的威脅；而體重只要減輕 5％，就可能增加藥物作用的困難度，約有 30 ～ 50％的病患會因腫瘤引發體重減輕，造成治療失敗和死亡。

　　因此適當及正確的營養照顧，有助於減少體重的流失，也提高病友舒適感、增進良好的精神狀況，以及改進身體免疫力，並減低治療所帶來的不舒服，減少對細胞的傷害和將副作用傷害降低，而提高治癒力。

　　同時營養的維持也可協助病友維持一般日常活動，改善生活品質，飲食是癌症治療中非常重要的一項，不管是在手術後、化療前、化療中、化療恢復期，能有充足的營養補給，即能戰勝癌症。

高熱量、高蛋白飲食是抗癌最佳飲食方法

　　對癌症病友而言，最好的飲食方式就是吃高熱量、高蛋白的食物，而所謂高熱量、高蛋白飲食的定義，是指可提供比一般普通飲食較多含量的蛋白質及熱量，以此推算，一位成人化療病友，每公斤體重至少需要 1.5 公克蛋白質，以及 35 大卡熱量。

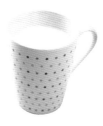

相較於一般人需要高熱量、高蛋白的目的，是在於可預防某些疾病，如癌症；化療病友需要高熱量、高蛋白飲食，則主要是為了避免體重減輕或組織耗損，如惡病質的發生。而關於高熱量、高蛋白飲食，也有一些一般原則必須掌握：

1 少量多餐（如一天不限三餐，可視自己食慾、體能狀況增加為 7 ~ 8 餐）。

2 攝取高生理價值的蛋白質，如蛋、牛奶、肉類，必須占每日蛋白質總量的 50% 以上，其餘以植物性蛋白質來代替。

3 料理食物時，可以葡萄糖或葡萄糖聚合物來取代蔗糖，甜度較低可增加病友接受度，以提高熱量攝取。

4 補充適量的維生素（可依據醫師或營養師的提示）。

5 避免攝取過多動物性油脂和反轉式脂肪。

癌症病友需隨時自我評估體重的變化

由於在罹病、化療、放療等期間，癌症病友的體重會有落差，所以更需時時自我評估體重的變化，以作為接受營養評估的參考，建議最好能與醫師、營養師共同商討，因為體重下降不僅會影響療效，還會影響預後（存活率）。

體重下降百分比的計算方式：

$$\left(\frac{平常體重 - 目前體重}{平常體重} \right) \times 100 = 百分比$$

一般來說，體重下降愈多，表示病友發生營養不良的機率愈高；體重是營養的指標，體重下降會影響療效和存活率。因為，體重變化的程度會影響治療的療效和持續性，因此對於非刻意減重的體重下降情形，需特別注意：

1 過去 6 個月，體重下降 10% 或超過 5 公斤。

2 過去 3 個月，體重下降 7.5% 或超過 3 公斤。

3 過去 1 個月體重下降 5%。

4 過去兩週體重下降 ≥ 2%。

一般成年男女，每人每日熱量的計算方式

每人每日熱量的計算，是依每個人的體位（身高體重）及活動量程度而定；至於化療病友的熱量需求較一般人為高，至少每公斤體重需要 35 大卡，且還需視體重減少狀況，來增加熱量需求。

一般成年男女的標準體重計算方式為：

男性

（身高〔公分〕－ 80）×0.7
＝體重（公斤）

女性

（身高〔公分〕－ 70）×0.6
＝體重（公斤）

如果是按工作量和活動程度來區分，則為：

輕閒	中等	重度
家務或辦公桌工作者，每公斤熱量需求 30 大卡。	工作需常走動但不粗重，每公斤熱量需求 35 大卡。	勞力工作者、搬運粗重者，每公斤熱量需求 40 大卡。

以上皆是依標準體重來計算，若有體重不足或體重過重的情況，則其所需熱量須再斟酌加減。

化療期加強各種營養素的攝取

癌症病友不僅要吃高熱量、高蛋白，還要吃對、吃營養、吃均衡，因此便必須認識各種營養素的功能，包含蛋白質、食物纖維、礦物質及維生素，這些皆是在抗癌和修補受損組織細胞上擔任極重要的角色。

這些營養素，必須在化療期和恢復期加強攝取，促進身體體力的恢復，增進個體免疫功能，以及完成化學治療的最大目標。

●● 蛋白質

蛋白質攝取量，正常人每天每公斤體重需 0.8 ～ 1.0 公克；在接受化學治療期間的病友，每天每公斤體重需要 1.2 ～ 2.0 公克。

主要功能

供給生長，更新、修補組織的材料

在體內感染、外傷、手術狀況下，蛋白質供應不足，會影響傷口癒合，化療造成的細胞損害亦無法修補，會造成病程延長、惡化，影響健康恢復。

構成抗體，增強人體抵抗力

人體的免疫系統，是由白血球與抗體所構成，需要有充分蛋白質提供營養，抑制病毒，抗癌的「干擾素」也是糖與蛋白質的複合物，缺少蛋白質則無法抵抗癌細胞的侵入。

供給熱量

當碳水化合物和脂肪供給熱量不足時，體內蛋白質亦可轉換為熱量提供，每公斤提供 4 大卡熱量，占人體熱量需求 10 ～ 15%（每日熱量）。

主要食物來源

蛋白質主要的食物來源為「動物性蛋白質」及「植物性蛋白質」兩大類。

動物性蛋白質

包含瘦肉、魚類、蛋類、奶類，其蛋白質所含胺基酸完整，與人體需求相似，攝取少量即足夠，是屬於「優質蛋白質」。此外，優格是動物性來源的完全蛋白質，是可多攝取的食物。

植物性蛋白質

指米、麵、大豆、蔬菜等，除了大豆、葵花籽、芝麻是優質蛋白外，其餘植物內所含蛋白質皆不是。大豆中蛋白質含量達 40%，是最高含量的食物，穀類含量不高，但也是蛋白質的主要來源。

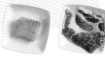

攝取不足會怎樣？

蛋白質長期攝取不足，會引起人體生理的嚴重損害。蛋白質缺乏時，會造成抵抗力下降，感染疾病機率增高；蛋白質攝取不足，也會影響免疫系統內 T 淋巴球的細胞誘發的免疫功能被抑制，這是一種極重要的防癌功能，能改變細胞免疫的因子，也會影響到腫瘤的形成。

所以蛋白質不足時，無法產生此種防衛機能，而化療時蛋白質不足，更易造成「惡病質」發生，影響化療療效及存活率。

◉◉◉ 食物纖維

　　纖維為存在於植物細胞壁、植物膠及植物分泌液中的物質，意即是形成細胞壁的主要成分，屬於多醣類的一種，不能為人體的消化酵素所分解。而食物纖維是指植物性食物中，所含不能為人體消化分解的多醣類部分，來自於植物性食物的蔬菜、水果、穀類，不存在於動物性食物中。

　　食物纖維的種類可分為「水溶性食物纖維」和「非水溶性食物纖維」兩大類。

水溶性食物纖維

　　包含有果膠、植物膠、黏液質，皆呈現膠狀，可溶於水。其主要的食物來源為**果膠**（Pectin）如蘋果、桔子、梨、柳丁、葡萄柚、黑棗、馬鈴薯；**植物膠**（Gum）如燕麥麩、豆類、豆莢、堅果類、根莖類、蔬菜類；**黏液質**（Mucillage）如種子、海藻類。

果膠（Pectin）	植物膠（Gum）	黏液質（Mucillage）
馬鈴薯　　蘋果	燕麥麩　　綠豆	海苔

主要功能

1　可增加咀嚼次數，促進唾液分泌，幫助消化。

2　改變腸胃和胰臟消化酵素的分泌，增強胃腸的蠕動，減少腸內致癌物的殘留，並促進排出。

3　食物纖維在腸道內會抑制壞菌的生長，有助於有益菌的滋長，幫助整腸作用。

4　食物纖維能減少脂肪和膽固醇的吸收。

5　食物纖維與膽酸（膽酸在腸道停留太久，會轉變成致癌物）結合排出，能減少致癌物產生，避免罹患結腸癌。

6　不僅能促進有毒物的排泄，還能吸收有毒物質，縮短停留腸道時間，促進其排出。

非水溶性食物纖維

　　包含有纖維素、半纖維素、木質素。其主要的食物來源為**纖維素**（cellulose）如穀類及其製品；**半纖維**（Hemicellulose）如筍類、瓜類、葉菜類；**木質素**（Lignin）如穀類及其製品，其成分類似異黃酮素，其結構作用與女性荷爾蒙相似，但無其副作用，可用來對抗乳癌、攝護腺癌、結腸癌等。

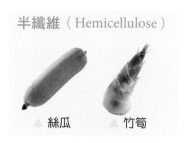

半纖維（Hemicellulose）

絲瓜　　竹筍

主要功能

1　吸水性良好，可軟化糞便，增加其體積。促進腸壁肌肉蠕動，易於排便，預防便祕及腸阻塞。

2　促進腸道平滑肌的收縮，縮短腸道內容物通過的時間，減少有害物質的吸收，有利於降低大腸癌罹患率。

食物纖維與癌症的相關性

　　現代人類飲食日益精緻，以致天然食物的纖維，幾乎被破壞殆盡。又加上高脂肪、高糖甜食，日益氾濫，取代早期所吃的天然蔬菜、水果、穀類，造成各種疾病的盛行。

　　而經過許多醫學研究發現，「纖維」已成為防癌的有利武器！無論是癌症、心臟病、糖尿病、肥胖及便祕，皆可食用纖維來改善。每日攝取足夠的纖維質，是非常重要的，尤其是化療抗癌的病友，更需加強補充，可將體內腸道的毒素快速排出，減少致癌物的殘留。

　　高纖維食物可抗結腸癌，且高纖維食物脂肪含量少，可減少罹患乳癌、直腸癌、胰臟癌等的機率。

　　以天然食物纖維為最佳來源，例如多吃水果、蔬菜、豆類、五穀類、米麥麩皮；或是吃帶皮水果、馬鈴薯、甘蔗、蘋果、梨、桃子。少吃精製的麵包和甜點，多吃全麥類食物。

哪些食物含纖維素較高？

100 公克含 4 公克以上的纖維食物，有以下數種：

食物	纖維素	食物	纖維素	食物	纖維素
米麩	9.1 公克	高麗菜乾	4.5 公克	豌豆	5.0 公克
木耳	7.0 公克	黃豆	4.0 公克	柿乾	4.9 公克
番石榴	5.8 公克	麥麩	9.4 公克	綠豆	4.2 公克
金針	4.9 公克	香菇	6.5 公克	筍乾	4.0 公克

不能過度攝取食物纖維 ⓘ

食物纖維每天至少需要 30 公克，但也不能過量，否則會有不良影響。

超量的纖維素會結合大量的鈣、鐵、磷、鎂、鋅等礦物質一起排泄掉，無法吸收，造成礦物質缺乏（因纖維素中含有植酸，易與礦物質結合），故應多補充所缺乏的礦物質，或每天吃一粒綜合維他命補充。

而高纖維食物會在腸內產生氣體，像是二氧化碳、甲烷，較易產生腹脹、腹瀉情形，食用時勿驟然大量攝取，應採漸進的方式，使腸胃緩慢適應。

服用藥物者，若食用過量纖維素，會減少藥物的吸收（尤其是非水溶性纖維）。習慣吃精製食品或少吃蔬果的人，應採漸進的方式，來增加纖維素的量，使腸胃適應，並多喝開水。

❖❖ 維生素

維生素可分兩大類，一為水溶性維生素，像是維生素 C、維生素 B 群，可溶於水，會隨尿液排出體外，必須不斷地攝取，滿足身體的需求；另一類為脂溶性維生素，像是維生素 A、維生素 D、維生素 E、維生素 K，可溶於脂肪，更可儲存於體內數月或數年之久。

1 足夠的維生素可抗癌，在化療期更需要足夠的維生素，來修補受損的組織細胞。攝取具有抗氧化作用的維生素，可預防自由基的產生，避免再度傷害組織細胞，以及維持正常的新陳代謝，增進身體的免疫功能。與抗癌有相關性的維生素，重要的有維生素 A、C、E 及維生素 B 群。

2 維生素除了可作為營養物質，也可作為藥物來使用。在抗癌、抗老化及治療心血管疾病、神經科疾病方面皆有極大功效。

3 濫用維生素或不正確使用，造成過量情形對身體有害，會引發中毒情形。若確定有需要補充維生素，最好先由飲食來調整，必要時需經醫師、營養師的指導使用，不建議隨意服用，以免產生副作用。

維生素 A

維生素 A 與人體三百種以上的基因有密切關係，維生素 A 的前趨物質胡蘿蔔素（最主要的是 β - 胡蘿蔔素），也是天然的抗氧化劑，可防止體內細胞被氧化產生自由基，傷害身體健康。建議化療期多攝取維生素 A，可防止感染的發生及增強免疫力。

1 維護上皮細胞的功能，增強對疾病的抵抗力。特別是對眼睛、消化道、泌尿道、呼吸道、皮膚器官的影響最大，可預防上皮細胞癌。

2 有助於調節免疫功能，增強免疫細胞對抗原的辨識能力，活化自然殺手細胞及巨噬細胞的作用。

3 可延緩癌症的發生，使癌前病變消失；可抑制腫瘤的發生及抑制腫瘤的生長及分化；對上皮細胞癌（腫瘤）有預防作用，如胃癌、子宮頸癌、肺癌、皮膚癌、膀胱癌、乳腺癌等，皆有預防效果。

維生素 A 可協助合成醣蛋白來保護上皮細胞，是身體的重要防線，在呼吸、消化、泌尿道發生的上皮細胞癌皆與維生素 A 不足有相關性。維生素 A 對免疫系統的吞噬細胞有加強作用，缺乏時會影響免疫及抗體反應，且增加自由基對細胞的傷害，影響細胞膜的穩定性，更易形成癌症。化療期間更需多攝取維生素 A，以防止再度感染及增強身體免疫力。

維生素 A 的每日建議攝取量，推薦量為 4000 ～ 5000I.U.（國際單位），每日最大攝取量則為 6000 ～ 6500I.U.。

食物來源

最好的維生素 A 的來源是動物的肝臟，以羊肝量最高，其它如魚肝油、魚卵、鮮奶、蛋，含量也都很豐富。還有含胡蘿蔔素的蔬菜，像是菠菜、苜蓿芽、豌豆苗、地瓜、紅蘿蔔、韭菜、金針花、南瓜，也都具有維生素 A，不過以深綠色及黃紅色蔬菜為主，至於水果則有芒果、番茄、木瓜、柿子。

此外，有機土壤種植的蔬果，維生素含量也較高，若以一般化學肥料種植，其硫酸鹽成分會破壞植物的吸收率，則採收的蔬果，維生素 A 含量較低，故建議可多食用有機蔬果。

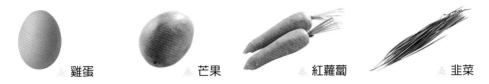

雞蛋　　　　　芒果　　　　　紅蘿蔔　　　　　韭菜

維生素 B 群

　　屬水溶性維生素，包括維生素 B_1（硫胺素）、B_2（核黃素）、B_3（菸鹼酸）、B_5（泛酸）、B_6、B_{12}、葉酸及肌酸。

主要功能

維生素 B 群的主要功能是將醣類轉化為葡萄糖，產生細胞所需的能量，以及維持神經系統的穩定作用。最近研究顯示維生素 B 群不足，不僅容易疲勞也容易得到癌症。

　　由於現代人所吃的食物逐漸西化及精緻性，維生素 B 群的攝取有偏低情況，將米糠及胚芽去除後所吃的精白米，更捨棄了維生素 B 群的攝取。

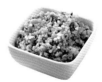

五穀飯

　　維生素 B 群是重要的抗氧化劑，保護細胞、調節細胞分化，具有抗癌作用。

維生素B₁（Thiamin）

主要功能

維生素 B₁ 的功能為維持體內細胞的生命，也是碳水化合物氧化所必需的因子之一，可清除疲勞及倦怠感。化療期加強服用可增強體力，減緩倦怠感。

食物來源

維生素 B₁ 的食物來源以豆類、全麥麵包、麥片、胚芽、啤酒酵母等為主，雞肉、豬肉的含量也相當高。

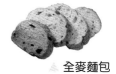
全麥麵包

　　一般成人每日需要量為 1.1 ～ 2.0 毫克。缺乏維生素 B₁ 時，易有食慾不振、疲勞、精神不佳等症狀。老年人、手術後、發燒病人及化療期病友，更需多補充維生素 B₁，以補充體力，維持精神狀況良好。維生素 B₁ 過量時，不會有不良反應，會經由尿液中排出體外。

維生素B₂（Riboflavin）

主要功能

維生素 B₂ 的功能，作為輔酶的酵素，可參與體內能量生成的反應，可活化維生素 B6 及葉酸的作用，參與體內的代謝作用如脂肪的新陳代謝。化療期多補充維生素 B₂，可減緩口腔潰瘍的副作用，增進食慾，消除倦怠感，增加體力。

食物來源

維生素 B₂ 的最佳食物來源為雞蛋、瘦肉、雞肉、牛奶、麵包及穀類，還有黃綠色蔬菜、菇類、乾果類。需小心注意的是，當紫外線照射或大量水煮時，會破壞維生素 B₂ 導致流失掉。

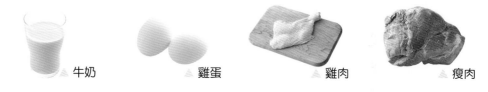

牛奶　　　　　雞蛋　　　　　雞肉　　　　　瘦肉

　　一般成人每日需要量為 1.1 ～ 1.5 毫克。缺乏維生素 B₂ 時，最常見的症狀為口角炎、嘴唇發炎或舌炎，有些抗癌藥物會影響維生素 B₂ 的吸收，使維生素 B₂ 無法轉為有效分子，易造成維生素 B₂ 攝取不足，應多加補充。建議可在飲食中多攝取牛奶、雞蛋來補充不足，還可治療化療期口腔潰瘍的副作用。

維生素 B$_2$ 過量時會由尿中排出，其顏色為深黃色尿液，是安全性高的維生素。

維生素B$_6$（Pyridoxine）

 主要功能

維生素 B$_6$ 是重要的輔酶，為產生能量增加血紅蛋白的合成、及醣類代謝中所必需的輔酶。在化療期間中加強補充維生素 B$_6$，可穩定情緒及增強免疫系統的抗癌能力。對於蛋白質的消化利用更為有效，可修補受損的組織細胞、增進新陳代謝，維生素 B$_6$ 亦可減少化療期噁心、嘔吐的副作用。

食物來源

食物中的蛋白質含量愈多，則維生素 B$_6$ 愈多。主要來源為雞肉、魚肉、肝、全麥粉、蛋黃。植物來源所含維生素 B$_6$ 不易為人體吸收，在烹調中維生素 B$_6$ 會流失。

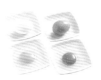
蛋黃

一般成人每日需要量為 2 毫克。缺乏維生素 B$_6$，所產生的症狀有失眠、皮膚炎，易怒、易激動、精神狀態不穩。在免疫系統方面，維生素 B$_6$ 不足，會造成淋巴細胞中的 T 細胞和 B 細胞數量降低，免疫力下降，嗜中性白血球吞噬功能降低，及胸腺上皮細胞功能不足，皆會影響免疫力，尤其在化療期間更需維持足夠的免疫力，因此維生素 B$_6$ 的攝取更顯重要。

維生素 B$_6$ 過量時會由尿液中排出，若大量服用會出現運動失調現象。

葉酸（Folic Acid）

是婦女健康的保護者，例如孕婦、子宮頸癌婦女，加強服用葉酸可改善情況。化療期間加強葉酸的攝取，可保護細胞，減少癌細胞轉移及分化。

主要功能

1 協助製造紅血球，化療期可幫助造血，提昇血球數目。

2 協助核酸合成。可幫助細胞分化、成長。

3 構成細胞基因 DNA 及 RNA 基本原料。

4 利用胺基酸及醣製造抗體，活化淋巴球 T 細胞功能。

5 可抑制細胞致癌基因分化，預防大腸癌功效最佳，並能減少子宮頸癌、肺癌、胃癌的發生率。

黃綠色蔬菜、肝臟、酵母、小麥胚芽為主要來源。牛肉、全穀類亦含量豐富,蔬果中蘆筍、花椰菜、菜豆、柳橙、檸檬、草莓也含有葉酸。以微波爐烹調能保有葉酸,高溫水煮則較易流失。

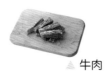

▲ 牛肉

▲ 小麥胚芽

▲ 花椰菜

▲ 柳橙

一般成人每日需要量為 0.4 毫克,孕婦為 0.8 毫克。缺乏時易造成巨胚紅血球貧血,會影響細胞分裂,蛋白質合成改變,骨髓受到影響,紅血球無法成熟。葉酸缺乏時,也無法合成 DNA 的骨架結構。染色體易崩裂,使人更容易感受環境中的致癌原,如輻射線、紫外線等。

抽菸易消耗體內的葉酸,造成氣管表皮細胞易受癌化。

維生素C（Ascorbic acid）

化療期提高維生素 C 的需要量,達 1000 ～ 1500 毫克,可增進其抗氧化功能,強化免疫能力。

主 要 功 能

1 具有解毒功能,可降低有害物質對人體的傷害,如汞、砷、銅、鉛、鎘等重金屬。

2 腎上腺皮質激素以維生素 C 為原料,可強化人體免疫功能,與防癌有密切關係。

3 維生素 C 可幫助膠原蛋白的合成,有助於細胞間強力的連結,作為細胞保護層,以抑制癌細胞向周邊組織轉移,同時強化組織細胞,抑制癌細胞增殖。

4 可阻止隨食物進入體內的亞硝酸鹽與胺類結合成亞硝酸胺,降低胃癌及食道癌的發生率。

5 增強維持白血球細胞膜穩定性,加強對抗細菌病毒的能力及促進傷口的癒合。

6 增進身體的免疫功能。可發揮白血球的功能,如吞噬作用。

7 是強力抗氧化劑,可清除體內自由基,減少致癌原與 DNA 的結合。

8 增加鐵質吸收及葉酸的利用,可預防貧血。

食物來源

新鮮蔬果中維生素 C 含量較高。綠色蔬菜包含菠菜、花椰菜、芥藍菜、青江菜、青椒、苜蓿芽含量高。水果如番石榴、奇異果、椪柑、文旦、龍眼、草莓、鳳梨，含維生素 C 較多。

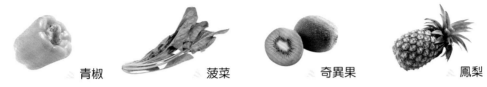

| 青椒 | 菠菜 | 奇異果 | 鳳梨 |

一般成人每日需要量為 200 ～ 400 毫克。缺乏維生素 C 時易引起壞血病、牙齦出血、皮下出血等症狀，同時也容易罹患食道癌、胃癌。維生素 C 容易被分解破壞，保存及烹調上要特別注意，冷藏可減少損失，但長期保存會損失維生素 C。烹調時宜少用水，時間盡量縮短，以減少維生素 C 的損失。水果中的維生素 C 大多存於皮下，去皮會損失多量維生素 C，最好在吃前才直接去皮。

若吃下含有亞硝酸鹽的食物，則維生素 C 需要量應增加，以防止亞硝酸胺的形成。

維生素 E（Tocopherol）

化療期加強維生素 E 的攝取量，可抑制初期病變轉為惡化，且增強個體的免疫功能，抑制癌症的發展，更能消滅癌細胞。

主要功能

1 維生素 E 是高效能的抗氧化劑，能清除自由基，保護細胞膜免受脂質過氧化物的損害。

2 血漿中維生素 E 濃度降低，會造成紅血球細胞膜溶解，出現溶血性貧血。

3 維生素 E 的抗氧化作用，與微量硒的代謝有密切關係。

4 能提高免疫反應，特別是 T 淋巴細胞功能。缺乏維生素 E 會降低 T、B 細胞對抗原的反應，減少免疫球蛋白的製造。

5 維生素 E 能阻斷亞硝胺的形成，具抗癌作用。

主要來源為種籽油、胚芽油、葵花籽油、芝麻油、豆類、小麥胚芽、全穀類、杏仁、菠菜、南瓜、紫蘇葉、蘿蔔葉，在一般烹調溫度下，油內的維生素 E 不易被破壞。

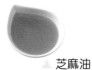
芝麻油

葵花籽油

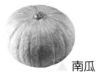
南瓜

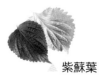
紫蘇葉

一般成人每日需要量為 100 ～ 400I.U.。缺乏維生素 E 時容易疲勞、傷口不易癒合、肌肉缺乏活力、缺乏性慾。缺乏維生素 E 易使細胞膜氧化破壞轉為癌病變，維生素 E 可以促使肝臟解毒作用，在化療期間可多補充來協助排毒，需要量可增加為 400 ～ 1200I.U.。

礦物質

在化療期間修補受損的組織及維持細胞的正常分裂，排除體內的毒素及維持新陳代謝及免疫功能的運作，皆與身體所攝取的礦物質營養素息息相關，尤其是微量元素銅、鋅、硒、鍺，更是抗癌過程中所必須的微量元素，以強化細胞的抗氧化作用，避免自由基的傷害。

依人體需求量分為三大類：

• 巨量礦物質：鈣、磷、鈉、鉀、鎂、硫，每日需要量大於 100 毫克。
• 微量礦物質：鐵、銅、鋅、鉻、矽、氟，每日需要量小於 100 毫克。
• 顯微量礦物質：硒、鉻、鉬、鈷、鍺，每日需要量以微克計算。

1 活化細胞，提昇身體的生化作用，活化自癒能力。

2 調節生理機能，促進新陳代謝，可修補受傷組織及排除體內毒物。

3 各種生理反應的接觸劑，幫助營養素的分解、合成及吸收，增強抵抗力。

4 保護身體不受有毒物質的傷害，促進白血球的活躍，強化免疫功能的活性，增強免疫力。

5 輔助酵素、維生素形成，促進抗氧化功能，保護細胞免受癌症的侵害。

6 穩定情緒及精神狀態。

7 增強體力，克服壓力。壓力會造成荷爾蒙失調，及免疫功能下降。

如何正確攝取礦物質？

礦物質無法在體內合成，必須由自然食物來攝取，現代人所吃的植物性食物，例如蔬果所含的微量元素不足，是由於現代種植多使用化學肥料，土壤又受環境污染，造成土壤貧瘠，生產的農產品礦物質缺乏，故必須多選用有機耕種的蔬果來補充，及改善礦物質缺乏的現象。

21 世紀的保健科學，以礦物質為主流，食用營養補充品亦是礦物質的補充方法，由於其需要量極少，必須在醫師及營養師指導下使用，以免造成礦物質元素過量，產生中毒現象。

硒（Selenium Se）

具有抗癌、抗氧化、抗衰老功能，是明日之星的礦物質。化療期攝取足夠量的硒，可防止癌細胞的分化和轉移，以及增進免疫系統的功能，提昇抗癌力，若再加上維生素 E 400I.U. 的攝取，可穩定病友的情緒，減少焦慮不安。

主要功能

1　硒是體內重要酵素，為極佳的抗氧化劑，也是穀胱甘肽過氧化酶（glutathione peroxidase）的重要成分。此酵素在體內可發揮其抗氧化作用，保護及穩定細胞膜，不受自由基的傷害，維持正常細胞功能，免於癌症的侵入。

2　硒能將有害金屬排出體外，清除對人體的傷害，例如重金屬汞、鎘、鉛與硒結合，形成金屬蛋白複合物，可解除毒性，硒的排毒功效比具有排毒作用的鋅、鐵、銅，高出 50 ～ 100 倍。

3　具有抗腫瘤作用。可保護細胞核內的 DNA 分子，不受到化學物質的破壞而引起癌症，亦可減緩細胞分裂、修補損害的 DNA 及加強免疫功能。依據流行病學的調查，發現血液中硒濃度較低的居民中，癌症的發病率較高；已知有相關性的疾病，如乳癌、肺癌、大腸癌、攝護腺癌，病友體內硒含量都偏低。

食物來源

啤酒酵母含硒量多，是極佳來源，鮪魚含量亦多，海鮮、小麥胚芽、米類、芝麻、大蒜、洋蔥、西瓜亦含硒量多，水果及蔬菜含硒量較少。

小麥胚芽

洋蔥

69

缺乏硒時會降低細胞免疫力，抑制 T 細胞對抗原的反應，降低吞噬細胞的吞噬能力，也可能造成心肌發炎，而導致心臟衰竭的「克山症」。

一般成人每日攝取硒量，在 50 ～ 200 微克之間。抗癌所需含量，則在每日攝取 200 ～ 300 微克，甚至要高於安全攝取量的 25 倍，才達到抗癌作用。此外，每日服用 600 毫克的維生素 C，可增加食物中硒的吸收率。

鋅（Zinc）

是人體主要微量元素，具有抗癌、抗老化及促進傷口癒合的功效。化療期多攝取足夠量的鋅，可增進食慾、改善味覺能力，且可增進免疫系統的功能，尤其是細胞的分化及細胞核 RNA 及 DNA 的合成，可促進細胞正常再生功能，提昇免疫力。

主要功能

1 鋅是酵素組成重要成分，人體有 200 多種酵素含有鋅成分，在人體代謝及組織呼吸過程中擔負重要作用。

2 與蛋白質合成酵素有關，影響細胞分化、複製及組織再生，能修補受損的組織細胞，具有抗癌的功效。

3 能促進免疫功能，影響免疫系統中的胸腺激素的活性，及自然殺手細胞的活性，可維持 T 細胞的正常功能。

4 鋅對中樞神經與腦部運作至關重要，喪失味覺、視覺、嗅覺，皆與缺乏鋅有關，化療期間的味覺異常與鋅的不足有其相關性。

5 已有研究證明可增加免疫功能，防禦各種有害因子，如感染、輻射線因子。

6 能夠形成膠原蛋白，促進皮膚傷口的癒合。

7 維持正常食慾，鋅能構成唾液蛋白，對味覺及食慾產生影響。

食物來源

一般動物性蛋白質皆含有鋅，尤以牛肉、豬肉、蛋黃、牡蠣、鰻魚、花生、大豆、芝麻、小麥胚芽、酵母含鋅量多，蔬菜、水果含鋅量少。

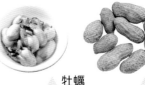

▲ 牡蠣　　　▲ 花生

鋅不足會造成免疫系統功能的嚴重衰退，特別是 T 淋巴球量減少，白血球的數量及活力會減弱，對疾病的抗體產生量降低，而易受到感染。此外，缺鋅時還會造成嗅覺、味覺的減退，導致厭食或食慾降低。

成人每日需求 12 ～ 20 毫克之間，食物中高鋅量，與乳癌及胃癌的發生率增加有關。

鍺（Germanium Ge）

是神奇的免疫系統製作元素，也是天然的抗癌礦物質。化療期間可由食物及中藥材來攝取有機鍺，可抑制癌細胞成長、轉移及提昇自體的免疫功能，幫助抗癌。

主要功能

1 研究顯示鍺對人體的免受輻射線、基因突變及排毒鎮痛作用，皆有特殊療效。在臨床實驗中亦發現對癌症有抑制作用，使腫瘤縮小，增進體能及免疫功能，促進生命的延長，是癌症的極大剋星。

2 在人體細胞或組織中可釋放出氧分子，提高生物細胞的供氧能力，使僅適應於低氧環境的癌細胞，無法繁殖及生存。

3 有機鍺在血液中與紅血球結合成為氧的替代物，協助氧的運送與貯存，為良好的抗氧化劑。

4 鍺能與重金屬鉛、汞、錫結合，排出體外，為良好的重金屬解毒劑。

5 對抑制癌症成長有特殊效用，有助於誘發產生人體干擾素，強化免疫功能。

食物來源

在紅棗、大蒜、枸杞、韓國人蔘、刺五加含量較多，其它食物如蘆薈、靈芝、綠藻、昆布、香菇、松茸、蒲公英根、巴西磨菇、荸薺、絞股藍（中藥材）亦皆含有機鍺。

枸杞

昆布

香菇

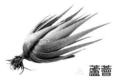
蘆薈

缺乏鍺時會導致免疫機能及抵抗力下降，一般由食物中攝取的鍺為有機鍺形態，經小腸吸收後約 1 ～ 3 天即由排泄物排出，長期服用無機鍺才會造成中毒，一般食物所攝取的鍺量，不會有中毒的危險。

鍺的需要標準量尚未確定。每日由食物中可攝取到 0.4 ～ 3.4 毫克，食用含鍺多的食物，每日量可達到 8 毫克，成人每天安全服用量為 30 毫

克，其攝取量必須高出平日所需量 100～2000 倍才會導致腎中毒，但在尚無科學證據下，不要服用過高有機鍺的保健食品，以免中毒。

鐵（Iron Fe）

具有補血功能，可幫助紅血球進行氧化還原作用，是人體最常需要補充的微量礦物質。

在化療期間多補充鐵質（由食物中攝取），尤其是動物性食物，如牛肉、瘦肉、肝臟、蛋黃，可得到極好的鐵質吸收率。還可幫助紅血球的形成，增加體內帶氧量，改變化療所造成的倦怠感，及恢復體力，同時可提昇免疫系統的抗癌能力和肝臟解毒能力，加速排除化療藥物殘毒。此外，補充鐵質還可改善食慾不振及情緒不穩的狀態。

主要功能

1 可形成血紅素和肌紅蛋白，負責運送氧至體內各細胞及組織中，以進行新陳代謝作用，若缺鐵則血流帶氧功能受阻，易引發貧血，會造成營養不良，引起精神倦怠、抵抗力不足。

2 鐵與維生素 C 共同參與膠原蛋白質的合成作用，有助於細胞間的連結，強化組織細胞，亦可抑制癌細胞的轉移及增生。

3 可提昇免疫系統的抗癌能力，協助肝臟排毒，增加 T 淋巴細胞的淋巴激素分泌。

4 鐵與蛋白質結合為鐵蛋白，可儲存於肝臟、脾臟、骨髓，在有需要時釋出，運送到組織器官中運用。

食物來源

動物的肝臟、腎臟、瘦肉、蛋黃、牡蠣、貝類、豆類，而瓜子、核桃、腰果、紅棗、加州梅、葡萄乾、紅糖、紫菜、海帶，皆是優良的來源。

雞肝

腰果

紅糖

葡萄乾

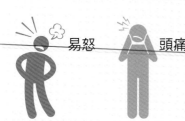

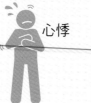

鐵攝取不足症狀

易怒　　頭痛　　食慾不振　　心悸　　怕冷

鐵攝取不足是最常見的營養缺乏症。吸收量不足，即會出現貧血現象，即紅血球缺鐵性貧血。症狀為容易疲勞、記憶力減退、精神無法集中、易怒、煩躁、頭痛、心悸、怕冷、食慾不振、易感染。

鐵質缺乏會造成細胞帶氧量不足，容易疲倦、虛弱、精神不安及降低免疫細胞的活性、抗體製造減少，導致免疫力下降，容易再度感染。同時身體新陳代謝減緩，營養吸收不足，身體復原速度變慢。

鐵質攝取量過多又無法排出體外時，過量的鐵會蓄積於肝細胞內，造成肝硬化。

適量的維生素C及鈣質，能幫助鐵質的吸收，食物中的鐵質只有10～30% 為人體所吸收，大部分排出體外。

此外，過多的維生素 E 及鋅，會在腸道中與鐵結合減少鐵質吸收；蛋、乳酪、乳製品中所含有的磷酸鹽、草酸鹽及茶葉、麥麩（纖維素），也會干擾鐵質的吸收。

成年男子及停經婦女，每日 12 毫克（相當於一份牛排含鐵量），婦女 15 ～ 50 歲者，每日 16 毫克，發育期少男 15 毫克，少女 18 毫克。由動物性食物中可吸收 10 ～ 30% 鐵，由植物性食物中，只能攝取 2 ～ 10%，加上含維生素 C 的水果，可增加吸收率。

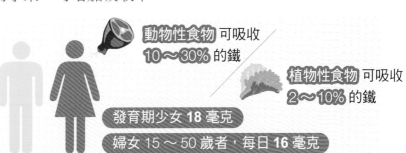

動物性食物 可吸收 10～30% 的鐵

植物性食物 可吸收 2～10% 的鐵

發育期少男 15 毫克

發育期少女 18 毫克

婦女 15 ～ 50 歲者，每日 16 毫克

成年男子及停經婦女，每日 12 毫克（相當於一份牛排含鐵量）

化療引發不適症，該怎麼調整飲食？

化學藥物毒殺癌細胞，也同時殺死健康細胞。至於，副作用的嚴重程度，則視健康細胞受損實際情形而定，當然也與使用藥物的種類及次數相關。

一般抗腫瘤藥物會抑制快速成長的細胞，如毛髮的髮囊細胞、腸黏膜細胞、骨髓的血球等。雖然當化療藥物開始殺死癌細胞時，身體會感到不適，不過此種感覺只會持續數日，隨後幾週至數月會有病情改善的感受。

一般來說，每次治療都會有幾天不舒服，但整體的趨勢是會令人邁向更佳的健康狀態。

通常化療後，會出現的不適症狀有：

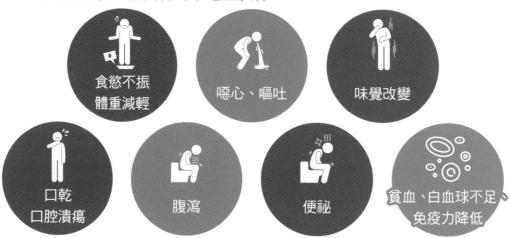

食慾不振 體重減輕　噁心、嘔吐　味覺改變

口乾 口腔潰瘍　腹瀉　便祕　貧血、白血球不足、免疫力降低

根據這些不同症狀，在飲食上便可以逐一調整，好讓癌症病友獲得更充足的營養與豐沛的體力。以下便針對每一種不適的症狀，加以說明飲食應如何做調整。

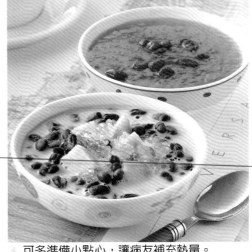

食慾不振、體重減輕

初期，化療藥物會抑制食慾，但在治療期間，會隨著病友情況而改善，食慾也會慢慢增加。此時，若發現食慾不振，體重也跟著減輕了，可嘗試做以下的飲食調整。

可多準備小點心，讓病友補充熱量。

調整用餐

1 少量多餐，一天七或八餐，不需依三餐時間進食。

2 用餐前，先做一些輕鬆運動，或是會散散步，以促進腸胃蠕動。

3 準備幾樣開胃菜，或是病友平常喜愛吃的食物，以引起食慾。

4 在愉悅的環境及心情下進餐，像是聽輕鬆的音樂、準備漂亮的餐具，或舒適的座椅。

5 可以視需要準備不同的調味料，讓食物的味道更豐富，如辛辣味、醋酸味等。

6 可在餐與餐之間，準備一些小點心來補充熱量，如銀耳百合湯、紅芋奶露、野米桂圓粥，都是可以補充熱量的可口點心。

補充營養

1 補充高熱量、高蛋白食物，如魚、豬肉、雞蛋、雞腿、燕麥、牛奶、豆漿。

2 補充維生素、礦物質，特別是維生素 B_1，可增進食慾。

3 若無法食用自然食物，則以營養補充品來補充，如市面上所販售專為癌症病友所調配的營養補充品。

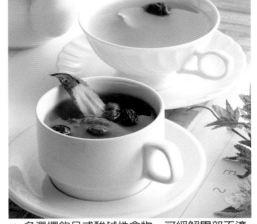
▲ 多選擇飲品或酸鹼性食物，可緩解胃部不適。

噁心、嘔吐

噁心和嘔吐是化療最常見的副作用。癌症病友胃部不適的程度，會依不同藥物的作用而異，因此在化療之前和之後，最好能選擇清淡飲食。

一般在藥物注射後 24 ～ 48 小時之內，噁心、嘔吐就應消失，若仍持續不減，就必須通知醫師或赴醫院就診。通常化療所引起的噁心、嘔吐，可分為急性和延遲性兩階段。急性期是指在化療後 24 小時內所發生的症狀；24 小時後一直持續 3 ～ 5 天的噁心、嘔吐，則稱之延遲性噁心、嘔吐。止吐藥對急性期的噁心、嘔吐，較為有效；而服用抗噁心藥，雖只有部分療效，但仍應服用，以獲得舒適感。

調整飲食

1　食物溫度要冷熱適中，勿過冷過熱，進食時也要細嚼慢嚥，此外也可改用流質或半流質食物。

2　避免太甜、太油的食物，盡量食用脫脂牛奶、瘦肉、乾土司等，並以果凍代替冰淇淋，如石花凍、杏仁凍等。最重要的是，絕對禁吃油炸食物。

3　飲用清涼的飲料，可緩解胃部不適；或是多吃一些酸鹹味的食物也有幫助，如紫蘇茶、補氣茶、梅子汁。

4　維持水分電解質的平衡，盡量喝水飲料，像是電解質水、運動飲料，且喝水時要緩慢喝，一次少量，約 150c.c. 即可。

調整用餐

1　保持少量多餐。

2　接受化學治療前兩小時應禁食。

3　確實服用止吐劑，也可服用維生素 B_6，以緩解症狀。

4　嚴重的話請在醫生的建議下，考慮靜脈注射，補充體液。

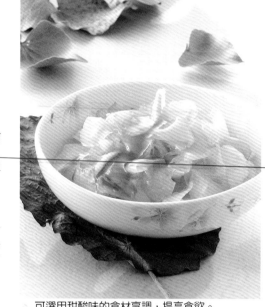

味覺改變

味覺改變是化療病人最常見的不適症狀，所有食物入口皆無味道，也引不起食慾，食之無味之下，會變得較愛吃口味重的食物，加上對苦味敏感，對甜、酸味的敏感度反而減少，此時便應該在飲食上，加以增加辛味、酸味或鹹味。

可選用甜酸味的食材烹調，提高食慾。

調整烹調

1 使用氣味濃重的食材和調味料烹煮出佳餚，如番茄牛腩、百香木瓜、梅汁排骨等，帶有甜酸味的食物。

2 變換平常的調味和烹調方法。

調整飲食

食用清涼或溫度適中的食物，如舒咽茶、補氣湯。

口乾、口腔潰瘍

接受化療的病友，最痛苦的莫過於口乾和口腔潰瘍，無法進食，此時建議進行下述的飲食調整。

調整烹調

1 用少量的湯汁先潤溼食物，讓食物軟化後較容易吞嚥。

2 改變食物的型態，如把肉塊處理成絞肉狀，炒蛋改為蒸蛋，都較容易入口。

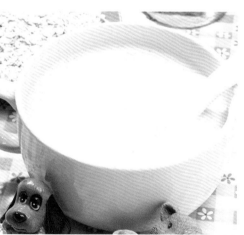

多選擇質軟細碎的食物，如粥類、奶類，以利病友進食。

1 避免刺激性的食物，例如過酸的果汁、辣椒醬，都會刺激口腔潰瘍處。

2 避免進食過冷或過熱的食物，以免刺激黏膜處。

3 改用吸管吸食液體，較易吞嚥。

4 選擇質軟細碎的食物，如粥類、奶類，像是香菇山藥粥、燕麥牛奶、五穀奶漿。

調 整 習 慣

注意口腔衛生，多漱口可清除口內的食物殘渣、刺激物，以及潤溼口腔牙齦。

腹瀉

癌症病友如果一天所排的稀便次數多於 5 次以上，須採用少量多餐，且攝取液體應達 2000c.c. 以上，每次量則不要超過半杯（150c.c.）。若是 48 小時內，腹瀉仍未止住，或解出深綠色黏性便或血便，就需立即就醫。

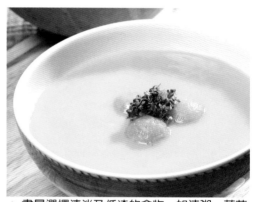

盡量選擇清淡及低渣的食物，如清粥、蔬菜濃湯等。

建 議 飲 食

1 腹瀉嚴重時，改採清淡飲食，如米湯、清粥。

2 避免生食水果和蔬菜，可進食水果罐頭，或烹煮過的蔬菜。

3 選擇低渣食物，如白米飯、白麵條、魚肉、蔬菜濃湯。

避 免 飲 食

1 避免攝取高纖維食物，如糙米、麩皮、麥片、全麥麵包、豆類、堅果。

2 避免容易脹氣的食物，以免加重腹瀉，如地瓜、豆類、洋蔥、馬鈴薯。

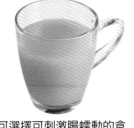

便祕

因使用化療藥物而引起的便祕，經調整飲食後，會改善症狀。

可選擇可刺激腸蠕動的食物，如高纖的水果或果汁。

建議事項

1　多吃高纖維食物，有助排便，如全麥類、米類、水果、蔬菜等。若病友無法咀嚼吞嚥，可利用果機打碎後再食用。

2　多補充水分，早晨空腹時可飲用溫開水或果汁，刺激腸蠕動。每日液體補充量應達 2000 ～ 2500c.c.。

3　選擇可刺激腸蠕動的食物，如橘子汁、麥麩、梅子汁、檸檬汁。

4　適度的運動，有助於排便。

貧血、白血球不足，免疫力降低

接受化療時，藥物會暫時性抑制身體血球的製造，若抑制過強，會造成持續性出血或感染。

通常在兩次化療期間，血球計數會較低，有時會發生問題，受到影響的血液元素有白血球、紅血球、血小板。白血球可對抗感染，若減少時，抵抗力會變弱；紅血球可攜帶血液內氧氣，若數目減少，會感覺寒冷、疲倦、呼吸短促及眩暈；血小板減少，則會在牙齦、腸道等黏膜處，發生出血狀況。

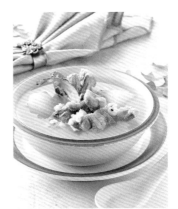

可利用中藥材或藥膳，提高免疫力和補充營養。

建議飲食

1　針對不同症狀的原因，給予治療和食物的補充，例如利用中藥材或藥膳，來提昇免疫力。

2　多吃一些補血、補氣的食物，如黨蔘、紅蔘、黃耆、當歸、枸杞、菠菜、豬肝、牛肉、蛋黃、野米、桂圓。

3　適量補充維生素和礦物質來幫助造血機能，如維生素 C、A、E、葉酸、維生素 B_{12}、鐵、鋅、硒。

化療期間的飲食照護

當然，因應各項不適症狀，除了飲食調整之外，還需注意到病友進食時的心情、情緒、環境及食譜的搭配、病友的口味等來做調整，以達到提昇病友進食的食慾，補充所需熱量及各項重要營養素，增進病友體力，提高免疫力。

關於化療期間病友的飲食照護，以下將提供一些建議與技巧。

採少量、多餐為原則

病友進食時的食量，以採少量、多餐為原則；以「吃得下」為前提，不勉強進食太多，以免造成反效果。建議可採用本書的套餐食譜，選擇一樣主食再搭配湯類或其它菜餚，不硬性規定一餐一定要吃三菜一湯，若擔心所需要的熱量不足，再改以其它食物替代，例如本書所建議的點心類來補充即可。

飲食以清淡、易消化的食物為主

為病友準備的飲食，盡量以清淡、易消化的食物為主。

1 選用優質的蛋白質，來修補受損的細胞組織，如牛奶、雞蛋、雞肉、魚、肉、豆腐、豆漿等。

2 五穀類的選擇，以小米、胚芽米、麥片等為主，較容易消化吸收。

3 蔬菜類以煮過、柔軟、易吞嚥為主，如地瓜葉、菠菜、萵苣，都是含食物纖維且口感細軟的蔬菜。

4 水果可用果菜機打成泥狀或果汁，將其做成果凍形狀，也較容易吞嚥。

5 準備一些開胃的小菜或湯汁，如酸性飲料（詳見 P.186 補氣湯保健茶）、酸甜味開胃菜（詳見 P.164 百香木瓜、P.121 醋溜雙色）。

總之，照顧的家屬負擔起調配食物的責任，可以減輕病友體力的消耗，同時也要多費心地變化菜色，以滿足病友的需求，讓他能多吃一些食物補充體力。

調整飲食內容

家人在幫病友準備食物時，記得要調整飲食的內容，不能像以往一樣愛吃什麼就吃什麼，可參考以下幾項原則：

1 減少甜味食物，多用酸鹹口味。

2 食物溫度適中，勿過熱過冷。

3 避免病友不喜歡的食物氣味。

3 烹調食物時，可加調味品，加重口味（因為化療時，病友的味覺會遲鈍，食之無味）。

4 選擇體積小但熱量高的點心來補充，如乳酪糕點、西米露、芋泥。

5 每日的蔬菜量，須多樣攝取，以達到「每日五蔬果」的標準，好讓病友得到適量的維生素、礦物質、纖維素。

進食時宜細嚼慢嚥

家人要記得叮嚀病友，進食時宜細嚼慢嚥，勿狼吞虎嚥，慢慢咀嚼可幫助消化。咀嚼時可使唾液大量分泌，唾液中的澱粉酶可幫助食物消化，還含有溶菌酶和分泌的抗體，可殺菌解毒，口中充分的咀嚼使食物磨碎，可減輕胃的負擔，促進消化吸收。

以流質食物代替固體食物

食慾太差而無法進食的病友，可以蔬菜汁和濃湯以及保健茶、點心類來逐漸進食，以代替一般正常食物。只要有吃進食物就會有體力，對於治療過程才有支撐力量，也才有更好的療效。

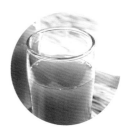

適當的攝取營養補充品

若真的無法由口進食，且產生噁心、嚴重嘔吐的症狀，則必須考慮攝取營養補充品，否則會造成營養不良、體重下降、抵抗力減弱及無法接受持續的化療，影響癌症的預後。目前市面上有許多品牌的營養補充品，都是依據病友營養需求，增加高熱量、高蛋白的癌症專用醫療營養品；在選購時可先請教醫師、營養師，再針對病友身體狀況來選用合適的替代品。

早飯宜早，午飯宜飽，晚飯宜少

癌症病友三餐進食，要把握早飯宜早，午飯宜飽，晚飯宜少的原則。

首先早飯宜早，這是因為經過一夜睡眠，較有飢餓感，進食稀軟食物能使精神振作、精力充沛。也就是說，一天當中以早晨最有食慾，要早點進食，不要錯過良機。

午飯宜飽，是說經過上半天的活動，體能有所消耗，須增加食量補充體力。至於晚飯宜少，則是因為吃得太飽或即將就寢，容易使食物停滯胃中消化不良，故不宜吃太飽。當然，晚餐吃飯時間也不要太晚，以睡前3～4小時為佳。

進食前後須有適度的活動

進食前後，如果能讓病友有適度的活動，不僅可以增進病友食慾，還能幫助消化。

建議進食前，可做些輕微活動，像是在室內走動，或是按摩腹部、刺激腸蠕動，以增加進食的胃口。而在進食後則避免坐臥，需起來走動散步，以幫助消化，減輕腹脹發生。

進食時間不硬性規定

進食時間不要硬性規定，不一定要依照一般三餐時間來進食。可以順應病友的需求，想吃才吃，不要讓吃東西成為一種「痛苦的負擔及沉重的壓力」。要讓病友感覺良好時才吃。

不要勉強病友進食，以免傷脾胃

癌症影響消化道功能、破壞黏膜細胞，造成食慾降低，是屬於病理性的厭食；也就是說，癌症所引發消化道的功能障礙，如吞嚥困難、食慾減低，是必然的疾病過程。所以，家屬不要因為準備了食物，而病友卻拒吃、不想吃，就指責他，反而更加重其自責心及壓力，應該以同理心來感受，不強迫病友的意志行為。

進食的環境，以安靜舒適為主

準備進食的環境，以安靜舒適為主。家人可準備病友喜愛的食物，配以色彩悅目的餐具、桌巾，播放輕鬆音樂，在柔和的燈光下進食，都可增進食慾。

這是因為柔和輕快的音樂及舒適整齊的環境，都是一種良性刺激，可透過中樞神經系統，調節人體的消化吸收功能，對食慾和情緒都有正面的影響力。

攝取足夠的水分

在化療期間每日攝取足夠的水分（包含湯汁、飲料、白開水）是非常重要的，病友每日一定要喝足 2000 ～ 2500c.c. 的液體。這是因為水分不僅可排除化療藥物在體內所造成的毒性，還能補充化療後噁心、嘔吐所造成的體液不足和不平衡。

特別是注射藥物當中，最好每天喝足夠的水分，因為身體的黏膜組織受到藥物的影響，會有口乾、皮膚乾燥、眼睛乾燥的反應，必須依賴水分補充來改善症狀。

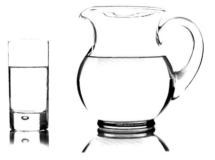

改變錯誤的飲食觀念

從家人本身做起，和病友一同避免和改正一些錯誤的飲食觀念。

- 病友不能盲目忌口，以免造成營養不良，致使體力衰弱。
- 不能以靜脈輸液法來代替一般飲食，含有各種不同營養素的自然食物，才能滿足身體的需求，藥物無法完全代替食物。

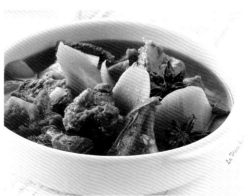

肉類及蔬菜的攝取都應維持平衡，過分強調飲食清淡，易造成營養不良。

- 食品價格與營養素不能劃上等號。高貴的食物所含的營養素，不一定完全符合人體需求，選擇自然食物，當季、當地出產的食物才是最佳、最健康也最便宜的。
- 只喝湯、不吃肉是不行的。燉雞湯，卻只喝肉湯，不吃肉類，不僅未攝取到蛋白質，還喝進了湯汁的油脂。
- 不吃蔬菜、不吃肉，接近斷食療法，使身體得不到營養，只會促使病情惡化，對自己不利。
- 過分強調飲食清淡，會造成營養不足。
- 偏食行為會造成營養素不均衡，只吃肉、不吃菜，過多的蛋白質，會使身體無法消化排出，造成腎臟負擔；只吃菜、不吃肉，則會造成蛋白質不足，無法修補化療造成受損的細胞組織。

家屬的陪伴和鼓勵

　　家屬的陪伴及鼓勵，能提昇病友進餐的意願。如果家屬能與病友共同用餐，並在語言、行動上給予病友鼓勵支持，讓他感受到他對家人非常重要，他的行為舉止也影響到全家的氣氛，進而刺激他有意願嘗試進食。

　　總之，在化療期間的飲食照顧，要讓病友逐漸調整飲食習慣，加強身體活動力，保持精神愉快，耐心地治療疾病，不把自己當病人看待，對自己要有信心及常保一顆快樂的心，如此便可增進身體的免疫力，才能順利度過化療的煎熬期。

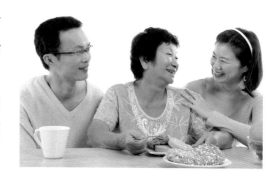

【專欄】危險的致癌食物

　　許多危險食物屬於致癌原（亦是突變原），混合在食物中，進入人體引發細胞突變。突變的細胞若經過修正即恢復為正常細胞，不會變為癌細胞，但若無法進行細胞修復即成為致癌的因子，會誘發及促進腫瘤的發展。存在於食品中的致癌物質經過證實會導致癌症，致癌物質雖微量，但在長年累月的刺激下亦會誘發癌症。

　　為了家人及自己的健康，在選用食物時，務必考量可能的致癌原，並妥善保存食材，有效預防致癌原的產生，才能吃的健康，又能保有抗癌的營養。

食物致癌物質

致癌原	黃麴毒素的發霉物	含硝酸鹽亞硝酸鹽的毒性物質
來源	• 農作物在栽培、收成、貯藏加工的過程中最易受到黴菌污染，產生黃麴黴菌（Aflatoxin）是已知最強烈的致癌原，含量10微克即具有致癌性。 • 寄生食物常見於玉米、花生、稻米、小麥、牛肉干、蠔干、干貝、豆干、魚乾、鹹菜、花生糖、花生醬。	• 經由食物間相互作用產生的，如亞硝酸鹽與含胺食物混合使用而形成亞硝胺。 • 如硝酸鹽，因土壤肥料常存於蔬菜；亞硝酸鹽，常見於肉類（火腿、香腸、熱狗等）；胺類則常見於海產、魚類。
誘發癌症	• 流行病學研究指出，人類肝癌的發生率與其生活中黃麴毒素污染程度成正比。 • 台灣地處高溫潮濕亞熱帶，是此菌孳生的溫床。	胃腸癌、肝癌、鼻咽癌。
預防	將乾果、種子、穀類食物密封於乾燥容器或選用真空包裝食品。如中藥材、五穀類發現有發霉情形，則全部丟棄，不可只去除上面的霉物而保留下層食物，因為霉會深入食物內部。	維生素C、E、多酚化合物含於蔬菜、水果，可抑制亞硝酸鹽與胺結合為亞硝胺，可多吃蔬果來中和毒性，如奇異果、柳丁、青椒等食材，均可多加食用。

致癌原	人工形成的致癌物	食物添加物
來源	• 如烹調不當造成的，用燒烤、煙燻、油炸或醃漬食物包含魚肉、油脂都可能產生致癌物質，引發細胞病變。 • 動物性蛋白質食物經高溫加熱後會產生 PAH（多環芳香碳氫化合物），引發癌症發生。 • 含蛋白質食物，如經燒烤溫度 250℃、油炸溫度 175℃、溫度太高，皆易產生 PAH。	• 食品添加物在食品製造過程或加工中為了保存，以添加、混合的烹調或其它方法加入於食品中。 • 為食品的外觀保存、而加入調味糖、香料、色料、漂白劑、甘味。 • 保存品質，而加入保存劑、殺菌劑、改良劑。 常見的危險食品添加物： • 一級危險———紅色 2 號、甘精（甘味劑）、過氧化氫（殺菌用）、吊白塊（漂白蠶豆酥）。 • 二級危險———溴酸鉀（麵包發酵用）、氧化鉛（皮蛋）、硼砂（油條、魚丸、油麵）、安息香酸、亞硫酸鈉（金針、蜜餞）、糖精（酸梅）、亞硝酸鹽（肉品）。
誘發癌症	• 直腸癌、乳癌、膀胱癌、肺癌、鼻咽癌。 • 醃漬食品與胃癌形成有關，鹽分會加強「亞硝胺」的致癌作用。	影響健康的添加物種類繁多，其化學添加物會影響腎臟、肝臟功能，破壞細胞及導致癌症。
預防	• 防止致癌物產生，勿直接將食物與火接觸，可用鋁箔紙包裝。 • 多用烘、燉、蒸、溫火慢煮，少用炭燒、燒烤、煙燻、高溫油炸等烹調方式。採用水煮、燉煮、蒸煮方式，溫度應維持 100℃左右，較具安全性（蛋白質食物），不會產生致癌物 PAH。	• 少吃加工食品、罐頭食品、速食麵條，多吃含穀類新鮮食物、有機蔬果。 • 少吃精製食品，如白米、白糖、白鹽、白麵粉，經過加工後營養素流失，且易殘留加工原料。 • 選擇安全食品，包裝完整、標示清楚且有認證的食品，注意製造及有效日期，距製造日期 3 個月內食品較有安全性。 • 許多食品添加物無色、無味、無法辨識出，若生活中慣性使用，日積月累超過安全量，對人體會造成傷害。 • 採用健康飲食型態，多吃高纖食物、新鮮蔬菜水果，幫助腸道排除毒素。

危險的致癌食物

致癌原	酒精	高脂肪食物
來源	數項流行病學之研究指出，酒精在癌症方面，扮演病因角色。如高濃度酒品高粱酒、威士忌；酒精性飲料。	包含飽和脂肪酸、反式脂肪酸的食物。如牛奶、奶油、酥油、乳瑪琳、餅乾、洋芋片。
誘發癌症	<ul><li>長期喝酒會增加鋅的流失，使免疫球蛋白及T淋巴球減少，降低免疫反應，影響免疫功能，及維生素的代謝流失。</li><li>會直接刺激組織上皮細胞、破壞黏膜，易受到致癌原的入侵。如高濃度洋酒（白蘭地、威士忌酒精濃度 40～45%），長久飲用罹患食道癌危險性增加。</li><li>酒精為協同致癌原，如黃麴毒素存在於米酒內，更易入侵肝細胞引發肝病。</li><li>破壞細胞膜結構，使外界有害物質入侵細胞。</li></ul>	<ul><li>脂肪過多，在體內氧化為「脂質過氧化氫」，再轉為氫氧自由基破壞細胞，引發癌症。過多的脂肪會減弱、抑制免疫系統細胞的功能，阻塞細胞膜無法傳遞免疫訊息。</li><li>易引發乳癌、結腸癌、胰臟癌。</li></ul>
預防	減少飲用酒精含量的飲品。	<ul><li>多攝取健康油脂，如亞麻仁油、橄欖油、魚油。</li><li>若油脂酸敗起泡沫變黏性、顏色變深，必須丟棄勿再使用。</li><li>多攝取高纖食物，幫助腸道排除毒物。</li></ul>

87

防治常見癌症的自然飲食

癌症類別	有益食物	成分及作用
肝癌	蜂膠 （酒精萃取液）	含 Artepillin 抑制腫瘤血管增生，具強力抗癌效果。
	補中益氣湯	含人蔘皂苷、黃耆甲苷、柴胡皂苷、甘草精，可抑制肝癌細胞增生。
胃腸癌	蔬果、全穀類	富含纖維質、不含脂肪，可預防罹患消化道癌。
	魚油	含 omega-3 脂肪酸、DHA、EPA，能有效預防結腸癌。
	人蔘	含人蔘皂苷，可誘發癌細胞死亡。
	牛乳及乳酪製品	含有鈣及天然防癌成分（乳清蛋白中的 BLF），可預防結腸癌。
肺癌	蜂膠 （酒精萃取液）	含 Artepillin 促進巨噬細胞增生，抑制脂質過氧化，能抑制肺癌的形成。
	富含茄紅素的蔬果 （如番茄）	可促進癌細胞凋亡，抑制癌細胞增生（尤其是二手菸的傷害）。
攝護腺癌	魚油	含 omega-3 脂肪酸、DHA、EPA，能抑制癌細胞增生。
	大豆	含異黃酮，可抑制癌細胞增生。

癌症類別	有益食物	成分及作用
皮膚癌	葡萄籽	含多酚，可清除紫外線照射引發的自由基，具抗氧化作用，保護皮膚。
子宮頸癌	巴西蘑菇	針對婦科癌症，可增強自然殺手細胞活性，改善化療副作用，如虛弱、食慾不振等。
	含茄紅素及維生素 A 的食物（如紅蘿蔔）	清除人類乳突狀病毒（HPV）感染，防止子宮頸病變。
乳癌	大豆及豆製品	含異黃酮，抑制乳癌細胞生長及誘發凋亡。
	小麥、大麥、蕎麥、燕麥等	含肌醇（inositol）具抗癌及抗細胞增殖作用。
	柑橘類及橘皮	含類黃酮及檸檬烯，抑制乳癌致癌物形成及癌細胞的增生。
	魚油	含 EPA、DHA，可抑制乳癌細胞生長。
	深綠色蔬菜、香菜、花椰菜	葉黃素，具抗氧化作用，防止細胞被破壞。其中十字花科蔬菜含硫氰酸鹽、異硫氰酸鹽，具抗癌作用。

※ 參考資料來源：《各種疾病的自然療法》第二、三版／林松洲／凱倫出版

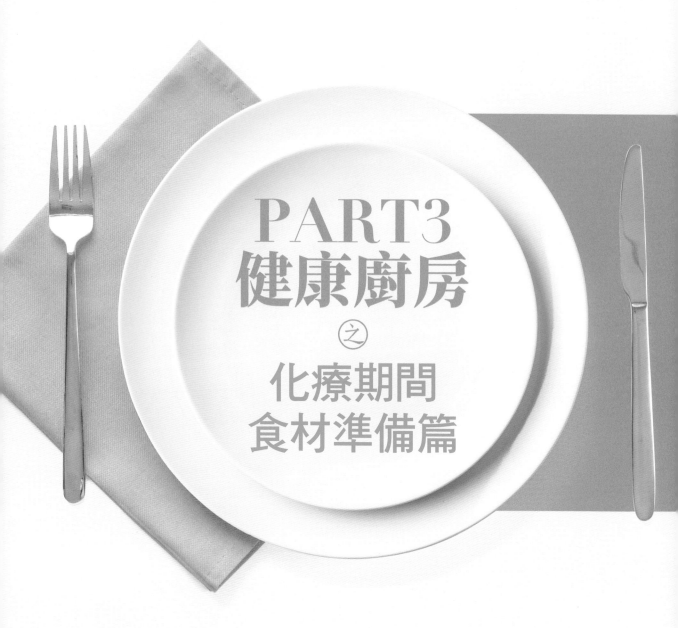

PART3
健康廚房
之
化療期間
食材準備篇

7 色輔助化療飲食的抗癌食材
對許多病友而言,一天要攝取七色食材是有困難的。建議病友以 2 ～ 3 天為一循環,將紅色、黃色、綠色、褐色、白色、紫色、黑色食材列為攝取食物,才能提供足夠營養素,增進身體免疫力。

32 種輔助化療飲食的中藥材
病友可在治療的前、中、後期及恢復期時,選用適合自己的體質屬性以及藥性溫和的中藥材,搭配食物做成藥膳,可得到改善體質、增強腸胃功能等多項效益。

化療期及恢復期該吃些什麼？不該吃什麼？輔助性的中藥材要如何搭配？食慾不振時要如何調整？

在飲食準備上，病友及親人總有滿滿的疑惑及無所適從的困擾，本章將重點式提供抗癌食材及輔助性的中藥材、調味品、醬汁，讓病友有所選擇並可依據原則變化飲食。

15 種輔助化療飲食的調味品

病友在化療期可能因副作用，產生食慾不振、味覺改變等現象，影響了飲食的習慣及口味。因此我們可多添加特殊調味品和醬汁，來改變味道，增加美味，也能配合病友的需求，增進營養素的攝取。

6 種輔助化療飲食的醬汁

運用各種天然的食材，便能調製出變化多端的醬汁口味，不但食材取得方便，作法也快速簡易，可增進病友的進食慾望，進而補充治療時所需營養素。

7色輔助化療飲食的抗癌食材

一天當中要將 7 色食物完全攝取到，對許多人來說是有困難的。建議可計劃以 2～3 天為一循環，安排將 7 色食物完全攝取，或者至少也要在每週的食材採購上將 7 色食物考慮進去，才能提供身體足夠營養素，增進免疫力。

現在就將此 7 色食物所含有的抗癌成分，一一介紹如下。

紅色食物

>>> 番茄、葡萄柚、紅辣椒、蝦子、鮭魚等，都是屬於紅色食物。

 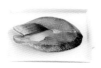

▲ 蝦子　　　　　▲ 鮭魚　　　　　▲ 番茄　　　　　▲ 葡萄柚

番茄、葡萄柚所含的茄紅素、β-胡蘿蔔素、維生素 C 及硒，都具有強效抗氧化作用，能保護細胞膜。紅辣椒的辣椒紅素，具抗氧化功能。

蝦子、鮭魚所含的蝦紅素、甲殼素、牛磺酸及維生素 E，也都具有抗癌功效。

黃色食物

>>> 胡蘿蔔、南瓜、甘薯、玉米、黃豆、蛋黃、橘子、柳丁等，屬於黃色食物。

 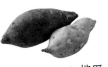 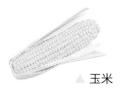

▲ 南瓜　　　　　▲ 地瓜　　　　　▲ 玉米　　　　　▲ 橘子

其中胡蘿蔔、南瓜、甘薯所含的 α 及 β-胡蘿蔔素、葉綠素及葉黃素，都具有抗癌功效。

玉米所含的玉米黃素、膳食纖維，可幫助排除體內毒素，預防肝癌，且多量的維生素 B_2，還具促進細胞再生和脂肪代謝的功能。

黃豆含異黃酮、配醣體及維生素 E，具抗癌、抗氧化功能。許多研究證實異黃酮可抑制癌細胞增殖，預防攝護腺癌、乳癌。

蛋黃含葉黃素、卵磷脂、維生素 B_1 及 B_2。葉黃素是類胡蘿蔔的一種，具抗氧化作用，可防止眼睛受紫外線（自由基）的傷害，也能抑制皮膚癌、大腸癌。研究指出成人每天最多一顆蛋，年長、膽固醇高者，一週食用 2 ～ 3 顆蛋，對身體有益處。

橘子、柳丁等柑桔類含 β-胡蘿蔔素、β-隱黃素、維生素 C 及香豆素。β-隱黃素可抑制致癌物質，保護細胞不受傷害，依據研究顯示，其抗癌功效比 β-胡蘿蔔素高出 5 ～ 6 倍之多。

綠色食物

>>> 菠菜、韭菜、萵苣、綠花椰菜、高麗菜、白菜、油菜、豌豆、毛豆、奇異果、綠茶等，都屬於綠色食物。

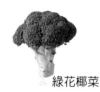
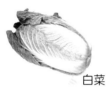
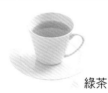
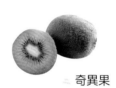

綠花椰菜　　　　　　　白菜　　　　　　綠茶　　　　　　奇異果

綠色蔬菜都含有 α 及 β-胡蘿蔔素、葉綠素，以及維生素 C 和 E，它們具有抗氧化作用，能防止細胞受傷害。

菠菜比較特別的是，還另含有葉酸，可改善貧血，以及控制初期的癌症病變，同時修補受損的基因。還有韭菜也另含有硫化物，其特殊的香味，能消滅致癌物，抑制癌症發生。

萵苣其香味成分為紫蘇醛，可抑制多種毒素的繁殖，具殺菌和抗癌作用。豌豆、毛豆則另含有大量葉酸、膳食纖維，都具有抗癌功能。

十字花科青菜，如綠花椰菜、高麗菜、白菜、油菜等，另含有異硫氰酸鹽、吲哚、蘿蔔硫素；異硫氰酸鹽能活化解毒酵素，消滅致癌物，吲哚則能將致癌物轉為無毒性。

奇異果含胡蘿蔔素、葉綠素、維生素 C 及單寧酸，其中的單寧酸為強力抗氧化物，可防癌。

綠茶的苦澀成分，來自兒茶素 EGCg，EGCg 的抗氧化能力是維生素 E 的 50 倍，是極強的抗氧化劑，也能抑制細胞的突變，活化免疫作用，臨床上已證實可作為防癌、抗癌的食物。

褐色食物

>>> 全麥麵粉及其製品、五穀雜糧類、菇類、堅果類等，屬於褐色食物。

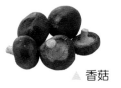

△ 全麥吐司　　　　△ 小米　　　　△ 香菇　　　　△ 杏仁

全麥麵粉及其製品含有硒、類黃酮、膳食纖維、植酸、維生素 B 群及 E；如果製作過程，能保留麥子外殼粗糙部分，營養素愈完整。維生素 E、植酸、類黃酮，可防止細胞癌病變，維生素 B_2 能幫助抑癌酵素活化，膳食纖維則可促進腸道排毒。

五穀雜糧類，如小米、麥片、糙米、米糠及麥麩，都含植酸、膳食纖維、維生素 B 群及維生素 E。植酸是抗氧化物，可抑制癌細胞活性，減緩擴散速度及強化免疫系統，可降低腸癌發生。

菇類如香菇、鴻喜菇、巴西蘑菇等，都含 β-葡聚糖，能提昇免疫力，抑制癌細胞的發生，促進巨噬細胞和自然殺手細胞活化作用。

堅果類如杏仁、開心果、胡桃等，含有維生素 E、亞麻酸、硒、植酸及鞣花酸；像杏仁所含的維生素 B_{17}（苦杏仁苷），能增強白血球吞噬功能，破壞癌細胞。

白色食物

>>> 白蘿蔔、洋蔥、大蒜、薑、牡蠣、干貝、雞肉、牛奶及乳製品等，都是屬於白色食物。

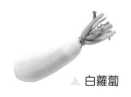
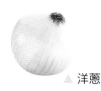
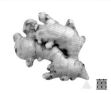
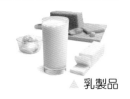

△ 白蘿蔔　　　　△ 洋蔥　　　　△ 薑　　　　△ 乳製品

白蘿蔔含異硫氰酸鹽和硫化氫，能使分解致癌物質的酵素活化，抑制癌症；此外蘿蔔味道愈辛辣，對人體愈有益處。

洋蔥、大蒜含蒜素和硫化物，具抗氧化作用，能預防細胞癌化，促進神經細胞活性。另外，大蒜所含的鍺量最高，可促進體內合成抗癌作用的干擾素及巨噬細胞。

薑含生薑醇和薑辣素。香味成分的生薑醇具抗氧化作用，能防止細胞癌化，薑辣素則能抑制癌症前期病變的發生，具強力殺菌、防癌作用。

牡蠣含牛磺酸、鋅及維生素 E，且是食物中含鋅量最高的。鋅是細胞再生的重要物質，可強化免疫機能，人體內有 200 種酵素中含鋅，是不可缺少的微量元素。

干貝含牛磺酸、硒、鋅及肌甘酸。牛磺酸可提昇肝臟解毒功能，有效減少腫瘤數目；肌甘酸是核酸成分，可促進細胞再生，與其它成分相輔相成，可滋補身體，特別是經過乾燥的干貝，各種鮮美成分已被濃縮，其營養成分和功效更佳。

雞肉含蛋白質和膠原蛋白，維生素 A 的含量還是豬肉、牛肉的 10 倍，是絕佳的抗氧化劑，可防癌。雞肉所含蛋白質是優質蛋白質，可提昇人體免疫機能。此外，膠原蛋白可強化身體機能，使皮膚、骨骼及眼睛血管更強健，並改善免疫機能，預防癌症。

牛奶及乳製品含乳鐵蛋白和複合多胜肽。乳鐵蛋白可抑制腸道壞菌的繁殖，增加有益菌數，研究指出乳鐵蛋白可活化免疫細胞，直接攻擊癌細胞壞死；牛奶中的酪蛋白完全消化為複合多胜肽，則可提昇免疫力。

紫色食物

>>> 紅紫蘇、藍莓、紫高麗菜、茄子、紅葡萄酒等，屬於紫色食物。

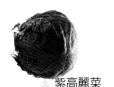
紫高麗菜

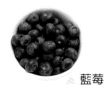
藍莓

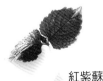
紅紫蘇

茄子

紅紫蘇含紫蘇醛、前花青素、維生素 C 及 E。紫蘇醛具強力除臭、殺菌、抗癌作用；前花青素則有強大抗氧化作用，可預防癌症。另外，紫蘇油含豐富的 α-次亞麻酸，可預防癌症。

藍莓含前花青素、維生素 C 及 E。前花青素可避免自由基對微血管的傷害，還可促進視網膜的再生，以及保護基因和細胞。

紫高麗菜含前花青素、異硫氰酸鹽及吲哚。異硫氰酸鹽能活化解毒酵素，防止癌症發生，其含量是普通高麗菜的 4 倍，建議紫高麗菜以生食較佳。

茄子含茄子素、前花青素及生物鹼。茄子皮內所含茄子素，具有最強抑癌功效，表皮所含的生物鹼，經實驗證明，能夠控制癌細胞的增殖。

紅葡萄酒含有多酚類化合物（兒茶素、大蒜素、黃酮類化合物等，共 10 種以上化合物），多酚類可相互結合，發揮強效的抗氧化作用，預防癌症和慢性病。

通常味道愈濃烈和澀味愈重的葡萄酒，多酚含量就愈多；但是放在橡木桶內 10 年以上的葡萄酒，抗氧化效果則會較減少。

⬛ 黑色食物

〉〉〉 昆布（海帶）、黑芝麻、黑豆等，屬於黑色食物。

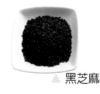 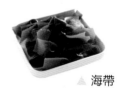

▲ 黑芝麻　　　　　　▲ 黑豆　　　　　　▲ 海帶

昆布（海帶）含胡蘿蔔素、海藻酸及 U 黏溶性多醣聚合體。U 黏溶性多醣聚合體，可促使細胞分解酵素，破壞癌細胞，使其衰竭死亡。

黑芝麻含前花青素、芝麻素、芝麻木質素及維生素 E。芝麻木質素含強大抗氧化作用，可防癌、抗癌，並能提昇肝臟功能，預防肝癌。

黑豆含黑色素、花青素、黃豆異黃酮及維生素 E。黑色素是其特色，具有抗氧化和降低血糖的作用，許多野生種的植物，顏色愈深，則抗氧化作用就愈強。

32種輔助化療飲食的中藥材

由於西醫化療藥物在殺害細胞時，也傷害到正常細胞，其嚴重的毒物反應及損傷，使病友免疫力降低，無法繼續接受治療也影響療效。

因此在治療的前、中、後期，若能選用適合體質屬性以及藥性溫和的中藥材，搭配自然食物做成藥膳，不僅可以協助改善體質、增強腸胃功能、提高免疫力，又可防止癌症的轉移，同時提高治癒率，進而改善生活品質、延長生命。

中草藥在化療飲食中的輔助作用

各種食材含有不同的營養成分，中草藥即是這些營養成分的精華，具有獨特的治癒力。不過，中草藥的特徵是「作用緩和，溫和改善體質」，所以需要一段時間才能看出效果。

每一種中藥材都含有多種活性成分，每一個中草藥組方均為複方，在複方內存在著上百個化學成分。複方免疫抗癌中草藥內，具有殺死癌細胞，以及刺激免疫力的作用，則其抗癌、抑癌功能更有加乘效果。

中草藥具有以下的輔助作用：

1 幫助體力恢復、防止病灶轉移，可喝四君子湯。

2 減輕化療副作用，噁心、嘔吐時，可飲用紫蘇茶、舒咽茶。

3 提高人體免疫力和抗癌力，可飲用白朮抗癌茶。

4 提高生活品質，同時延長壽命。

5 改善腸胃機能、增進食慾，可食用四神糙米粥。腸道是人體最大的免疫器官，全身有 30% 免疫細胞集中在腸道，可集中排除食物，或是異物所產生的毒素，食物在腸道消化吸收後進入血液，運送至全身滋養組織細胞，提昇免疫力。

針對化療反應，所選用的中藥材及主要作用，可分為五類：

補養氣血

黃耆、西洋蔘、
當歸、黨蔘、紅棗，
適用於氣血虧虛。

健脾和胃

陳皮、白朮、黨蔘、
茯苓、薏仁、生薑，
適用於消化不良的症狀。

滋補肝腎

白木耳、生地、枸杞、
紅棗，適用於全身疲乏，
白血球減少的現象。

清熱解毒

金銀花、菊花、板藍根、蒲公英、
甘草，適用於出現炎症反應。

提昇血球數量（使免疫力提昇）

枸杞、當歸、西洋蔘、黃耆、黨蔘、
五味子、紅棗、白朮。

黃耆

>>> 所含蔗糖、胺基酸及黏液質成分，能增加血清白蛋白含量，同時能興奮中樞系統，改善循環，促進細胞活力，使細胞代謝生長作用增強。另外，所含胺基酸分子中還具有硒成分，是治癌的有效成分，能增強白血球的吞噬功能，以及增強免疫力，降低化療的副作用。

- **性　　味**：味甘、性微溫。
- **食用部分**：豆科植物，黃耆的根。
- **一般功效**：能補氣止汗、生津止渴、強心補脾及增強免疫力，並可抑制病毒，保護肝臟。

黨蔘

>>> 能增加吞噬細胞的吞噬功能，同時提高淋巴細胞的免疫功能。

- **性　　味**：味甘、性平。
- **食用部分**：桔梗科植物，黨蔘的根。
- **一般功效**：能補氣益血、生津、補肺氣、健胃、治脾虛、氣弱及倦怠無力。

白朮

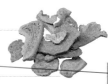

>>> 可提昇白血球數目，促進細胞免疫力，還可直接殺死癌細胞，增加免疫系統的吞噬作用。

- **性　　味**：味甘苦、性溫。
- **食用部分**：菊科植物，白朮的根莖。
- **一般功效**：除了能健脾益氣，還能抗老化和抗氧化。

甘草

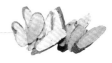

>>> 所含甘草甜素可提昇白血球數量；還有甘草多醣誘導產生gama干擾素，則有調節免疫力的作用。

- **性　　味**：味甘、性平。
- **食用部分**：豆科植物，甘草的根和莖。
- **一般功效**：能補氣潤肺、清熱解毒及緩解疼痛。

西洋蔘（粉光蔘）

>>> 所含人蔘皂苷，可增進自然殺手細胞（免疫系統當中，抵禦外來菌侵入的淋巴球，屬於白血球的一種）的活性，並增強人體對有害刺激的防禦能力。

- **性　　味**：味甘苦、性涼。
- **食用部分**：五加科植物，西洋蔘的根。
- **一般功效**：能清虛火，同時養胃生津。

麥門冬

>>> 能抑制癌細胞增殖，促進抗體生成，延長免疫功能。

- **性　　味**：味甘、性寒。
- **食用部分**：百合科植物，麥門冬的塊根。
- **一般功效**：能滋陰、生津潤肺及止咳利咽。

五味子

>>> 具抗病毒功效，可抑制黃麴毒素誘發肝病。

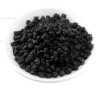

- **性　　味**：味酸、性溫。
- **食用部分**：木蘭科植物，五味子的果實。
- **一般功效**：能斂氣、斂汗、益氣生津，還可止瀉；有保肝作用，並能興奮中樞神經系統，改善智力活動，提昇注意力和體力。

何首烏

>>> 能增強免疫系統的吞噬作用，增強細胞免疫功能，同時增加抗氧化作用，清除自由基。

- **性　　味**：味甘苦澀、性微溫。
- **食用部分**：蓼科植物，何首烏的塊根。
- **一般功效**：可補肝腎、益精血、烏鬚髮及降血脂，並預防骨質疏鬆。

茯苓

>>> 所含茯苓酸能抗腫瘤活性；茯苓多醣可提高免疫力，具免疫調節作用，可誘生干擾素，對抗病毒，減輕化療的副作用。

- **性　　味**：味甘淡、性平。
- **食用部分**：多孔菌科植物，茯苓的乾燥菌核。
- **一般功效**：能健脾利溼、補腎安神，還能調節中樞神經，具有鎮靜和利尿的作用。

芡實

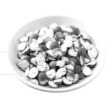

>>> 能增進腸胃功能，提昇免疫力。

- **性　　味**：味甘、性性平。
- **食用部分**：睡蓮科植物，芡實的成熟種仁。
- **一般功效**：能健脾、止瀉、固腎、祛溼。

蓮子

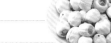

>>> 可提高抗氧化酶（SOD）的作用，防止自由基的產生。

- **性　　味**：味甘澀、性平。
- **食用部分**：睡蓮科植物，蓮的種子。
- **一般功效**：能補脾胃、益心智（安神）及止瀉痢。

山藥

>>> 能促使白血球內 T 淋巴球細胞增殖，增強免疫力，延緩細胞衰
老；所含的多種礦物質，則具滋補作用，可作為癌後病友的滋補佳品。

- **性　　味**：味甘、性平。
- **食用部分**：薯蕷科植物，薯蕷的塊根。
- **一般功效**：具有調理脾胃、補腎益肺的療效，是滋補、斂汗、助消
化及止瀉的食療藥。

薏仁

>>> 能增強人體抗病力，提高血球吞噬能力，有助於疾病的康復。此外薏仁酯
具抗癌作用，對胃癌、腸癌及子宮頸癌是有不錯療效的食物。

- **性　　味**：味甘淡、性涼。
- **食用部分**：禾本科植物，薏仁的種仁。
- **一般功效**：能健脾利溼、解熱鎮痛及舒筋脈。

百合

>>> 含 β-胡蘿蔔素、維生素 B_1、B_2，具抗氧化作用；所含秋水仙鹼，則對癌細
胞的有絲分裂有抑制作用。

- **性　　味**：味微苦、性平。
- **食用部分**：百合科植物，捲丹鱗莖的鱗片葉。
- **一般功效**：有潤肺止咳、清心安神的作用。

白木耳

>>> 能抑制腫瘤生長，提高白血球數目，增強免疫力；所含銀耳多醣則可增強
巨噬細胞吞噬能力，促進抗體形成，增進細胞免疫力。

- **性　　味**：味甘淡、性平。
- **食用部分**：銀耳科植物，真菌銀耳的子實體。
- **一般功效**：有滋陰潤肺、安神補腦、益氣生津、保肝抗疲及降脂、
降血糖的效果。

紅棗

>>> 能提昇白血球數目；所含三萜類化合物，具抗癌活性，能增強免疫功能。

- **性　　味**：味甘、性溫。
- **食用部分**：鼠李科植物，棗的成熟果實。
- **一般功效**：具有補中益氣、補脾養血、調和營養及解毒保肝的功效。

枸杞

>>> 能增強吞噬系統的吞噬功能，及活化巨噬細胞的活性，提昇免
疫球蛋白的數量；所含枸杞多醣可調節內分泌免疫網絡平衡作
用；還含有豐富的有機鍺，具抗氧化功能，對腫瘤生長有抑制作用。

- **性　　味**：味甘、性平。
- **食用部分**：茄科植物，寧夏枸杞的成熟果實。
- **一般功效**：能養肝腎、強壯筋骨、益精明目、寧神益智、潤肺止渴
及烏黑頭髮。

白芍

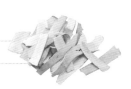

>>> 可幫助血球的再生功能，提昇免疫力。

- **性　　味**：味苦酸、性微寒。
- **食用部分**：毛茛科植物，芍藥的根。
- **一般功效**：有養血保肝、緩急止痛作用，對胃腸有解痙作用。

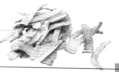

桔梗

>>> 能增強巨噬細胞的吞噬作用，還可增強溶菌酶的活性，以及白血球的殺菌能力。

- **性　　味**：味苦辛、性平。
- **食用部分**：桔梗科植物，桔梗的根。
- **一般功效**：能化痰、利咽及排膿（咽喉消腫）。

胖大海

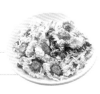

>>> 能增加腸蠕動，促進排毒，減緩化療後咽喉的不適。

- **性　　味**：味甘、性涼。
- **食用部分**：梧桐科植物，胖大海的成熟種子。
- **一般功效**：有清熱、潤肺、利咽、解毒及通便的療效。

薄荷

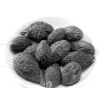

>>> 可減緩化療後口腔黏膜發炎的不適和疼痛，具抗病毒和抗氧化作用，並能保護上皮細胞免受傷害，預防上呼吸道感染。

- **性　　味**：味辛、性涼。
- **食用部分**：唇形植物，薄荷的全草或葉片。
- **一般功效**：能解毒疏風、散熱發汗，有利咽喉和消炎鎮痛。

菊花

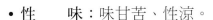

>>> 所含黃酮類成分，有抗發炎病毒和抗氧化的功能。

- **性　　味**：味甘苦、性涼。
- **食用部分**：菊科植物，菊花的乾燥頭狀花序。
- **一般功效**：有解熱消炎、消腫、殺菌、明目及鎮靜作用。

金銀花

>>> 能促進白血球的吞噬作用。且已有研究發現，可治療乳癌和肝癌。並可改善化療所造成的口乾症，緩解疼痛。

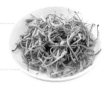

- **性　　味**：味甘、性寒。
- **食用部分**：忍冬科植物，忍冬的花蕾及初開的花。
- **一般功效**：能清熱解毒、消炎利尿及淨血殺菌。

紫蘇葉

>>> 所含紫蘇油中含有Omega-3必需脂肪酸，具有抗癌作用。

- **性　　味**：味辛、性溫。
- **食用部分**：唇形科植物，紫蘇的嫩枝和葉。
- **一般功效**：有發散風寒、抑菌及解熱作用，所含紫蘇醛有鎮靜作用，能治噁心嘔吐。

烏梅（酸梅）

>>> 烏梅會促進口腔黏膜分泌，使腮腺素上升，保持正常代謝，幫助腫瘤病人康復；還可增強身體的免疫功能，增強白血球吞噬作用。

- **性　　味**：味酸澀、性溫。
- **食用部分**：薔薇科植物，喬木梅的果實。
- **一般功效**：能生津、止瀉、止血及斂肺止咳，並有抑制致病菌及皮膚真菌的作用。

玫瑰花

>>> 可幫助緩解焦慮不安的情緒，以及減緩消化不良的症狀。

- **性　　味**：味甘微苦、性溫。
- **食用部分**：薔薇科植物，玫瑰的花。
- **一般功效**：有理氣解鬱，和血散瘀的功效。

茉莉花

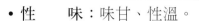

>>> 能清虛火，減緩口腔潰瘍，以及改善食慾不振和腹脹的情形。

- **性　　味**：味甘、性溫。
- **食用部分**：木犀科植物，茉莉的花。
- **一般功效**：能清熱、利溼、解表及益氣。

陳皮

>>> 可改善食慾，增進體力。

- **性　　味**：味苦辛、性溫。
- **食用部分**：芸香科植物，褐橘的果皮。
- **一般功效**：有理氣健脾、燥溼、化痰及止嘔療效。

八角（大茴香）

>>> 具有健胃、祛寒及消除脹氣的功能，可改善化療所造成的食慾不振和消化不良。

- **性　　味**：味辛甘，性溫。
- **食用部分**：木蘭科植物，八角茴香的果實。
- **一般功效**：有溫中散寒、理氣解毒功效，能促進腸胃蠕動，緩解腹部疼痛。

地骨皮

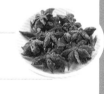

>>> 可退虛火、防暑熱（尤其在夏季炎熱時）。

- **性　　味**：味甘、性寒。
- **食用部分**：茄科植物，枸杞的根皮。
- **一般功效**：有清虛熱、涼血及止血的功效，還能降血壓、抗過敏，以及降血糖、血脂的功用。

石花菜

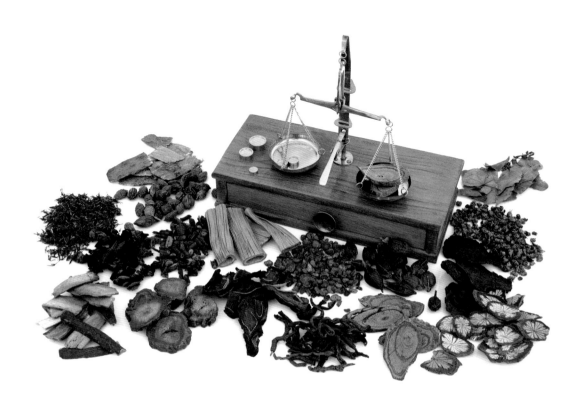

>>> 含豐富纖維素，可促進腸道排毒。

- **性　　味**：味甘、性寒
- **食用部分**：藻科植物的全草。
- **一般功效**：能促進新陳代謝，調整體質，幫助腸胃消化，並增進食慾。

杏仁粉

>>> 所含苦杏仁苷（維生素B_{17}），有抗癌作用，可改善癌細胞的代謝過程，強化白血球吞噬功能，並破壞癌細胞，但不會傷害到正常細胞。此外杏仁乾燥粉末，能100%抑制強致癌性真菌（黃麴毒素）的生長，其有效成分為苯甲醛，常吃杏仁對人體有抗癌、防癌的好處。

- **性　　味**：味甘、性平
- **食用部分**：薔薇科植物，杏的種子。
- **一般功效**：有止咳、平喘，潤腸通便的功效。

15種輔助化療飲食的調味品

化療病友在治療期由於副作用的影響，會出現食慾不振、口乾、味覺改變或消失，以及造成食之無味和提不起食慾等現象。因此，藉由在食物中添加特殊調味品和不同口味的醬汁，不僅能改變味道，增加食物的美味，更能配合病友的需求，以達到增進營養攝取、促進身體復原的效果。

尤其是化療後，許多食物的禁忌和烹調方法的改變，與一般傳統中菜烹調法不同；特別是烹調出的食物，味道較清淡，有些病友無法接受，因而影響進食慾望，此時適當添加不同的調味品，正可改變此情況。

在本書食譜內，強調低油、低鹽、低糖的自然烹調法，也運用調味料來做涼拌菜、果凍、甜點，像是石花凍、杏仁凍、百香木瓜、銀耳蓮子湯等，以改善食物的形態，增加美味，同時增進病友的食慾。而藉由調味品和醬汁的調配，可增加特殊營養素成分的攝取，以及補充營養素不足，例如三寶粉、全麥酥、牛蒡香鬆、玫瑰鹽，可提供多量的纖維素、維生素 B群、E、礦物質鈣和鐵的吸收。

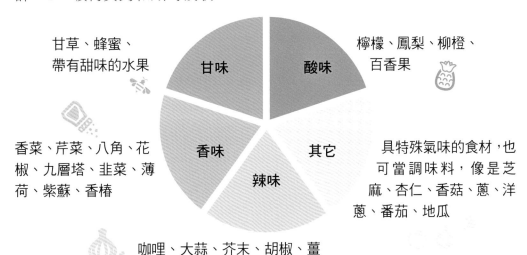

甘味：甘草、蜂蜜、帶有甜味的水果

酸味：檸檬、鳳梨、柳橙、百香果

香味：香菜、芹菜、八角、花椒、九層塔、韭菜、薄荷、紫蘇、香椿

辣味：咖哩、大蒜、芥末、胡椒、薑

其它：具特殊氣味的食材，也可當調味料，像是芝麻、杏仁、香菇、蔥、洋蔥、番茄、地瓜

當然，一般的天然調味料也可以自己動手製作，像是運用各種天然食材，所調製出變化多端的梅汁味噌醬汁、香椿醬汁、醬醋汁、檸檬醬汁等。此外依據所選用的材料不同，可以將味道區分為酸味、甘味、香味、

辣味及其他，這些不同食材，不僅能使烹調出的食物更具有色、香、味，還能幫助增加病友的食慾。

以下將逐一介紹 15 種調味品和 6 種自製的醬汁，這些調味品在一般生機飲食店都可選購到，其成分大部分為自然食物；最自然的食材，即是最好的食物，也能為身體帶來最大的好處！

玫瑰鹽（安地斯礦鹽）

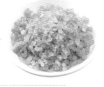

>>> 玫瑰色澤為含鐵離子高所致，能補充造血功能；水溶性鈣離子好消化吸收，可預防骨質疏鬆症；還能放鬆身體，消除疲勞。

- **成分**：原產於南美洲玻利維亞境內的安地斯山（海拔 4000 公尺），是天然玫瑰鹽礦，礦物質含量豐富，未受過任何污染，是極自然珍貴的鹽，保留天然礦質成分。內含高鈣、高鐵及多種微量元素所組成的水溶性礦物鹽。
- **用途**：可作為一般調味料使用，還能用來沐浴、泡澡或泡溫泉，有美容效果。

紅冰糖

>>> 可增加甜味，補充熱量，恢復體力。性溫和，與中藥食材合用，可增添療效。

- **成分**：由粗蔗糖製造，含鈣、鉀及鐵等礦物質，未經漂白和脫色，能保持完整營養成分。
- **用途**：可作為甜湯料理，或是醃製醋酒、泡菜用。

葛根粉

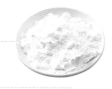

>>> 有解饑、退熱、生津及止瀉的功效，化療期間食用，可幫助降虛火，減低口腔潰瘍的不舒適感。

- **成分**：有機葛根所分離出的澱粉，外觀看起來像太白粉。
- **用途**：除了可調味外，還可作為湯類勾芡使用，或做成湯圓、糕點，也可以直接沖泡成黏稠的濃湯來喝。化療期使用，亦可補充熱量。

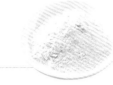

調味酵母粉

>>> 可刺激食慾,增加體力,緩解緊張以及消除疲勞。

- **成分**:純酵母抽出物,外觀呈粉末狀,含豐富維生素 B 群。
- **用途**:取代味精能使菜餚味道更鮮美,素食者若常用醬油、味噌等調味品,建議可加上酵母粉,使菜餚的味道更提味、增味,也可以作為火鍋湯底。

啤酒酵母粉（藻片）

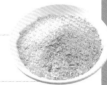

>>> 是優良的營養補充品,可促進消化,恢復體力,改善便祕,以及增進腦力(記憶力),並可強化免疫系統。

- **成分**:釀造啤酒時所產生的副產品,而非啤酒殘渣;過濾後沉積於底層,吸收養分,是麥汁最營養的部分。屬於天然綜合維生素,含豐富維生素 B 群、纖維質、微量元素硒、鉀及磷,且 50% 以上是蛋白質,含完整胺基酸群,是優質蛋白質來源,亦稱為「素食者的雞精」。
- **用途**:可添加於牛奶、優酪乳、玉米湯、味噌湯中,或是用來醃製泡菜,加入精力湯內也不錯。

三寶粉

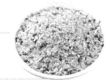

>>> 可促進新陳代謝,清血、保肝及排毒,還能增進食慾,補充營養,也是抗氧化、抗癌的好幫手。

- **成分**:包含(熟)小麥胚芽、啤酒酵母、大豆卵磷脂、黑芝麻、白芝麻、海藻粉等成分,含豐富維生素 B 群、維生素 E、胺基酸、葉酸、核酸、膽鹼、植物蛋白質。
- **用途**:可加入果汁、牛奶、豆漿中當調味料,或是加入生菜沙拉、涼拌菜中,和米飯、飯糰、壽司搭配也可以。

小麥麩（全麥酥）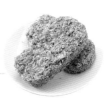

>>> 可促進腸蠕動，預防便祕，幫助腸道排毒，長期食用可調節生理機能，增強體力，補充營養（麥麩纖維可與體內雌激素結合排出體外，許多醫學研究發現麥麩可預防乳癌、結腸癌的罹患率）。

- **成分**：含豐富的非可溶性纖維、鐵、維生素 B_1、B_2 及葉酸成分，是高纖維、高鐵質、無膽固醇及低熱量的食品。
- **用途**：可添加於牛奶、飲料、果汁中增加口味，或是作為涼拌生菜、優酪乳、果醬、巧克力醬的添加料。

牛蒡香鬆

>>> 可提供蛋白質和纖維質的攝取，補充體力和促進身體排毒。

- **成分**：含牛蒡、非基因大豆蛋白、纖維、芝麻、鹽、橄欖油及葡萄籽油。
- **用途**：可添加在米飯或粥當中，增添口味，或加入蔬菜、三明治或是壽司內。

吉利丁（膠凍粉）

>>> 麒麟菜（又名珊瑚草）是屬於鹼性食品，所含纖維素可促進腸道排毒，且纖維素不易消化，可增加腸胃飽足感。

- **成分**：紅藻萃取物，由無污染麒麟菜萃取，含植物性天然海藻膠質，富含水溶性膳食纖維，不含防腐劑和人工色素。
- **用途**：可直接沖泡熱水製成各種質地滑嫩的果凍、肉凍，藉由其來改變食物型態，有利於化療病人吞嚥方便。

香椿醬（香椿嫩芽）

>>> 其抗氧化作用強，能增強免疫力，可作為防癌保健食品，有健脾、消炎、解毒功效，可治食慾不振、腸炎、瀉痢等病症，還能祛風、散寒及有止痛功效。

- **成分**：為香椿的嫩葉，味苦性平，富含維生素 C、胡蘿蔔素、葉綠素及鈣質，具強力抗氧化作用。
- **用途**：香椿醬汁需冷凍保存，其具獨特味道，鮮香甘美，可作為炒飯醬或是拌麵的調味料，也可用於涼拌菜當中。

有機番茄醬

>>> 番茄醬由成熟番茄加工而成，茄紅素含量豐富，且耐熱、耐煮，不會喪失營養成分。另外，它所含維生素C、膳食纖維、果膠及檸檬酸，可消除疲勞，解除腸胃不適的症狀，調整身體狀況，茄紅素與維生素C和檸檬酸共同作用，還可相輔相乘，抗氧化力的功效加倍，能有效預防癌症、成人病及老化。

- **成分**：含番茄泥（70%）、蔗糖、有機醋酸及玉米糖漿。
- **用途**：可作為調味料，像是蔬菜淋汁、肉類、海鮮、麵食的調味品，或添加於果汁飲料中，或當成塗抹麵包、餅乾的果醬也不錯。

有機蘋果醋

>>> 所含蘋果酸和檸檬酸，可消除疲勞；多酚類化合物，則可抗氧化和抗癌，增進食慾，補充營養，改善體質（因為鉀含量高）。

- **成分**：新鮮蘋果汁，天然發酵 12 個月所釀造的，含高量鉀元素，是鹼性食品，另含蘋果酸、檸檬酸及多酚類化合物。
- **用途**：可加水 8 ～ 10 倍稀釋後，當飲料飲用；或是作為醬汁、調味料、泡菜汁及涼拌菜的調味料。

有機梅子漿

>>> 可調整體質，促進新陳代謝，養顏美容；由於酸梅具解毒防腐作用，還能預防食物中毒。此外，檸檬酸還可增進食慾、整腸、消除疲勞。最重要的是，用梅子漿做菜，可增進化療病人的食慾，補充營養，幫助恢復體力。

- 成分：由天然梅子和濃縮甘蔗汁所組成，味酸甜，含檸檬酸、維生素 B 群，以及豐富的鐵質及鈣、錳、鋅微量元素。
- 用途：加 6 ～ 10 倍溫開水沖泡當飲料；或是當佐料、醬料，做成糖醋醬、沙拉醬、烤肉醬、燙青菜的沾料，及涼拌生菜的醬料。

梅子醋

>>> 能調整體質，增進新陳代謝；改善食慾，增進體力。

- 成分：含梅子漿、濃縮甘蔗汁及釀造醋成分，還含有醋酸、蘋果酸、檸檬酸以及枸櫞酸；與梅子漿相比，味道較酸。
- 用途：加 5 ～ 6 倍水稀釋後可當飲料或當佐料、沾料、醬料及醃泡菜的汁，亦能去除魚類和肉類的腥味。（梅子醋口味較酸，較適合醃漬用，不常用在沙拉醬上。）

梅子味噌

>>> 可增進食慾，尤其是化療後味覺改變，此醬汁味較濃且帶酸味，更幫助開胃。此外，梅肉和味噌都含有抗癌成分，例如維生素 C 和大量異黃酮，多吃可增強免疫力。

- 成分：大豆米、梅子肉、濃縮蔗汁及梅子醋。
- 用途：可作煎、煮、炒、醃、涼拌調味，尤其拌麵、拌菜更好吃。

6種輔助化療飲食的醬汁

醬醋汁

>>> 120c.c. 酸鹹味

材料 蔥1根、蒜頭3～4粒、醬油4大匙、黑醋1大匙、冰糖1大匙（粉狀）、芝麻香油1/2小匙、黑胡椒粉1/2小匙

作法 1.蔥和蒜頭洗淨；蒜頭拍碎切碎末，蔥切細末備用。
2.將醬油和黑醋混合均勻，加入蒜末、蔥末攪拌，再加入冰糖粉溶解。
3.最後放入芝麻香油和黑胡椒粉，拌勻後即可食用。

用途 可用來蘸食或淋在燙好的青菜上；尤其是吃肉類、海鮮時，蘸一下醬醋汁，味道更佳。

🍴 烹調健康滿點

▶ 醬油與黑醋比例為4：1；但若怕味道太鹹，可加些開水稀釋。

▶ 蒜頭、蔥及芝麻香油，都是有利於抗癌的食物。不過，蒜頭要拍碎，其所含抗癌物（蒜素）才能充分釋出。

▶ 芝麻香油所含油脂為亞麻酸（不飽和脂肪酸）；還含有強大抗氧化作用的木質素，可預防癌症。

番茄醬汁

>>> 90c.c. 酸甜味

材料 有機番茄醬4大匙、醬油1/2小匙或鹽少許、檸檬汁1小匙、蜂蜜1大匙、蒜頭1～2粒

作法 蒜頭洗好、切碎末；將所有材料混合，攪拌均勻即可。

用途 可用來蘸食或拌麵，拌麵時若濃度太稠，可加些開水稀釋。

🍴 烹調健康滿點

▶ 可多做些裝進容器內，放入冰箱冷藏，要吃時再取出，非常方便。

▶ 番茄醬含多量的茄紅素，檸檬則含大量維生素C，兩者都具有良好的抗癌作用。

▶ 化療病友味覺可能較不敏感，可吃些帶酸味的食物，增加口感和刺激食慾。

紅醋醬汁

>>> 50c.c. 酸甜味

材料 陳年葡萄紅醋2大匙、冷壓橄欖油2小匙、糖粉1/2小匙、醬油1/2小匙

作法 將所有材料混合，攪拌均勻即可。

用途
- 可當生菜沙拉的醬汁，尤其是搭配略帶苦味的美心萵苣、菊苣、花椰菜芽，更加可口。
- 可當涼麵醬汁，像是蕎麥麵條搭配肉片、蝦子、花枝片，再加上花椰菜、紅蘿蔔絲，最後淋上紅醋醬汁，就成為一道可口的涼麵。

> **烹調健康滿點**
>
> ▶ 葡萄紅醋與橄欖油的比例為 3～4：1；此醬汁不要放置太久才食用，以免紅醋失去香味。
>
> ▶ 此醬汁是最佳的抗癌醬汁！葡萄紅醋含多種多酚類，具抗氧化作用，可抑制癌症；橄欖油則有豐富維生素E、β-胡蘿蔔素及黃酮類抗氧化成分，可防止癌症，其所含的油酸不易為大腸吸收，可促進排便，預防結腸癌。化療及恢復期多食用，可減少熱烹調造成營養素的破壞。

香椿醬汁

>>> 90c.c. 香鹹味

材料 香椿嫩芽醬1～2大匙、醬油4大匙、蒜末1小匙、糖粉1小匙、胡椒粉1/2小匙

作法 將所有材料混合，攪拌均勻即可。

用途 可用來拌麵、拌菜、拌豆腐。如水煮蔬菜放涼後，淋上香椿醬汁；細麵線拌入香椿醬汁，口味都極佳；也可以用來炒飯或是炒蛋，更添香味。

> **烹調健康滿點**
>
> ▶ 做好的醬汁，可裝進容器內，放入冰箱冷藏，要吃時再取出。
>
> ▶ 香椿味辛，具清熱解毒作用，且可健胃消脹氣。其所含蛋白質含量在蔬菜中最多，鈣質含量也很高；還含有維生素C、β-胡蘿蔔素、鐵質、維生素B群，都是蔬菜中的佼佼者。因為其抗氧化、抗癌作用，可說名列前茅，化療期病人不妨多加利用此醬汁，變化菜餚，提昇食慾。

●● 味噌醬汁

>>> 120c.c.　酸鹹味

 材料 細味噌1大匙、 梅子漿3大匙、 香菜末1大匙、 蜂蜜1/2大匙、 冷開水1～2大匙

作法 將細味噌和梅子漿混合拌勻，再加入蜂蜜、冷開水調勻，最後加入香菜末即可（也可不加）。

用途 可用來蘸菜、蘸肉，或是作為涼麵醬汁；也可以用來浸泡肉片、魚片，醃入味後加以煎、煮、微波或是烤。

> 🍴 烹調健康滿點
>
> ▶ 味噌是大豆發酵食品，經過發酵產生維生素 B 群（包含卵磷脂、維生素 B_1 成分），所含的活微生物可調整身體狀況；味噌的皂素亦含有強大抗氧化作用，多食用味噌，可攝取到維生素、礦物質、膳食纖維，幫助遠離癌症。
>
> ▶ 梅子漿主要成分為酸梅，可增進食慾、整腸、消除疲勞，化療期多食用味噌醬汁，可開胃、助消化，幫助抗癌。

●● 芝麻花生醬汁

>>> 180c.c.　酸鹹味

 材料 白芝麻醬2大匙、花生醬或杏仁醬2大匙、醬油1大匙、糖粉1大匙、黑醋1大匙、芝麻香油1小匙、冷開水3大匙、蒜泥1大匙

作法 把所有材料（除蒜泥外）先混合，攪拌均勻後，加入冷開水，最後加入蒜泥調勻即可。

用途 除了可做涼麵醬汁使用， 也可以用來拌菜， 特別是拌芽菜類， 風味最佳。

> 🍴 烹調健康滿點
>
> ▶ 白芝麻醬與花生醬比例為 1：1。
>
> ▶ 可多做一些，裝進容器內，放入冰箱冷藏（可冷藏 5～6 天），要吃時再取出。
>
> ▶ 芝麻、花生或杏仁醬含有大量油脂（Omega-3）及抗氧化物，可增加熱量的攝取。化療期病友無食慾，可用此醬汁來開胃，又具防癌效果。

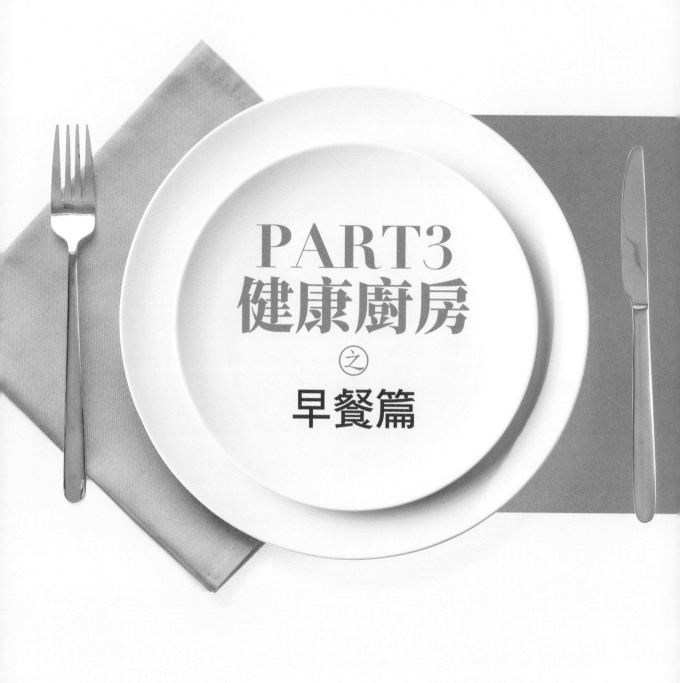

PART3
健康廚房
之
早餐篇

病友在三餐飲食的熱量分配上，早餐應占總熱量的30%，例如以每日2000大卡的熱量計算，早餐約需食用600大卡。

　　每天主食可以雜糧為主，多吃燕麥、麥麩。蔬菜方面可多選擇深綠色、紅色、黃色蔬菜為優先。而每天也至少吃一次豆類製品；蛋每週3～4粒；魚類每週3～4次；瘦肉每週3～4次。

【 化療期間食譜示範 】

第1套：糙米四神粥‧水果香豆奶‧焗烤杏鮑菇

第2套：柴魚豆腐‧香菇山藥粥‧醋溜雙色

第3套：水果泥‧綠豆小米粥‧番茄蛋包

第4套：綜合沙拉‧燕麥牛奶‧鮪魚三明治

第5套：五穀奶漿‧海苔蛋‧全麥捲

第6套：胚芽豆漿‧優格蔬果‧全麥饅頭

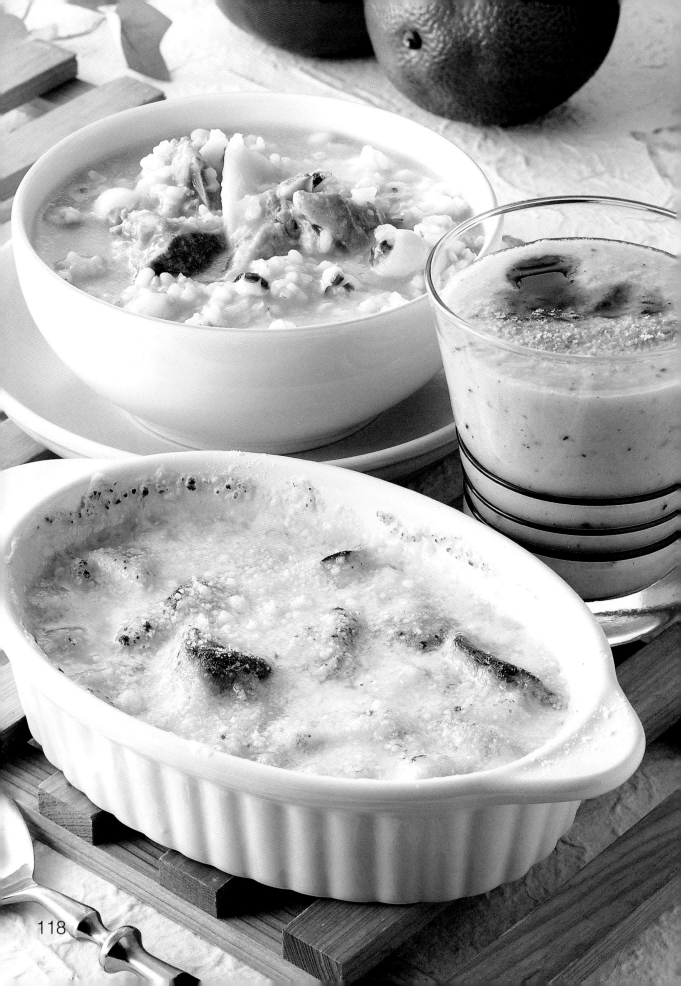

糬米四神粥

〉〉〉 健脾補氣，增進食慾，提昇體力

材料 龍骨150公克、糬米1/2量米杯（約50公克）、芡實10公克、薏仁10公克、淮山10公克、茯苓10公克、蓮子20公克、鹽1小匙

作法
1. 龍骨汆燙後洗淨；其餘材料也洗淨備用。
2. 將所有材料放入電鍋內，內鍋加4杯水，外鍋加1.5杯水。
3. 煮至開關跳起，加鹽調味，續燜20分鐘，即可食用。

水果香豆奶

〉〉〉 改善口腔不適，增進食慾，幫助消化

材料 蘋果1/4個（約50公克）、奇異果1/2個（約50公克）、香蕉1/2根（約50公克）、豆漿100c.c.、梅子漿1大匙、啤酒酵母粉1大匙

作法
1. 所有水果洗淨去皮，切小塊，放入果汁機內，加入豆漿和梅子漿，打成略帶顆粒狀的果泥。
2. 倒入杯中後，加進啤酒酵母粉拌勻，即可飲用。

焗烤杏鮑菇

〉〉〉 整腸健胃，增強體力

材料 馬鈴薯50公克、杏鮑菇1個（約100公克）、乳酪絲30公克

作法
1. 馬鈴薯洗淨切薄片，平鋪烤盤內；杏鮑菇洗淨切塊狀，放在馬鈴薯上面。
2. 把乳酪絲均勻撒上，烤箱預熱200℃後，烤約10～15分鐘，即可取出食用。

食材營養滿點

▷ 糬米含維生素B群及纖維質，可排除腸內毒素，增加腸內益菌，幫助抗癌。

▷ 四神為芡實、薏仁、淮山、茯苓及蓮子，有補脾胃、養氣血的功效，體弱者常吃，可助恢復體力。

▷ 蘋果含果膠，可排除腸內毒素及增加有益乳酸菌的含量，調整腸胃機能。

▷ 奇異果含維生素C、纖維質、鉀及血清促進素；維生素C是強力抗氧化劑，可預防癌症，血清促進素則能穩定心情，並改善情緒低潮。

▷ 香蕉含糖分，還有蛋白質、脂肪、鈣、磷、鐵等，鉀含量更是所有水果中最高的。但香蕉性寒，脾胃虛弱或經常胃痛的人不宜多吃。

▷ 杏鮑菇含寡糖，能促進腸蠕動，幫助消化，增加腸道益菌，預防腸癌，並減少膽固醇的吸收。

▷ 乳酪絲含維生素A和B₂，對腸道黏膜的保護和促進再生，很有幫助。

烹調健康滿點

▶ 龍骨為豬的脊椎骨，較無油脂，適合熬粥底。

▶ 無法進食固體食物的人，可煮至米粒溶解，飲用粥汁補充體力。

▶ 香蕉要選外皮帶黑點，已經熟成的，其營養素更完整。也可以木瓜代替。

▶ 化療後腸胃道不舒服，有便祕現象的人，可多吃些菇類，以增加腸蠕動，改善腸道環境。

營養分析（一人份量）

	熱量（大卡）	蛋白質（公克）	脂質（公克）	醣類（公克）
糬米四神粥	320	11	2.3	63.5
水果香豆奶	175	4.7	1.6	35.5
焗烤杏鮑菇	157	8.9	7	14.8

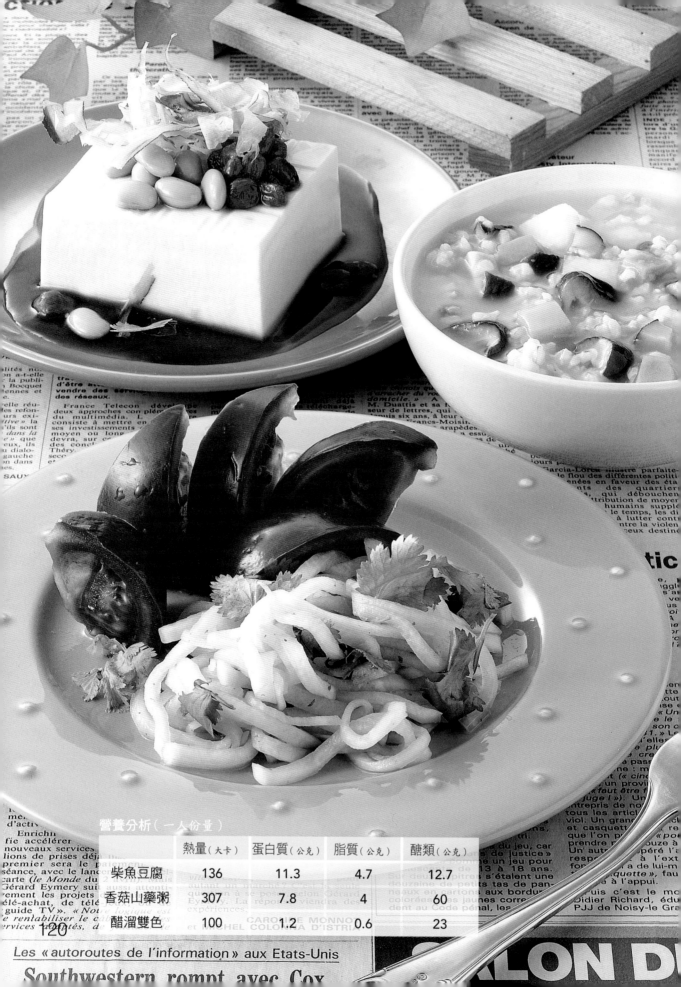

營養分析（一人份量）

	熱量（大卡）	蛋白質（公克）	脂質（公克）	醣類（公克）
柴魚豆腐	136	11.3	4.7	12.7
香菇山藥粥	307	7.8	4	60
醋溜雙色	100	1.2	0.6	23

柴魚豆腐

>>> 促進食慾，恢復體力，增加抗癌力

材料 毛豆20公克、枸杞10公克、盒裝豆腐1/2塊（約150公克）、柴魚片1小包（約10公克）

調味料 醬油膏1大匙

作法 1.毛豆洗淨；枸杞汆燙備用。

2.將毛豆和豆腐放進盤子內，以中火蒸5～10分鐘後，倒出盤中水分。

3.將柴魚片和枸杞撒在豆腐上面，淋上醬油膏即可。

香菇山藥粥

>>> 健脾補胃，增強體力，提昇免疫力

材料 胚芽米1/2量米杯（約60公克）、乾香菇1～2朵（約30公克）、山藥100公克、胡蘿蔔20公克

調味料 鹽1小匙

作法 1.所有食材洗淨；胚芽米泡水2小時；香菇浸水泡軟備用。

2.胡蘿蔔去皮、香菇各切丁狀；山藥去皮切方塊狀。

3.所有材料放入電鍋內，內鍋加5杯水，外鍋加1.5杯水。

4.煮至開關跳起，加鹽調味，續燜20分鐘，即可食用。

醋溜雙色

>>> 清涼退火，增進食慾

材料 白蘿蔔1小條（約100公克）、香菜3～4根、大番茄1個（約150公克）

調味料 鹽1小匙、蘋果醋1大匙、梅子漿1大匙

作法 1.白蘿蔔洗淨去皮切細絲，用鹽抓拌醃約1小時，軟化後洗去鹽分。

2.將蘋果醋和梅子漿加入白蘿蔔絲中拌勻，醃約30分鐘。

3.大番茄洗淨對切成六塊；香菜洗好略切。

4.將白蘿蔔絲和番茄裝盤，撒上香菜末，即可食用。

🍱 食材營養滿點

▶ 毛豆含維生素A、C及蛋白質，可幫助肝臟排毒。

▶ 豆腐含必需胺基酸、蛋白質及寡糖；寡糖可促進腸道蠕動和消化吸收，還能增進食慾；豆腐還含大豆異黃酮，具有抗雌激素及抗氧化作用，能抑制癌細胞生長。

▶ 胚芽米含維生素B_1和E：B_1可消除疲勞，E則有很強的抗氧化性。

▶ 山藥的黏液中含醣蛋白質，具有消化酵素，幫助消化，滋補身體，適合病後改善體質，恢復體力。

▶ 白蘿蔔含醣化酵素，能分解食物中的致癌物亞硝胺，含有木質素，可提高巨噬細胞的活力，有助防癌。

▶ 番茄含茄紅素，可抑制癌細胞生長；所含葉酸、維生素C、E皆有抗氧化作用，能保護細胞。

▶ 香菜含維生素C、β-胡蘿蔔素及香豆素。香豆素能刺激排毒酵素分泌，抑制癌細胞的形成。香菜還含有類黃酮，是絕佳的抗氧化劑，可幫助防癌。

🍴 烹調健康滿點

▶ 夏天吃毛豆，可幫助改善食慾不振，提昇體力。

▶ 每天吃100公克豆腐，具有抗癌功效。

▶ 胚芽米比米或糙米容易消化，適合化療後體弱者食用。

▶ 已削皮的山藥，要立即烹煮，以免氧化變黑色。

▶ 番茄選擇愈紅愈透的，茄紅素含量最多。

▶ 化療後抵抗力較弱，香菜可先用開水燙過再食用。

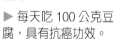

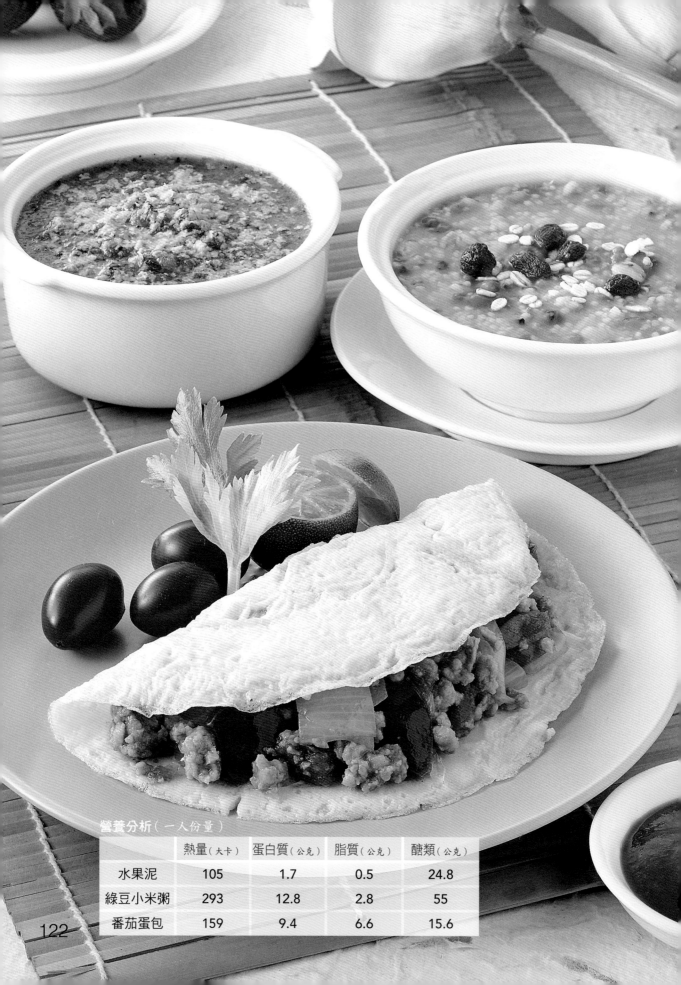

營養分析（一人份量）

	熱量（大卡）	蛋白質（公克）	脂質（公克）	醣類（公克）
水果泥	105	1.7	0.5	24.8
綠豆小米粥	293	12.8	2.8	55
番茄蛋包	159	9.4	6.6	15.6

早餐 第3套

水果泥

》》》 整腸健胃，增進食慾，提昇免疫力

材料 鳳梨1/8片（約100公克）、 蘋果1/4個（約50公克）、 柳橙1個（約50公克）、 藍莓果乾10公克、蔓越莓果乾10公克、啤酒酵母粉1大匙

作法 1.鳳梨、蘋果切塊；柳橙榨汁。
2.把除了啤酒酵母粉外的材料，放入果汁機內打成泥狀。
3.倒入碗內後，撒上啤酒酵母粉拌勻，即可食用。

綠豆小米粥

》》》 清熱解毒，健脾開胃，補虛體，安眠

材料 綠豆15公克、小米20公克、麥片20公克、枸杞10公克、鹽1小匙

作法 1.綠豆洗淨，泡水3小時；小米、枸杞和麥片洗淨備用。
2.將綠豆、 小米及麥片放進電鍋內，內鍋加3碗水，外鍋加1.5杯水。
3.煮至開關跳起，加入枸杞和鹽調味，續燜20分鐘即可。

番茄蛋包

》》》 強力抗癌，補充體力

材料 洋蔥1/2個（約80公克）、大番茄1個（約150公克）、豬絞肉50公克、雞蛋1個（約60公克）

調味料 醬油2小匙、糖1小匙、地瓜粉1小匙、油1大匙、番茄醬適量

作法 1.洋蔥、大番茄洗淨切丁狀；豬絞肉略洗過，加入醬油、糖及地瓜粉拌勻。
2.起油鍋，將豬絞肉放入炒熟，再加入洋蔥丁、番茄丁，翻炒至熟軟。
3.雞蛋攪散，以小火煎出圓形蛋皮，趁蛋皮未全熟時，把**作法2**的炒料倒進蛋皮中央，將蛋皮對折包覆炒料， 食用時淋上番茄醬即可。

食材營養滿點

▶ 鳳梨含菠蘿蛋白酶，可抗發炎和幫助蛋白質消化；藍莓含酚酸類黃酮，具極高抗氧化能力，能抗發炎和抗細菌；蔓越莓含縮合單寧抗菌因子，能預防泌尿道感染。

▶ 啤酒酵母粉含維生素B群和硒：B群可促進食慾，恢復體力；硒可減輕化療的毒性反應。

▶ 綠豆含β-胡蘿蔔素、維生素B_1、B_2及鉀、鈣、鎂、磷，可補充營養，增強體力，提高免疫力；還具清熱解毒作用，可幫助排毒。

▶ 小米含澱粉、蛋白質、鈣、磷及維生素B_1、B_{12}，很適合氣虛者，滋陰養血，恢復體力。與其它豆類或五穀雜糧合煮粥，可補充體力，還能防止反胃、嘔吐。

▶ 洋蔥含硫化物和類黃酮，可消除致癌物質，並抑制惡性腫瘤生長。

▶ 雞蛋除維生素C外，所有營養素皆有。且人體8種必需胺基酸、甲硫氨酸的含量豐富，可提升肝臟功能，增加體力和精力，泛酸含量多，則可抗壓力。

烹調健康滿點

▶ 此水果泥帶有酸味，打好後應立即食用，以避免氧化變味。

▶ 可改用新鮮藍莓或草莓，口感也很不錯。

▶ 可隨個人喜好，加鹽或糖調味，但不適合煮太稀薄。食慾不振時，此粥可幫助開胃；若口腔疼痛不舒服，吃此粥則可促進傷口癒合。

▶ 半熟的雞蛋，營養吸收率高達96%，若搭配蔬菜食用，可補充維生素C和膳食纖維，營養更均衡。

▶ 盡量選用地瓜粉或葛根粉，因為太白粉為精緻粉類，營養素已流失。

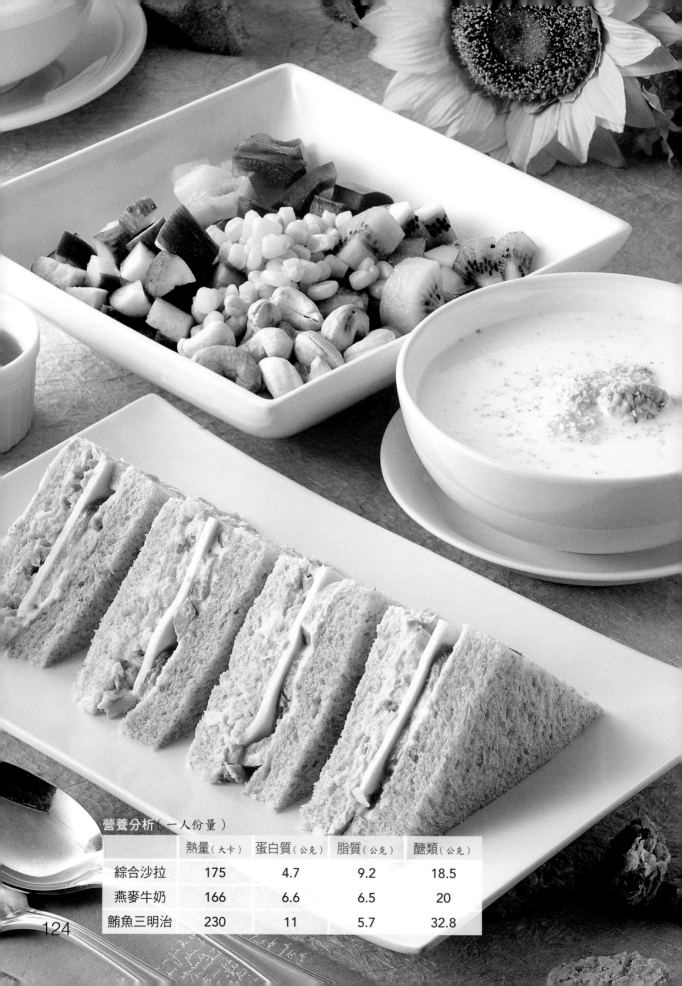

營養分析（一人份量）

	熱量（大卡）	蛋白質（公克）	脂質（公克）	醣類（公克）
綜合沙拉	175	4.7	9.2	18.5
燕麥牛奶	166	6.6	6.5	20
鮪魚三明治	230	11	5.7	32.8

早餐 第**4**套

綜合沙拉

〉〉〉 促進食慾，增強免疫力

材料 小黃瓜 1/3 根（約 30 公克）、奇異果 1 個
（約 50 公克）、紅、黃甜椒各 20 公克、腰
果 10 公克、松子 5 公克、檸檬 1/2 個、百香
果汁 20c.c.、罐裝玉米粒（不帶汁）20 公克

作法 1.小黃瓜洗淨橫切開，去籽後，與洗淨去皮
的奇異果、甜椒分別切成小塊狀。
2.腰果和松子放進烤箱內，稍微烘烤一下；
檸檬洗淨榨汁後，與百香果汁混合。
3.將所有材料放進盤內，淋上百香檸檬汁，
撒上腰果、松子和玉米粒即可。

燕麥牛奶

〉〉〉 滋補體力，防癌抗癌

材料 鮮奶 150c.c.、即溶燕麥 10 公克、全麥酥 7 ～
8 粒（約 10 公克）

作法 1.鮮奶加熱（約 60℃）後，加入燕麥片攪勻，
倒入碗中。
2.將全麥酥剝碎加入，即可食用。

鮪魚三明治

〉〉〉 補充體力，增進抵抗力

材料 洋蔥 1/4 個（約 50 公克）、芹菜 2 根（約 20 公
克）、大番茄 1/4 個（約 30 公克）、水煮鮪魚
罐頭 20 公克、黑胡椒粉和美乃滋各少許、全
麥吐司 2 片（約 50 公克）、乳酪片 1 片

作法 1.所有食材洗淨；洋蔥切丁；芹菜切碎末；
大番茄橫切薄片狀備用。
2.將鮪魚肉攪碎，加入洋蔥丁、芹菜末、黑
胡椒粉及美乃滋，攪拌均勻。
3.在吐司上抹上鮪魚料，放上番茄片和乳酪
片，再蓋上另一片吐司，壓緊密後斜切成
4 份。

 食材營養滿點

▷ 甜椒含 β- 胡蘿蔔素、纖維素，可通便進而預防大腸癌。

▷ 玉米含鎂、硒、玉米黃素及葉黃素。鎂可抑制癌細胞發展；玉米黃素和葉黃素，則是視網膜內最多的抗氧化物。

▷ 燕麥片含植酸，可抗癌、抑制荷爾蒙作用，避免腫瘤受刺激而生長。

▷ 全麥酥是高纖維、高鐵質的食品：高纖維可刺激腸道排毒；高鐵質則可幫助造血。

▷ 鮪魚含優良的 Omega-3 和硒，可抑制、阻礙癌細胞的生長和轉移。

▷ 全麥吐司含小麥胚芽、小麥麩、纖維質及果寡糖，能維持腸道健康，有助排便，進而預防癌症。

 烹調健康滿點

▶ 小黃瓜先去籽，才不會容易生水，影響沙拉的口感。

▶ 此沙拉帶酸味，能增進食慾，但腸胃不適（腹瀉）者勿食用。堅果和調味汁，可隨喜好，以核桃、杏仁、柳橙汁、小紅莓果汁等替代。

▶ 煮燕麥片時，不要一次煮太多，以免吃太多，造成脹氣無法消化。

▶ 罐裝鮪魚所含 Omega-3 較新鮮鮪魚多，水煮的鮪魚又比油漬鮪魚的 Omega-3 流失較少，選購時不妨多注意。

▶ 美乃滋脂肪含量高，不要加太多，以免破壞 Omega-3。也可以檸檬汁代替。

化療期間的食譜示範——早餐篇

125

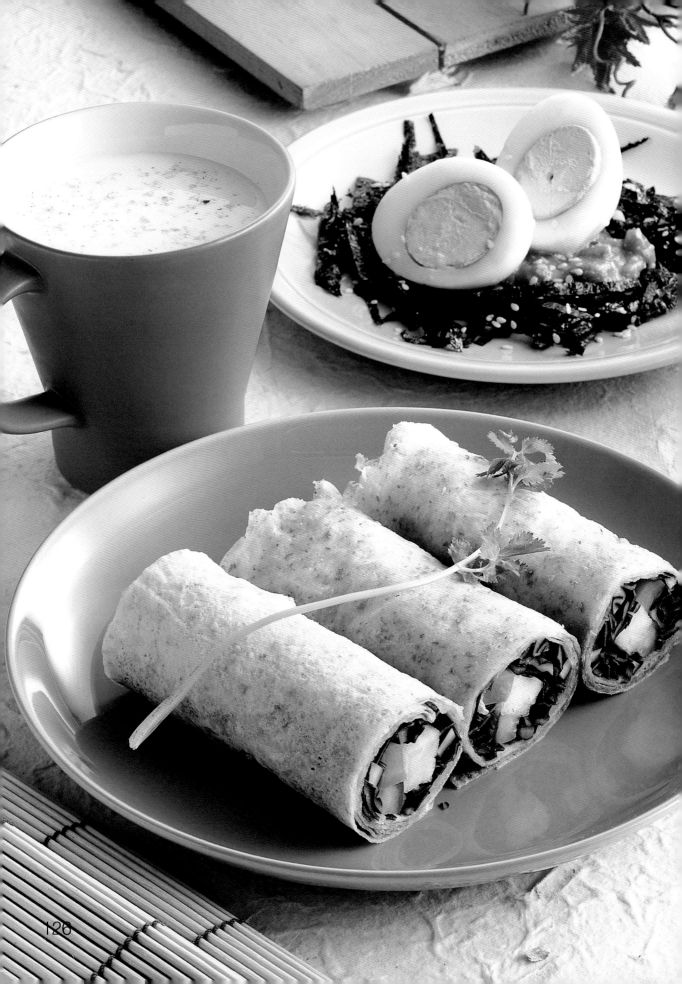

● 五穀奶漿

>>> 整腸排毒,增強體力,抗癌

材 料 鮮奶 200c.c.、五穀粉 1～2 大匙(約 20 公克)、即溶麥麩 1 大匙(約 10 公克)

作 法 1.鮮奶加熱(約 60℃)後,加入五穀粉攪勻,倒入杯中。

2.再加入麥麩攪勻,即可飲用。

● 海苔蛋

>>> 清熱解毒,滋補體力,抗壓力

材 料 雞蛋 1 個、海苔片 10 公克、白芝麻少許、梅汁味噌 1 大匙

作 法 1.雞蛋放進冷水中煮成水煮蛋,剝殼後縱切成兩半。

2.海苔片剪成細絲狀;梅汁味噌加溫水調成稀薄的泥狀。

3.把水煮蛋放在盤子內,撒上海苔絲和白芝麻,淋上梅汁味噌,即可食用。

● 全麥捲

>>> 補充體力,提供能量,增加抗癌力

材 料 小黃瓜 20 公克、胡蘿蔔 20 公克、蘋果 20 公克、紫高麗 20 公克、全麥春捲皮 2 片(約 30 公克)、甜麵醬 1 大匙

作 法 1.所有食材洗淨;小黃瓜橫切去籽,與去皮後的胡蘿蔔、蘋果分別切成長條狀。

2.紫高麗菜切絲;胡蘿蔔條汆燙備用。

3.取 2 片全麥春捲皮,在 1/3 處放上小黃瓜條、胡蘿蔔條、蘋果條和紫高麗菜絲,並在 2/3 處塗上甜麵醬,最後像捲壽司般捲起,壓緊後斜切兩段,即可食用。

 食材營養滿點

▶ 五穀粉含維生素 B 群和纖維質,有助於腸道排毒。

▶ 麥麩含維生素 B 群和非可溶性纖維質,可降低血中雌激素含量,預防乳癌。

▶ 海苔含海藻黃素,抗氧化活性大,含有多量的鋅、硒,幫助抗癌。

▶ 白芝麻含硒,可抑制細胞內的有害物質。

▶ 胡蘿蔔含 β- 胡蘿蔔素,可轉換為維生素 A,增加皮膚黏膜的抵抗力和免疫力。

▶ 紫高麗菜含異硫氰酸鹽,能清除致癌物質,還能幫助腸道排毒。

烹調健康滿點

▶ 化療後有腹瀉現象的人,不要添加麥麩,以免症狀加重。

▶ 也可選購有機店所販售的五穀粉即溶包,直接沖泡飲用。

▶ 雞蛋可一次多煮幾顆,方便全家人共同享用。白芝麻炒過或切成碎粒,較好消化吸收,如果能使用不帶殼的芝麻,更好消化。(市面上賣的多為帶殼芝麻,養分不易釋出,也較難消化。)

▶ 春捲皮若太硬不好捲,可噴點水讓其變軟,或用電鍋乾蒸一下。完成後的春捲最好能立即食用。化療恢復期可食用此道菜,若再加入苜蓿芽、青花菜芽、蘿蔔嬰等,營養更豐富。

營養分析(一人份量)

	熱量(大卡)	蛋白質(公克)	脂質(公克)	醣類(公克)
五穀奶漿	238	9.1	7.8	32.6
海苔蛋	135	12.8	8	5.8
全麥捲	142	4.3	2.5	26

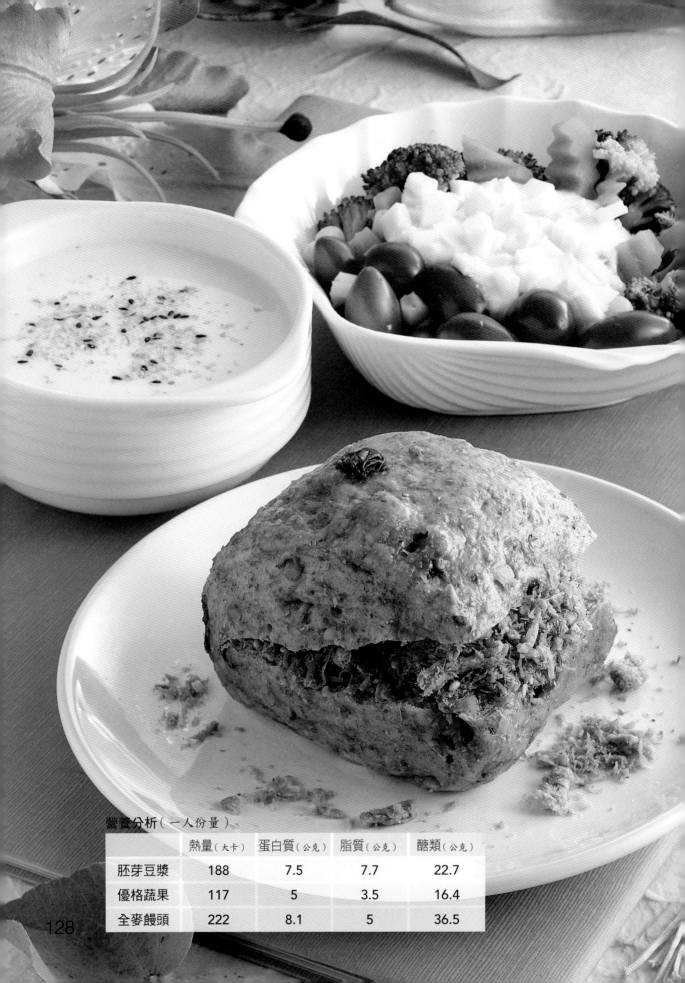

營養分析（一人份量）

	熱量（大卡）	蛋白質（公克）	脂質（公克）	醣類（公克）
胚芽豆漿	188	7.5	7.7	22.7
優格蔬果	117	5	3.5	16.4
全麥饅頭	222	8.1	5	36.5

● 胚芽豆漿

>>> 健脾養胃，通腸利便，增強體力，提昇免疫力

材料 非基因改造黃豆100公克（或豆漿200c.c.）、三寶粉（小麥生胚芽、卵磷脂、啤酒酵母粉）1大匙

豆漿的作法
1. 黃豆洗好，加2杯水（水與黃豆成等量）浸泡8小時。
2. 將水倒掉，黃豆沖洗好，放進果汁機內，加2杯水攪打均勻。
3. 把豆漿倒入鍋內，再加2杯水，以中火邊加熱邊攪拌煮開（有泡沫出現），最後將豆渣濾除，即成為濃稠的豆漿。
4. 做好的豆漿，可隨喜好添加糖或鹽巴調味。

作法 把豆漿混合三寶粉，攪拌均勻，即成為胚芽豆漿。

● 優格蔬果

>>> 整腸健胃，提昇免疫力

材料 綠色花椰菜50公克、小番茄6粒（約50公克）、乳酪片1片、罐裝玉米粒（不帶汁）20公克、原味優格1/2杯（約50c.c.）

作法
1. 花椰菜洗淨切小朵，快速汆燙後撈起以冷開水沖。
2. 小番茄洗淨；乳酪片切丁狀；將所有材料放進盤子內，撒上乳酪丁，淋上優格，即可食用。

● 全麥饅頭

>>> 整腸排毒，增強抗癌力

材料 全麥饅頭1個（約60公克）、牛蒡素鬆1大匙（約10公克）

作法
1. 全麥饅頭蒸熟後，取出擺放微涼備用。
2. 將全麥饅頭橫切開至1/2處，把牛蒡素鬆塞入饅頭內夾住，即可食用。

食材營養滿點

▶ 黃豆含卵磷脂，可促使細胞代謝活性化，並幫助維生素E吸收，其所含異黃酮成分，可抑制致癌物的作用。

▶ 三寶粉可增加維生素、礦物質的攝取。小麥生胚芽，含有維生素E，是強力抗氧化物，可幫助抗癌；啤酒酵母粉則是未發酵的酵母，含維生素B群和礦物質，是RNA（細胞核酸）的極佳來源。

▶ 花椰菜除含吲哚和蘿蔔硫素，可抵抗癌症外；β-胡蘿蔔素和維生素C，防止細胞氧化，提高免疫力。

▶ 小番茄所含茄紅素和β-胡蘿蔔素，都是強力的抗癌物。

▶ 優格內含乳酸菌，具有抗癌作用，有淨腸、防癌功效。

▶ 全麥饅頭含纖維質、果寡糖及木酚素，能維持腸道健康菌叢，並幫助排便順暢。

▶ 牛蒡素鬆以牛蒡為原料，所含纖維素、木質素，有整腸排毒的作用。

烹調健康滿點

▶ 不喝牛奶或喝牛奶會腹瀉（乳糖不耐症）的人，豆漿是很好的替代品，尤其是加鈣豆漿營養成分更高。沒時間做豆漿，可直接以黃豆粉沖泡，或購買品質優良的豆漿。

▶ 花椰菜不要汆燙太久，以免營養流失，若改用蒸煮方式，較能保留抗癌成分。

▶ 優格需保存於10℃以下，打開後若上面雜質多，酸味很重，表示已變質不可食用。

▶ 也可選擇堅果饅頭，風味和功效都更佳。牛蒡素鬆可在生機飲食店買到，也可以肉鬆、芝麻香鬆代替。

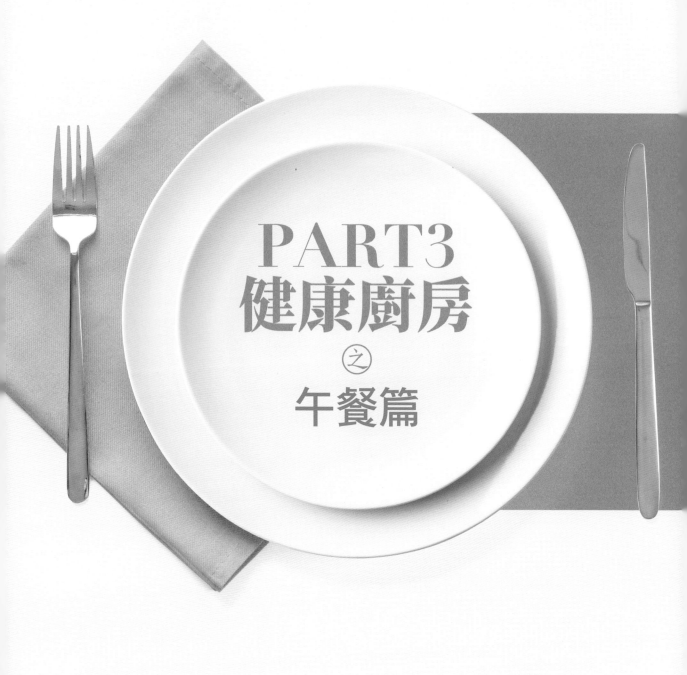

PART3
健康廚房
之
午餐篇

病友在三餐飲食的熱量分配上，午餐應占總熱量的40%，例如以每日2000大卡的熱量計算，午餐約需食用800大卡。

　　午餐飲食可多樣化，同類食品交換的吃，如動物蛋白質與植物蛋白交換吃，肉類與豆類交換吃，各類蔬菜愈多愈好，交替的吃，才能得到均衡的營養素。

【 化療期間食譜示範 】

第1套：糙米飯‧荸薺肉末‧芽菜湯

第2套：櫻花蝦炒飯‧木耳肉絲‧保健湯

第3套：五彩壽司‧甘味鱈魚‧海帶菇筍湯

第4套：山珍海味粥‧番茄牛腩‧芝麻菠菜

第5套：三色蕎麥麵‧蒜泥地瓜葉‧冬瓜薏仁湯

第6套：地瓜飯‧核桃炒素珍‧干貝烏骨雞湯

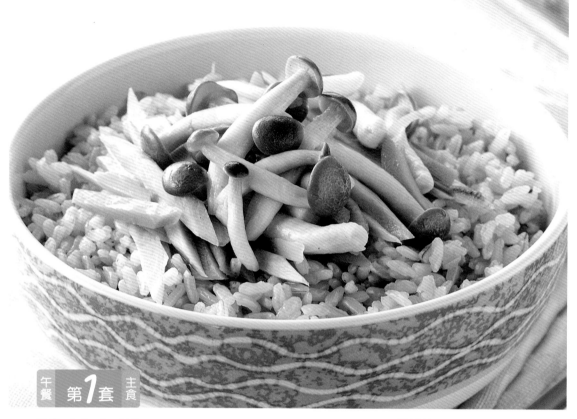

糢米飯

》》》 *清腸排毒，增強免疫力*

材料 糙米 1/2 量米杯（約 80 公克）、牛蒡 50 公克、胡蘿蔔 10 公克、鴻禧菇 50 公克、油 1 大匙、醬油 1 大匙

作法
1. 糙米洗淨，泡水 4 ～ 6 小時後，瀝乾水分。
2. 牛蒡洗淨削皮，切成細絲狀，浸泡醋水（白醋＋水）中，防止變色。
3. 胡蘿蔔削皮、切細絲；鴻禧菇切掉蒂頭後，洗好備用。
4. 起油鍋，放入牛蒡絲和胡蘿蔔絲，以中火炒熟後盛起。
5. 把糙米、牛蒡絲、胡蘿蔔絲及醬油放入電鍋內，混合均勻後，加水略蓋過米面約 0.3 公分，並在外鍋加 1 杯水。
6. 煮至開關跳起，放進鴻禧菇，續燜 15 分鐘，即可食用。

營養分析（一人份量）

熱量（大卡）	蛋白質（公克）	脂質（公克）	醣類（公克）
342	8.7	2.6	70

 食材營養滿點

▶ 牛蒡含精胺酸，可使人精力旺盛，另有纖維素和木質素等膳食纖維，能抑制腸道吸收脂肪，可排除致癌物質。

▶ 鴻禧菇又稱「靈芝菇」，味微苦，有一種特有的蟹香味，由於富含多醣體、硒及葉酸，能增強免疫力，抑制癌細胞轉移，可說是強力抗癌物。

 烹調健康滿點

▶ 牛蒡斜切可使木質素大量露出，加強抗癌效果。

▶ 鴻禧菇不能久煮，在米飯已熟後，再放入加熱快煮，較能保持最佳營養成分。

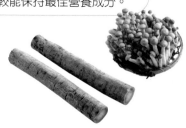

● 荸薺肉末

>>> 補中益氣，養血，增氣力，補精神

材料　豬絞肉100公克、去皮荸薺20公克、蒜頭
2粒（約10公克）、蔥1～2根

調味料　地瓜粉1大匙、醬油1大匙、胡椒鹽少許

作法　1.豬絞肉略洗過；荸薺洗淨後切碎；蒜頭
　　　　洗淨切細末；蔥洗淨切細末。

2.在豬絞肉中加入蒜頭、蔥白、地瓜粉、醬
油及胡椒鹽，順同一方向攪拌均勻（可邊
加少許水邊攪拌），備用。

3.把拌好的豬絞肉放入電鍋內，並在外鍋
加1杯水，蒸至開關跳起。

4.在蒸過的豬絞肉中加入荸薺碎粒攪拌一
下，外鍋重新加1/4杯水，續蒸5分鐘，
最後撒上青蔥末燜一下即可。

營養分析（一人份量）

熱量（大卡）	蛋白質（公克）	脂質（公克）	醣類（公克）
175	24	3.3	13

 食材營養滿點

▶ 豬肉含豐富蛋白質、鋅、
鐵及銅，其中維生素B_1含量
是牛肉的10倍，可滋補身
體，消除疲勞。

▶ 荸薺味甘、性微寒，有清
熱生津，開胃消食的作用，
所含荸薺英對金黃色葡萄球
菌、大腸桿菌等有抑制作
用，其抗癌作用，已被運用
於臨床防癌的食療上面。

烹調健康滿點

▶ 脾胃虛弱者，最適合將豬
肉燉爛來食用，營養價值高
又較好消化；化療食慾不佳
的人，此菜也可幫助開胃。

▶ 荸薺所含荸薺英不耐熱，
因此不要烹煮太久。
另外，脾胃虛涼者，
荸薺不宜多吃。

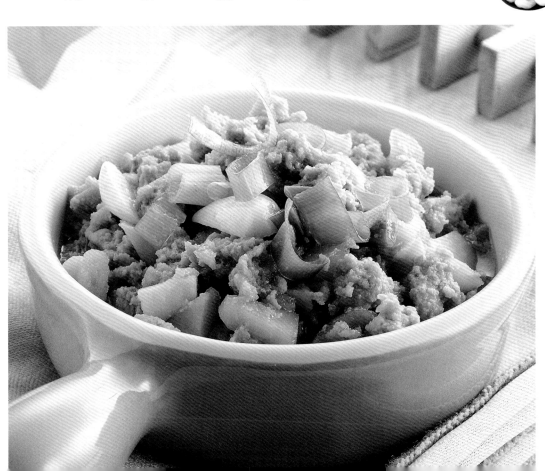

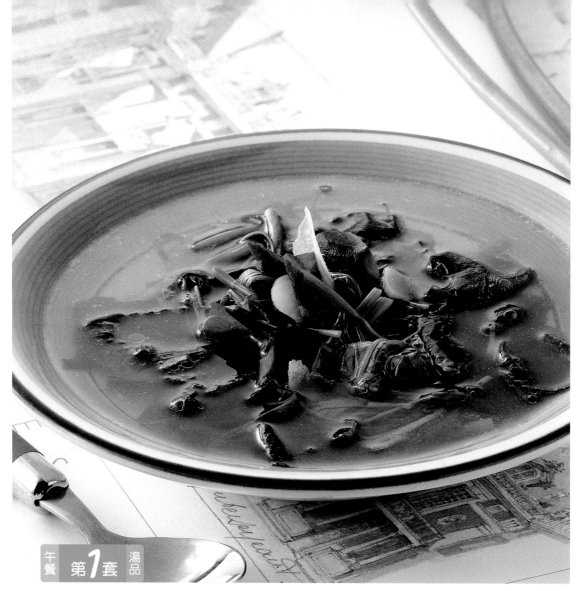

🟫 芽菜湯

> >>> 防暑解熱，涼血排毒，增強免疫力

材 料 空心菜1/3斤（200公克）、薑10公克、蒜頭10公克、海帶芽10公克

調味料 鹽1小匙、黑胡椒粉少許、香麻油1小匙

作 法 1.空心菜洗淨，切2～3公分的小段。

2.薑洗淨切絲；蒜頭洗淨切薄片。

3.湯鍋中放2碗水煮開，放入海帶芽、薑絲及蒜頭片，重新煮滾後，加入空心菜煮2分鐘，最後放入鹽、黑胡椒粉及香麻油調味，即可食用。

營養分析（一人份量）

熱量（大卡）	蛋白質（公克）	脂質（公克）	醣類（公克）
125	3.8	6	14

🥬 食材營養滿點

▶ 空心菜是鹼性食物，含有鉀和氯，可調節水液平衡，食用後可降低腸道酸度，預防菌叢失調，有益於防癌，其所含粗纖維還可促進腸蠕動，通便解毒。

▶ 海帶芽含有藻多醣，有抑癌作用，特別是預防大腸癌。

🍴 烹調健康滿點

▶ 空心菜性涼，可預防細菌性感染，夏天常吃可防暑解熱，是夏季最當令的蔬菜。

▶ 容易腹瀉或胃腸不適的人，不宜多喝此湯。

午餐 第**2**套 主食

櫻花蝦炒飯

>>> 補中益氣，健脾養胃，促進排毒，增強免疫力

材料 香米1/2量米杯（約60公克）、櫻花蝦10公克、毛豆20公克、芹菜2支（約20公克）、雞蛋1個

調味料 鹽1小匙、胡椒粉少許、油1大匙

作法
1. 香米洗淨後，加水蓋過香米泡20分鐘（可加少許油，讓米粒鬆散後好拌炒），再用大鍋隔水蒸熟，約30分鐘後，取出攪拌放涼備用。
2. 櫻花蝦泡水15分鐘後，瀝乾水分；毛豆洗淨，放入熱水中汆燙；芹菜洗淨，切碎末。
3. 蛋殼洗過後敲開，把蛋液攪散。起油鍋，把蛋液倒入炒成蛋花狀後盛起。
4. 炒鍋內重新加油燒熱，放入櫻花蝦炒至微焦狀，再加入香米飯拌勻，接著放入毛豆、芹菜及炒好的雞蛋，翻炒一下，加鹽和胡椒粉調味，即可食用。

 食材營養滿點

▶ 香米富含維生素B群和多種礦物質，可補充體力提昇免疫力。

▶ 櫻花蝦富含鈣質、蝦青素及甲殼素，是低熱量高蛋白的食物。其中蝦青素（胡蘿蔔素）有強大抗氧化作用，甲殼素（存在蝦殼中）則可抑制癌細胞發育和轉移，並促進腸道排毒，增加免疫力。

烹調健康滿點

▶ 香米用蒸熟的方式，除可保留大量維生素，口感也更佳，一般加水超過米面0.3公分左右，蒸出來的米最Q。

▶ 櫻花蝦只產於南部東港，是非常鮮美的食材，建議帶殼食用，鈣質含量最高，而其所含豐富蛋白質，還能減輕病後的情緒焦躁。

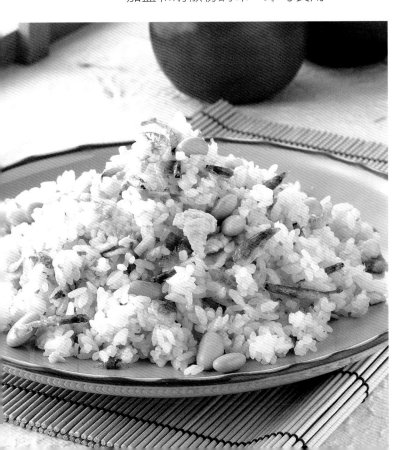

營養分析（一人份量）

熱量（大卡）	蛋白質（公克）
480	20.8
脂質（公克）	醣類（公克）
22.2	49

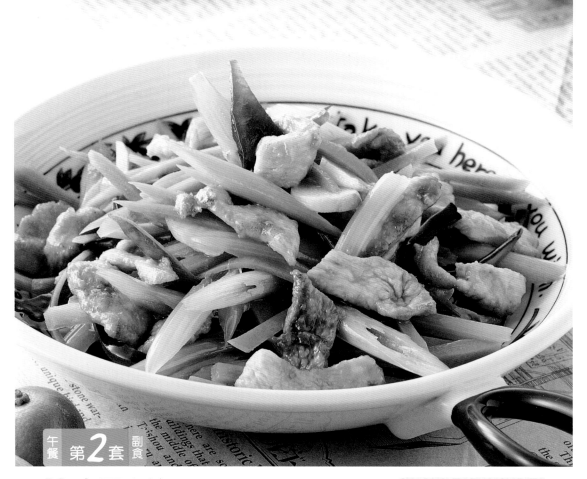

◉ 木耳肉絲

>>> 增進食慾，補血補氣，幫助病後體力恢復

材 料 黑木耳10公克、胡蘿蔔30公克、芹菜3支（約50公克）、蒜頭2粒（約10公克）、雞里脊肉50公克

調味料 油1大匙、豆瓣醬1大匙

作 法
1. 黑木耳洗淨後切絲、胡蘿蔔洗淨去皮切絲；芹菜洗好，斜切小段；蒜頭洗淨切細末備用。
2. 雞里脊肉切絲，加入豆瓣醬醃約30分鐘。
3. 炒鍋內放油燒熱，加入蒜末，以小火爆香，續放入雞里脊肉絲，快炒後先盛起。
4. 炒鍋中重新加入黑木耳絲、胡蘿蔔絲及芹菜段，翻炒一下，加1大匙水煮開，最後放進雞里脊肉絲，混合均勻，即可食用。

營養分析（一人份量）

熱量（大卡）	蛋白質（公克）	脂質（公克）	醣類（公克）
85	12.8	1.7	5

食材營養滿點

▶ 黑木耳含多醣體，可抗腫瘤，其所含特殊膠質，則可防止白血球內巨噬細胞，產生變性壞死。

▶ 芹菜含多種維生素和甘露醇，可增進食慾，還含多種抗癌物質，如香豆素、酞酸及木質素等，加上纖維質高，因此能促進腸蠕動，排除致癌物。

烹調健康滿點

▶ 選購雞肉時，最好買仿土雞肉，不要買肉雞，以預防環境荷爾蒙（如抗生素、荷爾蒙）存留其內。

▶ 接受化療的人，不妨多吃雞肉補充體力。此外，化療造成食慾不佳，還可用此菜來開胃。

午餐 第2套 湯品

保健湯

〉〉〉 活化新陳代謝，抗菌消炎，可防癌抗癌，消除疲勞

材料 大白菜200公克、大番茄1個（約150公克）、金針菇50公克、凍豆腐50公克、鹽1小匙、酵母調味粉1小匙

作法 1. 大白菜梗葉分開後，逐一以清水沖淨；大番茄洗淨後，對切成4大塊。

2. 金針菇切去蒂頭，洗淨備用；凍豆腐以清水沖一下。

3. 把大番茄放入湯鍋內，加2碗水煮20分鐘後，再加入大白菜、金針菇及凍豆腐煮10分鐘，最後加進鹽和酵母調味粉，即可食用。

 食材營養滿點

▶ 大白菜含膳食纖維，可潤腸排毒（膽酸），含吲哚和甲醇，則可分解雌激素，預防乳癌形成，同時具有抗癌和抑制癌症的作用，尤其是針對大腸癌。

▶ 金針菇富含20種胺基酸，是菇類中的佼佼者，它同時也是最優良的蛋白質來源，可製造抗體和免疫細胞，所含之金針菇素，還能提昇免疫系統，發揮抗癌機制，並抑制腫瘤生長。

 烹調健康滿點

▶ 金針菇宜熟食不宜生吃，且其容易變質發出異臭，所以購買後需盡早食用。

▶ 酵母調味粉是酵母抽出物，烹調時不能加熱太久，以免破壞其營養價值。

▶ 保健湯含多種抗癌物，建議可多煮一些，作為全家保健之用，特別是容易感冒的冬天，最適合食用。

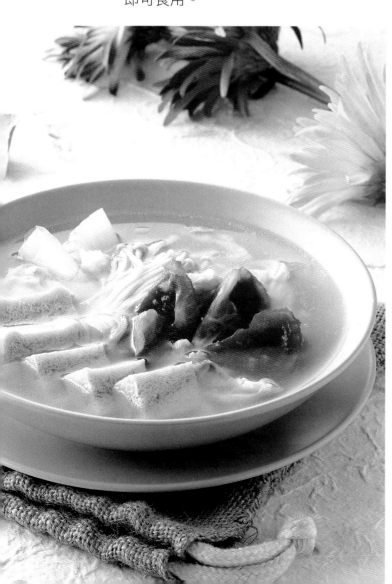

營養分析（一人份量）

熱量（大卡）	蛋白質（公克）
155	11.5
脂質（公克）	醣類（公克）
4.2	18.5

137

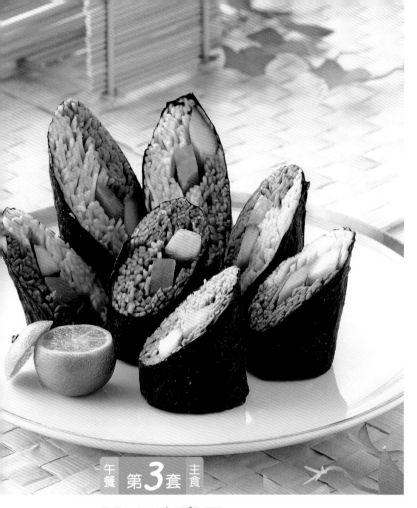

► 山藥含有機鍺，可抑制癌細胞轉移和增殖，所含黏液性蛋白質和澱粉酶，則可刺激消化液分泌，幫助消化。最適合做為化療後，身體虛弱時的補養。

► 藍藻又稱螺旋藻，所含優質蛋白質容易被人體消化，又含有必需胺基酸，是素食者的理想食物，加上所含葉綠素、藻青素及 β-胡蘿蔔素，都能提高全身免疫力，中和血中毒素及消炎作用，有益於防治癌症和胃潰瘍疾病。

► 甜菜根含甜菜鹼，可對抗腫瘤和降脂保肝，所含維生素A、鈣、鐵及食物纖維豐富，可促進造血和腸道的排毒。

 烹調健康滿點

► 三色麵條可在生機飲食店購買到，也可自行購買市面上有調入蔬菜顏色的麵條。

► 每捲壽司麵，可搭配兩種顏色麵條，捲成筒狀，切開後色澤賞心悅目，清爽可口，最適合夏天享用。

► 醬汁可隨個人喜好做調整，如番茄醬汁、香椿醬汁等。

午餐 第**3**套 主食

◌◌ 五彩壽司

》》》增進食慾，改善消化，增強體質

材 料 三色麵條（白色山藥麵40公克、綠色藍藻麵20公克、紅色甜菜根麵20公克）、小黃瓜100公克、胡蘿蔔50公克、壽司海苔2片（約10公克）

調味料 甜麵醬1大匙、芝麻醬1大匙

作 法 1.將三色麵放入滾水中煮熟，撈起後沖冷水，並瀝乾水分（不能拌油）。

2.小黃瓜洗淨和胡蘿蔔去皮洗淨，分別切成15公分的長條狀，放入滾水中汆燙，撈起瀝乾水分，放涼備用。

3.海苔片平鋪桌面，把三色麵放在海苔1/3處，麵條上面放小黃瓜條和胡蘿蔔條，把海苔捲起成為壽司狀，並在接口處塗上甜麵醬黏壓固定。

4.將完成的海苔捲切成小段（或斜切兩段）即可，食用時可沾些芝麻醬。

營養分析（一人份量）

熱量（大卡）	蛋白質（公克）
340	13
脂質（公克）	醣類（公克）
1.2	70

甘味鱈魚

〉〉〉 優質蛋白質，修補組織，補充體力

材料 蔥2根（約20公克）、薑20公克、鱈魚（圓鱈）100公克、破布子10公克、醬油少許

作法 1. 蔥、薑洗淨切細絲備用。
2. 鱈魚洗淨後，放在盤子內，加上破布子、醬油、蔥絲及薑絲。
3. 鍋中水煮開後，把魚放進鍋內，以中火蒸5分鐘，即可食用。

 食材營養滿點

▶ 鱈魚是遠洋魚類，不易受河流污染，又含豐富鈣質、蛋白質、維生素A及D，脂肪含量低（脂肪易儲存污染物），可補充體力，預防癌症，保護黏膜，預防感冒。

▶ 破布子帶甘味和黏性，是芒果中毒的解毒劑。破布子果實具有鎮咳、解毒及整腸功效，其樹皮則可治子宮炎、久年傷病及癌症。

 烹調健康滿點

▶ 圓鱈的肉質吃起來較細緻，也較容易消化，但價錢比較高。

▶ 除了加破布子，鱈魚也可加紫蘇梅或梅子汁清蒸，可預防嘔吐，並能增進食慾。

營養分析（一人份量）

熱量（大卡）	蛋白質（公克）	脂質（公克）	醣類（公克）
190	15.5	12	5

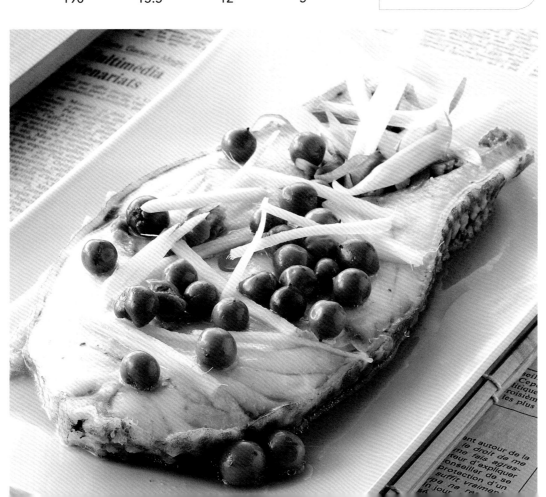

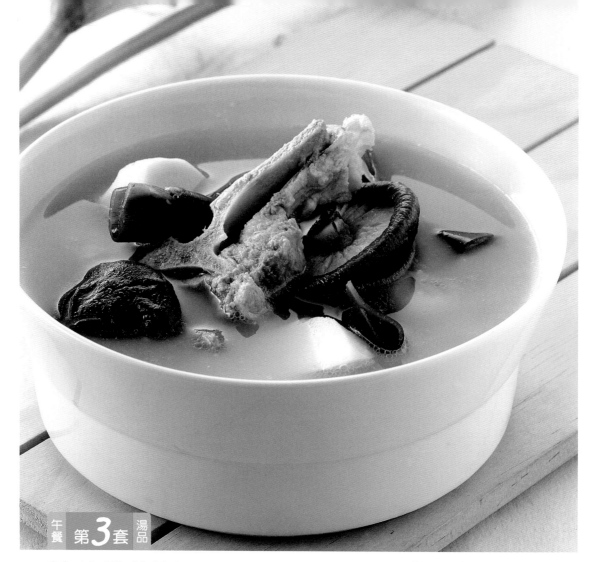

:: 海帶菇筍湯

》》》 消食健胃，清熱解毒，抗癌，抗病毒

材　料 海帶結20公克、乾香菇3朵（約**20**公克）、排骨100公克、竹筍20公克、鹽1小匙

作　法 1. 海帶結和香菇用清水沖一下，分別泡水30分鐘。

2. 排骨洗淨後，放入滾水中汆燙，撈起後用大量清水沖去血水、髒污；竹筍洗淨後，切滾刀塊。

3. 把排骨放入湯鍋內，加3碗水和海帶結、香菇（泡香菇的水也要加入）及竹筍，蓋上鍋蓋以中小火燉煮40分鐘，加鹽調味，即可食用。

營養分析（一人份量）

熱量（大卡）	蛋白質（公克）	脂質（公克）	醣類（公克）
130	8.6	2.5	18.8

食材營養滿點

▶ 海帶含有岩藻多醣纖維成分，可增加免疫力，又富含硒元素，具有防癌功效。

▶ 香菇具多醣體，能提昇免疫力，抗腫瘤和抑制癌細胞轉移，另含有雙鏈核糖核酸 RNA，能誘導免疫細胞分泌干擾素，幫助抑制流行性感冒病毒的活性。

烹調健康滿點

▶ 乾海帶上面的白色粉末為甘露醇成分，不要把它洗掉，浸泡的水也可加入湯汁中一起煮。

午餐 第**4**套 主食

● 山珍海味粥

>>> 營養滋補，開胃生津，增進免疫力

材 料 米40公克、薏仁10公克、芋頭30公克、豬絞肉30公克、乾香菇10公克、蝦干10公克、胡蘿蔔20公克、芹菜20公克

調味料 油1小匙、鹽1小匙、胡椒粉少許、醬油1小匙

作 法
1. 米和薏仁洗淨後，分別用溫水（可縮短時間）浸泡2小時後，把水倒掉，瀝乾水分；芋頭洗淨去皮，切成2公分大小的塊狀。

2. 豬絞肉略洗過，加醬油醃30分鐘；乾香菇和蝦干各泡水30分鐘；胡蘿蔔洗淨去皮切細絲；香菇擠乾水分也切成細絲；芹菜洗淨切細末。

3. 起油鍋，加進蝦干和香菇絲爆香，再加入豬絞肉拌炒，最後放入芋頭、胡蘿蔔絲、鹽及胡椒粉拌勻，即可熄火。

4. 把米和薏仁放入電鍋內，再放入**作法3**的炒料，並在內鍋加2碗水，外鍋加1杯水。

5. 煮至開關跳起，加入芹菜末，拌勻後續燜10分鐘，即可食用。

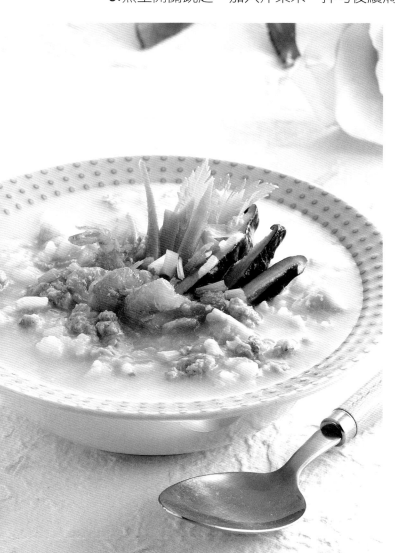

🥦 **食材營養滿點**

▶ 芋頭含豐富蛋白質、澱粉、維生素 B_1 及 B_2，適合胃腸虛弱，恢復期的病人食用。

▶ 蝦干比蝦米大許多，且烹煮時味道很香。其所含維生素 A 含量高，鈣質豐富，是低熱量、低脂肪及高蛋白的食物。所含牛磺酸（胺基酸），可提昇肝臟解毒功能，增進疾病抵抗力。

🍴 **烹調健康滿點**

▶ 此粥香濃可口，不妨多煮一些，讓全家人都能享用。對食慾不振的人，還可幫助提昇胃口，補充熱量。

營養分析（一人份量）

熱量（大卡）	蛋白質（公克）
205	15.7
脂質（公克）	醣類（公克）
2	31

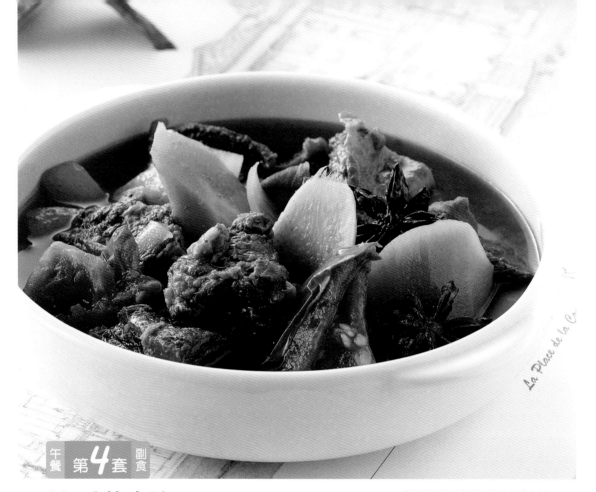

番茄牛腩

>>> 補血補氣，增加體力，消除疲勞

材 料 牛腩100公克、大番茄1個（約150公克）、胡蘿蔔1/2條（約100公克）、洋蔥1個、薑30公克、蔥2根（約20公克）、八角1個

調味料 醬油1大匙、米酒1大匙、冰糖10公克

作 法
1. 牛腩切3公分大小的塊狀，放入滾水中汆燙，撈起後用大量清水沖去血水、髒污。
2. 番茄洗淨，對切成4塊；胡蘿蔔洗淨去皮，切3公分大小的滾刀塊。
3. 洋蔥剝去外皮，對切後再切成小塊狀；薑洗淨切片；蔥洗淨切段。
4. 把牛腩放入鍋內，再加入所有材料（胡蘿蔔除外）和調味料，蓋上鍋蓋，以中小火燉煮至牛肉五分熟，續加進2碗水，再放入胡蘿蔔塊，煮至胡蘿蔔熟透即可。

營養分析（一人份量）

熱量（大卡）	蛋白質（公克）	脂質（公克）	醣類（公克）
390	17.5	30	16

食材營養滿點

▶ 牛腩含豐富鐵質（亞鐵血紅素），可被人體充分吸收，又具有補血功效，加上蛋白質含量豐富，可補充體力，對於久病體虛，腸胃虛冷的人，是極佳的營養補充品。

▶ 洋蔥含有硫化烯丙基，可幫助消化，促進新陳代謝，加上含維生素 B₁，能有效消除疲勞，改善食慾不振、失眠或是精神不穩的狀態。此外，洋蔥薄片含櫟皮素（黃酮類），具抗氧化作用，具有防癌效果。

烹調健康滿點

▶ 牛肉缺乏維生素和纖維素，與蔬菜一起食用可補充其不足。腸胃虛冷不適時，可喝牛肉湯溫補。燉煮牛肉時，記得不斷翻動，讓調味料能被均勻吸收。

午餐 第**4**套 副食

芝麻菠菜

〉〉〉 活血補氣,強化免疫力

材料 菠菜半斤(約200公克)

調味料 油1小匙、鹽1小匙、白芝麻5公克、醬油膏1大匙

作法
1. 菠菜洗淨後(紅色的根部,清洗好後可加以食用),切成3～4公分的段狀。
2. 鍋內水煮滾,放入油和鹽,再放入菠菜氽燙,待菠菜一變為深綠色,立即撈起,放在盤子內,瀝掉水分。
3. 食用前,撒上白芝麻,並淋上醬油膏即可。

營養分析(一人份量)

熱量(大卡)	蛋白質(公克)	脂質(公克)	醣類(公克)
92	6.1	5	7

 食材營養滿點

▶ 菠菜營養價值高,含豐富β-胡蘿蔔素、維生素C及B₆,可抗氧化防癌,同時強化免疫系統。此外,菠菜也含造血所需的鐵質和葉酸,可促進血液再生。

▶ 芝麻所含亞麻油酸,可對抗精神壓力,穩定情緒和解除壓力、焦慮,消除疲勞;它還含有芝麻木脂素,有強大的抗氧化作用,可預防癌症,同時幫助抗老化。

 烹調健康滿點

▶ 菠菜含有草酸成分,氽燙後可去除澀味,較為可口。

▶ 菠菜搭配芝麻,可促進菠菜內的β-胡蘿蔔素(屬油脂性)的吸收。

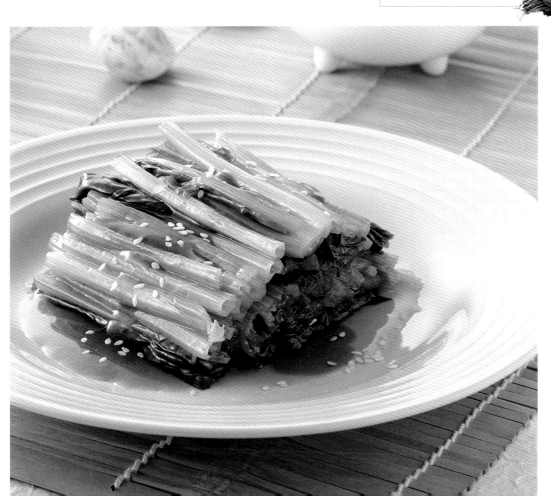

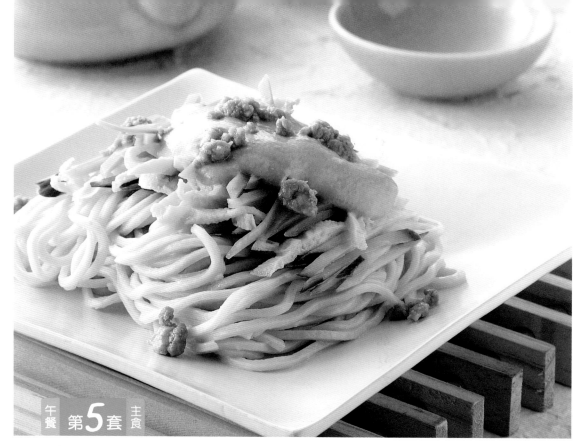

● 三色蕎麥麵

》》》 整腸健胃，增進食慾，補充體力

材　料 黃色蕎麥麵80公克、豬絞肉30公克、地瓜粉1小匙、胡蘿蔔20公克、小黃瓜1/2條（約50公克）、雞蛋1個

調味料 香椿醬1大匙、芝麻醬1大匙

作　法
1. 胡蘿蔔洗淨去皮切細絲、小黃瓜洗淨切細絲，放入熱水中汆燙，撈起瀝乾水分，放涼備用。
2. 蕎麥麵放入滾水中煮熟，撈起後沖冷水，並瀝乾水分（不必拌油）。
3. 豬絞肉略洗過，加地瓜粉攪拌均勻，可用炒鍋炒熟或放進熱水中燙熟。
4. 蛋殼洗過敲開，把蛋液攪散，倒入鍋中以小火煎出一大片圓形蛋皮，盛起後切細絲；香椿醬和芝麻醬分別調勻備用。
5. 將蕎麥麵放在盤子上，加上所有配料，淋上醬汁，即可食用。

食材營養滿點

▶ 蕎麥所含的澱粉容易消化，又能提供能量，此外，蕎麥具有多酚類化合物和芸香素，具抗氧化能力，可預防癌症，還含豐富的纖維質，可排除體內脂肪和膽固醇，最重要的是它含有豐富的離胺酸，是身體無法製造，也是其它穀類所缺乏的。

▶ 香椿顏色碧綠，味道濃郁，能促進食慾和保暖健胃。並含大量葉綠素、維生素C和 β- 胡蘿蔔素，皆是抗氧化物可幫助抗癌。

烹調健康滿點

▶ 蕎麥比其它穀類更能提供更完整的蛋白質，是素食者的最佳選擇。

▶ 香椿是排名第一名的抗氧化物，常食可抗癌，其醬汁可用來淋菜、淋麵及炒飯。香椿醬和芝麻醬可隨個人喜好添加。

營養分析（一人份量）

熱量（大卡）	蛋白質（公克）	脂質（公克）	醣類（公克）
460	21	15	61

午餐 第5套 副食

蒜泥地瓜葉

>>> 排毒抗癌，增強免疫力

材料 地瓜葉1/3斤（200公克）、蒜頭2粒

調味料 油1小匙、鹽1小匙、醬油膏適量

作法
1. 地瓜葉清洗後，用手將葉和莖分開（或切小段）。
2. 蒜頭洗淨，剝除外膜，拍打成碎末狀。
3. 鍋內加2碗半的水煮開後，加入油和鹽，再放入地瓜葉汆燙，見葉色轉呈深綠色，即可撈起，拌入蒜末和醬油膏，即可食用。

營養分析（一人份量）

熱量（大卡）	蛋白質（公克）	脂質（公克）	醣類（公克）
83	6.6	3.2	8

食材營養滿點

▶ 地瓜葉的深綠色，是抗氧化能量的顏色，具有高度抗氧化的功效。所含 β-胡蘿蔔素、維生素C、鈣、鐵、葉綠素及膳食纖維，可清除腸道毒素，淨化血液，具防癌功效。

▶ 蒜頭所含蒜素，可排毒抗氧化，且大蒜中胺基酸、維生素及礦物質等多種營養素，藉由相輔相成的效果，可活化身體和大腦，增強免疫力。

烹調健康滿點

▶ 大蒜磨泥或拍碎，所產生的異味是蒜氨酸成分，會轉為蒜素，愈用力拍打有效成分才會釋出，所以拍的愈碎效果愈佳。

健康廚房

化療期間的食譜示範——午餐篇

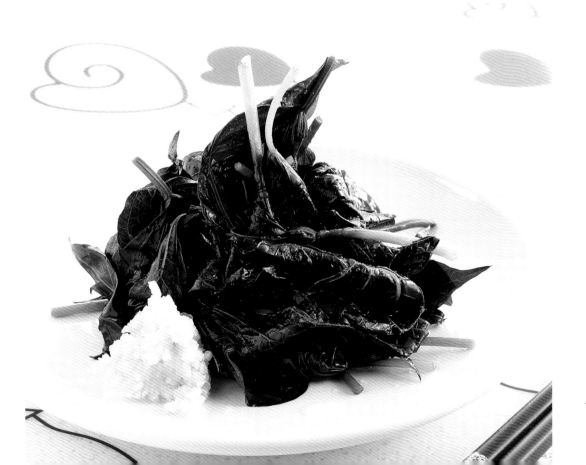

145

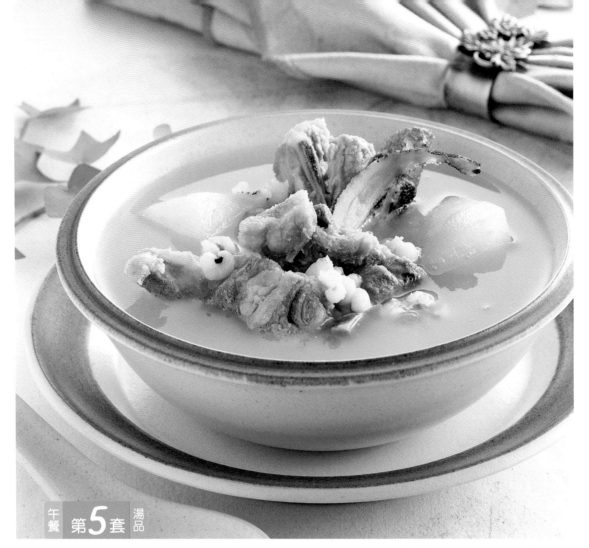

冬瓜薏仁湯

》》》 清熱退火，利尿消腫，補元氣

材　料 薏仁20公克、冬瓜半斤（300公克）、龍骨
100公克、黃耆10公克

調味料 鹽1小匙

作　法
1. 薏仁洗淨後，泡水2～3小時；冬瓜洗
淨去皮，切成3～4公分大小的方塊。
2. 龍骨洗淨後，放進熱水中汆燙，撈起後
以大量清水沖去血水和髒污。
3. 把薏仁、龍骨及黃耆放入鍋內，加進4
碗水，煮滾後蓋上鍋蓋，以小火燉煮約
1小時，再加入冬瓜煮5～10分鐘，加
鹽調味，即可食用。

食材營養滿點

▶ 冬瓜含胡蘆巴鹼，能協助
新陳代謝維持平衡，另外所
含β-胡蘿蔔素和維生素C，
還具抗氧化作用，可抗腫瘤
和抗病毒。

▶ 黃耆所含的胺基酸，可增
強腫瘤病人的免疫功能，降
低化療的副作用。

烹調健康滿點

▶ 冬瓜性寒，容易腹瀉的人
不宜多吃。冬瓜是夏天
的當令蔬菜，所以
此湯很適合夏天
食用。

營養分析（一人份量）

熱量（大卡）	蛋白質（公克）	脂質（公克）	醣類（公克）
115	4.3	1.6	21

地瓜飯

〉〉〉 健脾養胃，增強體力，排除毒素

材料 地瓜50公克、米1/2量米杯（約50公克）

作法
1. 地瓜洗淨去皮，切成滾刀狀的小塊。
2. 米洗淨後，與地瓜一起放入電鍋內，加水略蓋過米面約0.3公分，並在外鍋加2/3杯的水，煮至開關跳起，即可食用。

 食材營養滿點

▶ 地瓜含豐富膳食纖維，可排除腸道毒素，加上 β - 胡蘿蔔素、維生素 C 及 E 含量高，具抗氧化作用，因此可防癌。地瓜切面的白色液體（神經節甘脂），可使癌化細胞恢復正常，故可預防肺癌和乳癌。

🍴 烹調健康滿點

▶ 地瓜與白飯或麵條搭配食用，可減少容易產生脹氣的狀況，又可發揮蛋白質互補作用，增進米飯內鐵質的吸收，幫助造血。地瓜的顏色愈深紅，表示地瓜愈甜，β - 胡蘿蔔素含量也愈高。

營養分析（一人份量）

熱量（大卡）	蛋白質（公克）	脂質（公克）	醣類（公克）
230	4	0.5	53

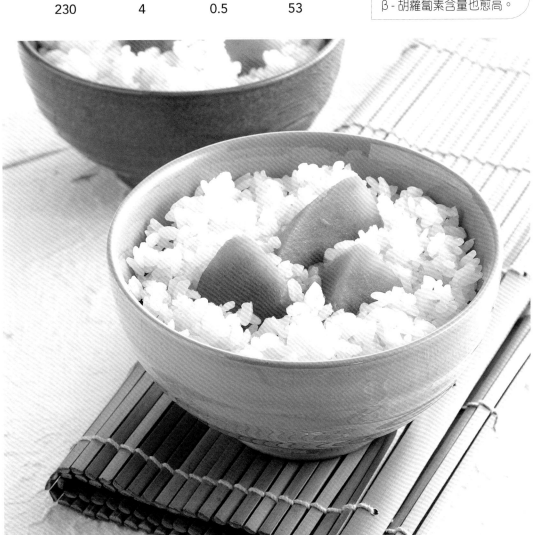

147

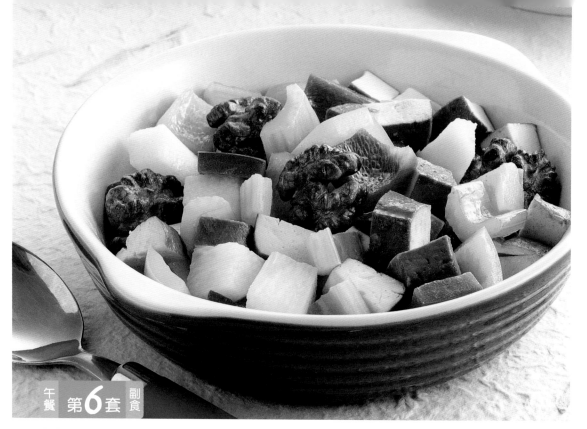

午餐 第**6**套 副食

◌◌◌ 核桃炒素珍

>>> *滋養血脈，增進食慾，烏鬚生髮，消除緊張*

材　料 核桃3個（約10公克）、山藥50公克、豆
干30公克、紅、黃甜椒各30公克、西洋
芹50公克

調味料 鹽1小匙、油1小匙

作　法
1. 核桃洗淨（保留薄膜）；將烤箱溫度設定
為100℃，把核桃放在烤盤上烤5分鐘
左右，取出冷卻備用。

2. 山藥洗淨去皮後切2公分小丁；豆干切
2公分小丁；紅黃甜椒洗淨，切2公分的
菱形塊；西洋芹洗淨去外皮粗纖維，切
2公分小丁。

3. 將山藥、甜椒及西洋芹放入熱水中汆燙，
撈起後瀝乾水分。

4. 起油鍋，放入豆干丁炒至微黃色澤，再
加入山藥、紅黃甜椒、西洋芹及1大匙
水，繼續拌炒2分鐘，再加入核桃和鹽
拌勻，即可食用。

營養分析（一人份量）

熱量（大卡）	蛋白質（公克）	脂質（公克）	醣類（公克）
175	8	11	11

食材營養滿點

▶ 核桃含維生素E、C及膳
食纖維，所含鞣花酸（酚類
化合物），能減少罹癌的危
險性；所含亞油酸，則可淨
化血液，提高大腦功能，增
強腸胃機能和血液循
環，並可鬆弛神經
的緊張狀態，消除
疲勞。

▶ 甜椒含豐富維生素
C，可強化細胞抗氧
化，強化指甲，滋養
髮根及淨化汗腺。

烹調健康滿點

▶ 核桃一天只能吃4～5
個，若吃到5～10個，容易
引起腹瀉；核桃可生吃或熟
食，不過核桃表面的褐色薄
皮，吃的時候不要剝掉，因
其含有部分營養素。

▶ 甜椒營養成分遇熱容易
流失，建議烹調時，用快火
速炒，才能保留營養素。

148

午餐 第**6**套 湯品

干貝烏骨雞湯

>>> 補血補氣，增強免疫力

材料 乾干貝3～4粒（約30公克）、烏骨雞腿1/2支（約100公克）、竹笙10公克、薑片2～3片、鹽1小匙

作法
1. 干貝沖洗過，泡水4～5小時。
2. 烏骨雞腿切塊洗淨，放入熱水中汆燙，撈起後以大量清水沖去血水和髒污。
3. 竹笙洗淨略泡一下水，擠乾水分後，切1公分長的小段，放進熱水中汆燙，撈起備用。
4. 把所有材料放入電鍋內，內鍋加2碗水，外鍋加1.5杯水，煮至開關跳起，加鹽調味，即可食用。

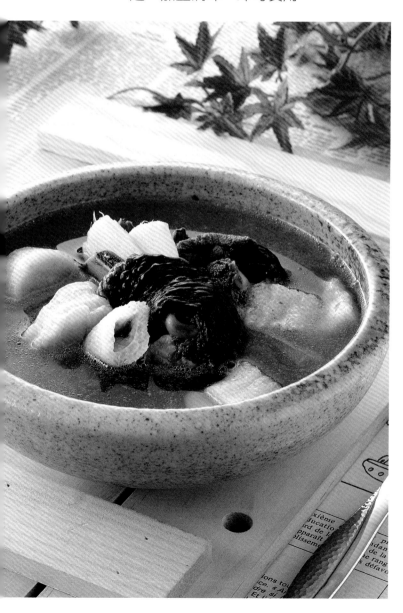

 食材營養滿點

> 干貝味道鮮美，含豐富牛磺酸、肌甘酸、維生素B2及鋅。肌甘酸可促進細胞再生，滋養身體強壯，另含可抗癌的微量元素鍺、硒及膠原蛋白，抑制癌細胞增生。

> 烏骨雞屬於高蛋白、低脂肪及低糖分的鹼性食物，含有豐富的鎂、鈣、鐵及鋅，可調整平衡體液酸鹼度，預防癌症，且雞肉的蛋白質好消化好吸收，是病後不錯的滋補品。

 烹調健康滿點

> 曬乾的干貝，鮮美成分已被濃縮，因此營養成分和功效都較新鮮干貝更理想。常喝干貝烏骨雞湯，可滋養身體、補充體力，建議可多煮一些，放進冰箱冷藏備用。

營養分析（一人份量）

熱量（大卡）	蛋白質（公克）
235	38
脂質（公克）	醣類（公克）
6.4	6

149

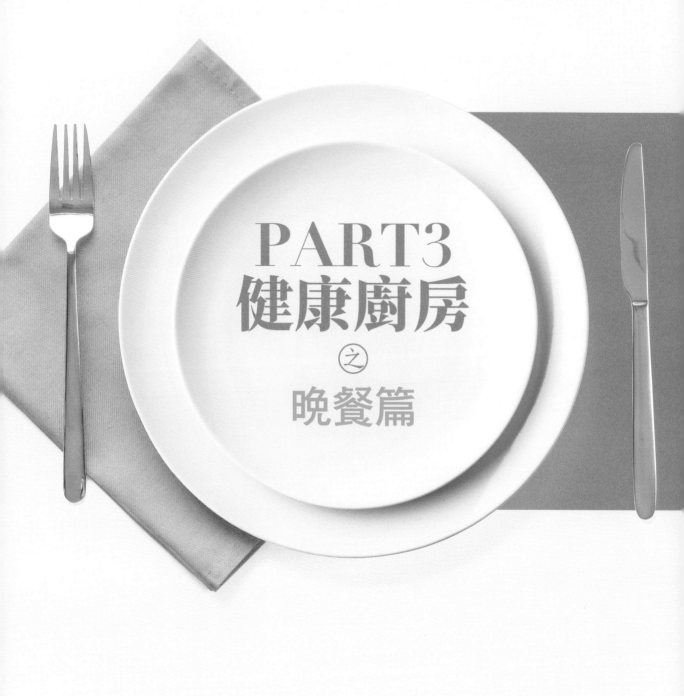

PART3
健康廚房
之
晚餐篇

病友在三餐飲食的熱量分配上，晚餐應占總熱量的30%，例如以每日2000大卡的熱量計算，晚餐約需食用600大卡。

晚餐如同午餐飲食可多樣化，魚類與及海產品（藻類）更不可忽視。飲食盡量清淡，少油、少鹽。加工食品少吃，燻、烤、鹽漬、油炸食物盡量不選用，才能真正吃的健康。

【 化療期間食譜示範 】

第1套：**梅汁排骨．竹笙絲瓜．素四物湯**
（未配有主食，可另加主食2份）

第2套：**燕麥飯．櫻花蝦高麗菜．四君子湯**

第3套：**百合扒蘆筍．檸檬香魚．地骨雞湯**
（未配有主食，可另加主食2份）

第4套：**紅豆五穀米飯．韭菜煎蛋．三菇鮮羹**

第5套：**百香木瓜．香麥蒸蛋．淮杞牛肉湯**
（未配有主食，可另加主食2份）

第6套：**雙色花椰菜．清蒸鮮魚．巴西蘑菇湯**
（未配有主食，可另加主食2份）

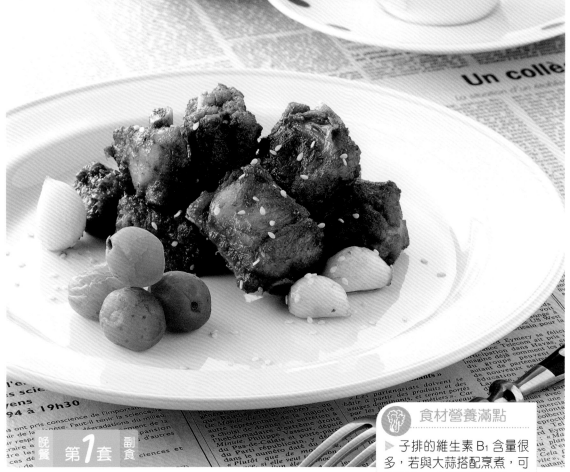

⬛ 梅汁排骨

>>> *增進食慾，消除疲勞，補充體力*

材　料 子排100公克、蒜頭5～6粒（約30公克）、酸梅（青梅）4粒

調味料 梅子漿1大匙、醬油1小匙、梅子醋1小匙、白芝麻少許

作　法
1. 子排洗淨，剁切成3公分大小的塊狀，放入熱水中汆燙，撈起後以大量清水洗去血水和髒污。
2. 蒜頭洗淨剝去外皮，保持完整顆粒狀。
3. 把子排、蒜頭、梅子漿及醬油放入鍋內，以大火煮開後，加進2大匙水，蓋上鍋蓋，改轉小火燉煮40分鐘（需不時攪拌，以防止黏鍋），煮至收汁狀態，加入梅子醋再煮5分鐘，即可熄火。
4. 撒上白芝麻和青梅做裝飾，即可食用。

營養分析（一人份量）

熱量（大卡）	蛋白質（公克）	脂質（公克）	醣類（公克）
320	20	21.7	11.4

🥬 食材營養滿點

▶ 子排的維生素 B_1 含量很多，若與大蒜搭配烹煮，可提高5～6倍的吸收率，能消除疲勞，防止焦慮。

▶ 蒜頭含蒜素硫化物，可消除疲勞，促進解毒和抗氧化，尤其成熟大蒜中的蒜氨酸，可改善身體和大腦疲勞，增強免疫力。

▶ 梅子可戒食物毒、水毒及血毒，還可預防食物中毒和癌症。其所含檸檬酸，可增進食慾，還能整腸，消除疲勞，此外梅子中的苯甲醛和安息香酸，有強烈防腐作用，還可抗癌。

🍴 烹調健康滿點

▶ 子排燉爛較易入口，又加上梅子醬汁，最適合脾胃虛弱，胃口不佳，接受化療的病友食用。

▶ 子排、蒜頭及梅子三種食物互相作用，產生加乘效果，對身體產生最大抗癌功效。

晚餐 第1套 副食

竹笙絲瓜

>>> 祛風祛溼，通經活絡，涼血解毒

材　料 竹笙10公克、絲瓜半斤（300公克）、蔥2根（約20公克）、薑20公克、枸杞10公克

調味料 鹽1小匙、葛根粉1大匙、香麻油1小匙

作　法
1. 竹笙洗淨後略泡水，擠乾水分後，切1公分長的小段，放進熱水中汆燙，撈起備用。

2. 絲瓜洗淨去皮，對切把籽去掉，再切成長5公分寬2公分的長方塊；蔥洗淨，切成3公分的段狀；薑洗淨切絲；枸杞清水略沖。

3. 把竹笙和薑絲放入鍋內，加進1/2碗水，以中火煮開後續滾5分鐘，再放入絲瓜段，煮至絲瓜呈深綠色（記得要不時翻動）。

4. 最後放蔥段、枸杞及鹽調味，用葛根粉勾芡，並淋上香麻油，即可食用。

營養分析（一人份量）

熱量（大卡）	蛋白質（公克）	脂質（公克）	醣類（公克）
65	3.4	0.7	12

 食材營養滿點

▶ 竹笙是寄生在枯竹根部的隱花菌類，又稱真菌之花，是甚為珍貴的菇類，所含聚甘露醣是其他菇類所未分離出的，有抗炎症、抗腫瘤的功效。

▶ 絲瓜含皂苷、黏液質、木膠及干擾素等特殊成分，其黏液具有多醣體，含豐富的纖維質和胺基酸，可提昇免疫力，更可退熱、消炎及清除自由基（抗氧化）。

烹調健康滿點

▶ 竹笙最好能挑選野生種顏色較黃的，表示未經漂白。

▶ 絲瓜是夏季蔬果，最能消暑氣，具清熱解毒作用，對於口腔黏膜破裂的人，也能幫助消炎和抗菌。不過，絲瓜性涼，腸胃虛弱的人不要多吃。

▶ 葛根粉具清熱解毒作用，與絲瓜合用更能加強療效。

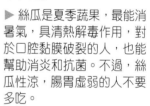

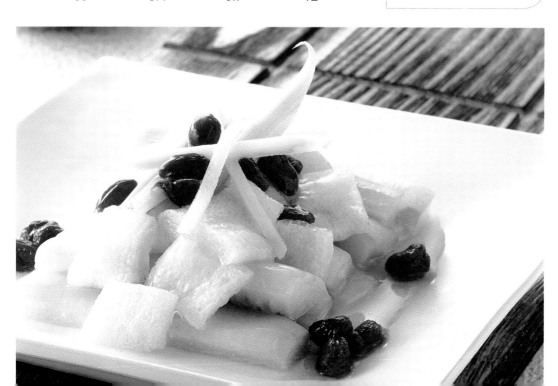

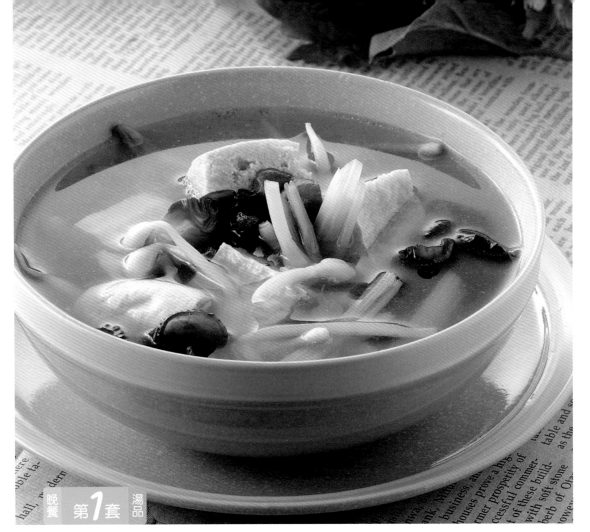

素四物湯

>>> 清熱解毒，增進食慾，補充體力，解鬱安眠

材 料 乾燥金針花20公克、乾燥黑木耳20公克、芹菜3～4根（約30公克）、 黃豆芽100公克、凍豆腐50公克

調味料 鹽1小匙、香麻油1小匙

作 法
1. 金針花、黑木耳清洗後，泡水1小時，瀝乾水分。
2. 芹菜洗淨，切3公分的段狀；黃豆芽洗淨，摘去鬚根；凍豆腐略沖一下水。
3. 把黑木耳、黃豆芽及凍豆腐放入鍋內，加進3杯水，以中火煮20分鐘，再放入金針花，繼續煮滾10分鐘；最後加入芹菜段、鹽及香麻油，即可食用。

營養分析（一人份量）

熱量（大卡）	蛋白質（公克）	脂質（公克）	醣類（公克）
125	14	4	8.5

 食材營養滿點

▶ 金針花性涼無毒，又稱忘憂草，富含 β- 胡蘿蔔素，可清熱解毒，解鬱安神，幫助睡眠。其所含礦物質硒、銅、鐵、鈣及鋅的含量都很高，硒與維生素 E 共作用，可保護細胞膜，維持淋巴細胞活性，提昇免疫力。

▶ 黃豆芽發芽後的蛋白質增加70%，維生素 C 也增加7倍。維生素 C 可促進紅血球再生，阻止致癌物亞硝胺的生成，使體內磷酸氨苷提昇，促使癌細胞轉化為正常細胞，並能抑制病毒。

 烹調健康滿點

▶ 建議選擇乾燥金針花，較無毒性。新鮮金針花因含秋水仙鹼，會氧化有毒物，必須泡水2小時較佳。

晚餐 第2套 主食

燕麥飯

>>> 改善體質，增加體力，防癌抗癌

材料 胚芽米 1/2 量米杯（約 50 公克）、燕麥片 20 公克、胡蘿蔔 10 公克、青豆仁 10 公克

調味料 鹽 1/2 小匙、醬油 1/2 小匙

作法
1. 胚芽米洗淨後，泡水 2 小時；燕麥片洗淨備用。
2. 胡蘿蔔洗淨去皮切 0.5 公分的小丁狀；青豆仁洗淨；把兩者一同放入熱水中汆燙，撈起瀝乾水分。
3. 把胚芽米和燕麥片放入電鍋內，加水略蓋過米面約 0.3 公分，並在外鍋加 1 杯水，煮至開關跳起。
4. 把胡蘿蔔丁、青豆仁、鹽及醬油拌入煮好的飯內，攪拌均勻，即可食用。

營養分析（一人份量）

熱量（大卡）	蛋白質（公克）	脂質（公克）	醣類（公克）
273	7.5	3.3	53

 食材營養滿點

▶ 胚芽米含優質蛋白質、維生素 E、纖維質及亞油酸，可增進腸胃的功能。

▶ 燕麥含豐富的植酸，屬於抗氧化物，可抑制結腸癌細胞的擴散和強化免疫系統。

▶ 青豆仁含豐富維生素 C、β-胡蘿蔔素、鐵質及蛋白質，纖維質含量又高。此外，它還可促進腸道排毒，降低膽固醇。

烹調健康滿點

▶ 胚芽米較糙米好消化吸收，所含維生素 B_1、E，是精白米的 2 倍，非常適合化療期間體質虛弱的人食用。

▶ 容易產生脹氣的病友，建議不要加青豆仁。

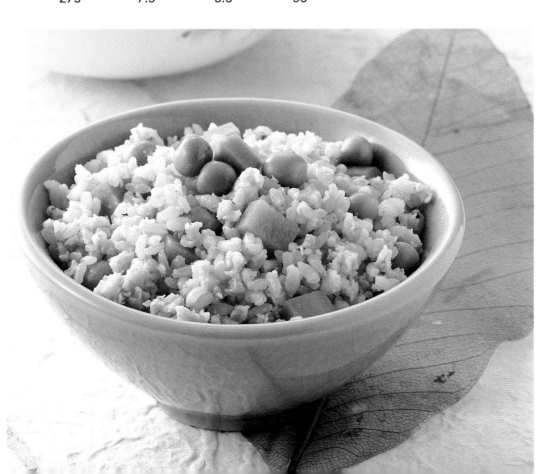

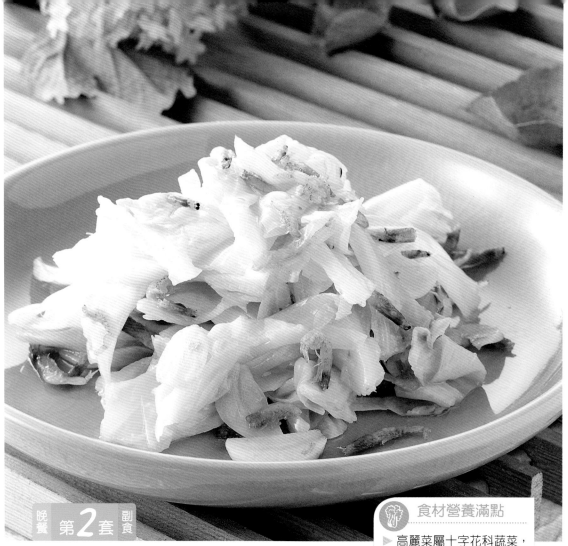

⬤⬤ 櫻花蝦高麗菜

>>> 增進食慾，促進消化，補充體力，防癌抗癌

材 料	高麗菜（或甘藍菜）200公克、櫻花蝦10公克、蒜頭2～3粒（約10公克）
調味料	橄欖油5c.c.、鹽1/2小匙
作 法	1.高麗菜洗淨後，用手剝成2～3公分大小的片狀。 2.櫻花蝦洗淨，泡水10分鐘後即撈起；蒜頭洗淨剝去外皮，拍碎。 3.起油鍋，放入蒜頭爆香，再加入櫻花蝦炒出香味，最後放入高麗菜，加1大匙水，翻炒至葉片熟軟，加鹽調味，即可食用。

營養分析（一人份量）

熱量（大卡）	蛋白質（公克）	脂質（公克）	醣類（公克）
115	8.2	6	9

🥬 食材營養滿點

▶ 高麗菜屬十字花科蔬菜，含多種抗癌成分，抗癌力在所有蔬果中排名第五。其所含蘿蔔硫素抗癌效力最強，可刺激細胞產生解毒物，對抗致癌物。另外，所含吲哚和異硫氰酸鹽，能阻斷並抑制癌的形成，並能抑制黃麴毒素的致癌作用。高麗菜同時含多種胺基酸、胡蘿蔔素、維生素C、鋅及硒，都具有抗癌力和提昇免疫力的效用。

🍴 烹調健康滿點

▶ 生吃高麗菜可得到充分的抗癌作用，所以建議採短時間快速烹調的方式，如快炒、汆燙，可保留較多營養素。高麗菜含有鉻，可調節血糖和血脂，糖尿病人可多吃。

晚餐 第**2**套 湯品

四君子湯

>>> 健脾和胃，增加體力，提昇免疫力

材料 仿土雞腿 1/2 支（約 150 公克）、紅棗 8 粒、黨蔘 3 錢、茯苓 3 錢、白朮 3 錢、甘草 1 錢

調味料 鹽 1/2 小匙

作法 1. 雞腿洗淨後，剁切成 3 公分大小的塊狀，放入熱水中汆燙，撈起以清水沖去血水和髒污。

2. 將所有藥材清水略洗一下，和雞腿一起放入電鍋內，內鍋加 3 碗水，外鍋加 1.5 杯水，燉煮至開關跳起，加鹽調味，即可食用。

營養分析（一人份量）

熱量（大卡）	蛋白質（公克）	脂質（公克）	醣類（公克）
265	30	4	26

 食材營養滿點

▷ 四君子材料有黨蔘、茯苓、白朮、甘草及紅棗。黨蔘，具有溫補氣血和鎮靜安神的作用，同時能幫助提昇白血球；白朮和茯苓可健脾和胃，並幫助消化；紅棗，可升高白血球及鎮靜安神的效果，溫補氣血；甘草，則含有甘草甜素，可誘生干擾素，抗病毒、抗腫瘤，增強免疫力。

 烹調健康滿點

▷ 四君子湯適用於脾胃氣虛、嘔吐腹瀉、消化不良、食慾不振、全身倦怠、面色蒼白症狀。不妨可多煮些份量，如果食慾不振時，就多喝些藥湯補充能量。

▷ 化療期間出現白血球不足，氣虛體弱的情況，可燉煮此湯來滋補調養，增加體力。

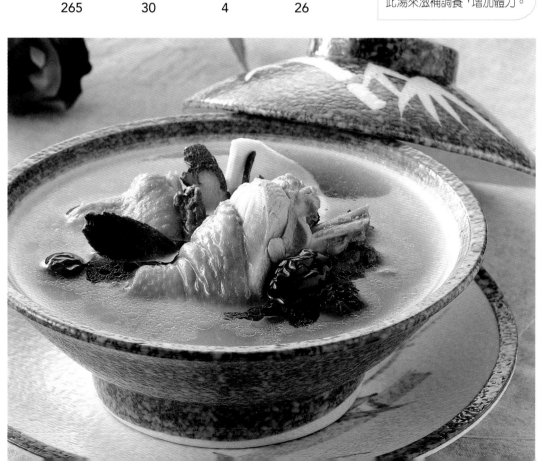

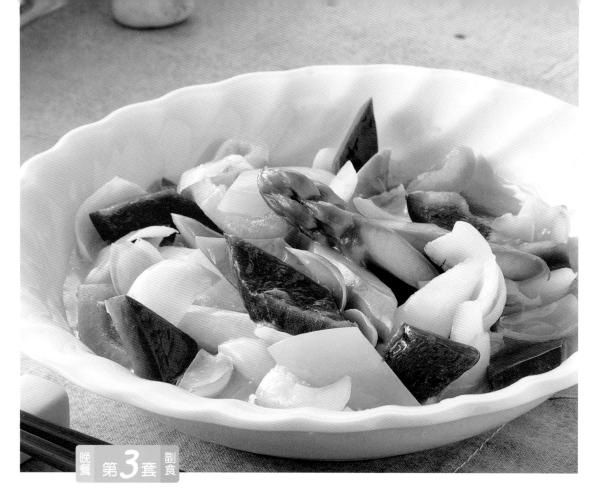

晚餐 第**3**套 副食

百合扒蘆筍

》》》 強力抗癌，消除疲勞，寧心安神

材料 新鮮百合1/2粒（約30公克）、紅、黃甜椒各50公克、蘆筍2～3根（約50公克）

調味料 酵母調味粉1小匙、葛根粉1大匙、香麻油1小匙

作法
1. 百合清洗後，剝成一片一片，放入熱水中汆燙，撈起瀝乾水分；甜椒洗淨，切成2公分大小的菱形塊狀備用。
2. 蘆筍洗淨削掉莖部較粗的皮，洗好後斜切成3公分的段狀，放入熱水中汆燙，撈起沖冷水。
3. 鍋內加1碗水，煮開後放入百合片、蘆筍及甜椒攪拌一下，再加入酵母調味粉，最後用葛根粉加水勾芡，並滴入香麻油，即可食用。

營養分析（一人份量）

熱量（大卡）	蛋白質（公克）	脂質（公克）	醣類（公克）
115	3.8	0.5	25

 食材營養滿點

▶百合性寒，潤肺止咳，清心安神，含多種胺基酸，可提高人體免疫功能和抗癌作用。

▶蘆筍含天門冬酸（屬於胺基酸的種類），可促進新陳代謝，消除疲勞，增加免疫力；又含有豐富的穀胱甘肽，可將活性氧無毒化，使即將癌化的細胞恢復正常；另外也含有葉酸和鈷，可和鐵共作用，預防貧血。

 烹調健康滿點

▶蘆筍在醫學治療中已發現可改善癌（如乳癌、膀胱癌、白血病）的變化，可作為抗癌輔助食品。

▶可用新鮮或罐頭蘆筍（已煮熟），打成蘆筍泥，放於冰箱內，每天服用2次（1次4小匙），幫助增強體質，但蘆筍泥保鮮不能超過7天。

晚餐 第**3**套 副食

檸檬香魚

〉〉〉 滋補身體，增強抵抗力

材　料 香魚一條120公克

調味料 鹽 1/2 小匙、油 1 小匙、檸檬 1/4 片

作　法
1. 香魚刮鱗、去除內臟洗淨，瀝乾水分後，在魚身兩面抹上一層薄薄的鹽。
2. 檸檬外皮洗淨後，切薄片備用。
3. 起油鍋，放入香魚煎 5 分鐘，翻面再續煎 5 分鐘，待魚肉熟透，即可盛起。
4. 食用前擠上檸檬汁，更添美味。

 食材營養滿點

▶ 香魚的肉質細嫩，富含蛋白質，容易消化；又含有鈣和磷，維生素 A 的含量也高，是極佳的滋養品。

▶ 檸檬含菸鹼酸和有機酸，除了有極強的殺菌作用，還能促進胃腸蠕動，幫助消化。

 烹調健康滿點

▶ 香魚產於溪水無污染之處，具有香味，是較安全無污染的河魚，可安心食用。香魚也可用烤或煮的方式，更能保留香味，加上它肉細、刺少，可說是病後極佳的滋補美食。

營養分析（一人份量）

熱量（大卡）	蛋白質（公克）	脂質（公克）	醣類（公克）
213	22.3	12	4

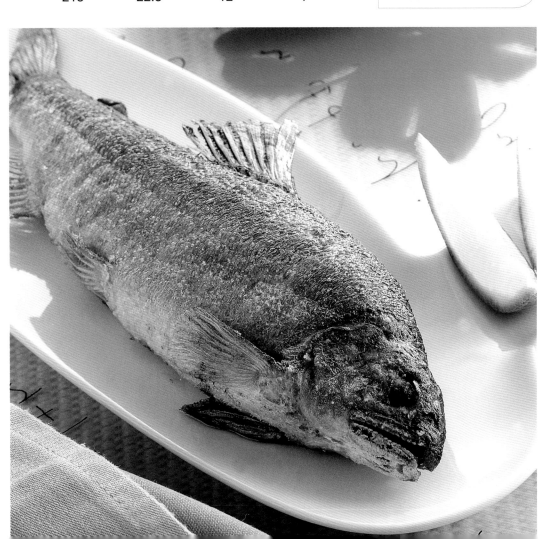

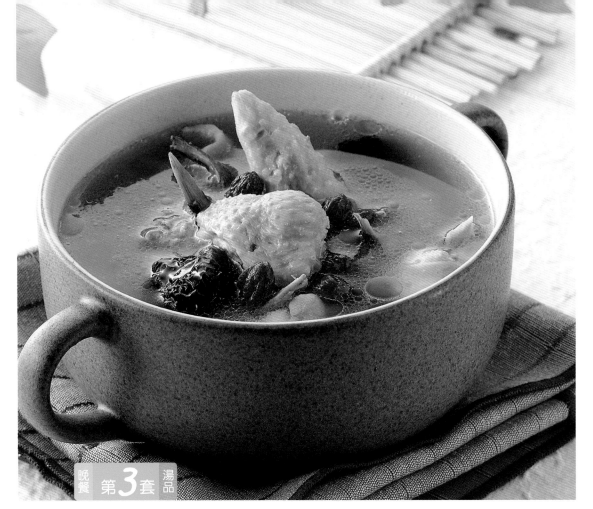

⚫⚫ 地骨雞湯

>>> **清熱退火，增強體力**

材　料 仿土雞腿 1 支（約 100 公克）、地骨皮 30 公克、黑棗 20 公克、枸杞 10 公克

調味料 米酒 1 大匙、鹽 1/2 小匙

作　法
1. 雞腿洗淨後，剁切成 3 公分大小的塊狀，放入熱水中氽燙，撈起以清水沖去血水和髒污。

2. 地骨皮和黑棗洗淨；枸杞略沖一下水，備用。

3. 把地骨皮放入電鍋內，內鍋加 2 碗半的水，外鍋加 1 杯水，燉煮至開關跳起，再放入雞腿、黑棗及米酒，並在外鍋重新加 1 杯水，繼續燉煮至開關跳起，加入枸杞和鹽調味，即可食用。

🥦 食材營養滿點

▶ 地骨皮就是枸杞子根部的皮，可清熱涼血、退虛熱。如果化療病友在夏季中暑熱、發汗多，又不宜用涼性食物或消炎藥物，即可用地骨皮退虛熱。

🥄 烹調健康滿點

▶ 地骨皮雞湯，很適合夏季酷熱時食用，可幫助清暑熱。但如果有腹瀉的人，不要飲用此湯，因為地骨皮性涼。地骨皮也可以和黑棗熬煮久一點，量可多煮一些，當作日常飲料，一天喝 2 次。

營養分析（一人份量）

熱量（大卡）	蛋白質（公克）	脂質（公克）	醣類（公克）
212	21	5	21

晚餐 第**4**套 主食

● 紅豆五穀米飯

>>> 補氣補血，增加體力，排毒抗癌

材料 大花豆10公克、雞豆（雪蓮子）10公克、五穀米1/2量米杯（約60公克）、三寶粉1大匙

作法
1. 大花豆和雞豆洗淨後，分別泡水7～8小時；五穀米洗淨，泡水2～3小時備用。
2. 把大花豆先放入電鍋內，內鍋加1杯水，外鍋也加1杯水，煮至開關跳起即可；雞豆也以同樣的方式煮好。
3. 把五穀米、煮好的大花豆及雞豆，一同放入電鍋內拌勻，內鍋加水蓋過米面0.3公分，並在外鍋加1杯水，煮至開關跳起，趁米飯溫熱時，加入三寶粉拌勻即可。

食材營養滿點

▶ 大花豆含較多的膳食纖維和皂角苷，能幫助通腸、排毒及抗癌，加上鐵和葉酸的含量也高，可促進造血功能。

▶ 雞豆的蛋白質含量高，膳食纖維也多，可補充體力和促進腸道排毒。

▶ 五穀米含各類穀物，包含紅扁豆、野米、糙米、裸麥、小米及高粱等，可說營養豐富，不論蛋白質、膳食纖維及維生素的含量都很多，可提供熱量和促進排毒。

烹調健康滿點

▶ 大花豆和雞豆放入電鍋蒸煮時，記得要分開煮，否則會互相染色。

▶ 香甜可口的五穀米飯，除了直接食用，還可做成飯糰享用。不過，容易腹脹的人，豆類不要多吃。

營養分析（一人份量）

熱量（大卡）	蛋白質（公克）	脂質（公克）	醣類（公克）
260	7.7	1.8	54

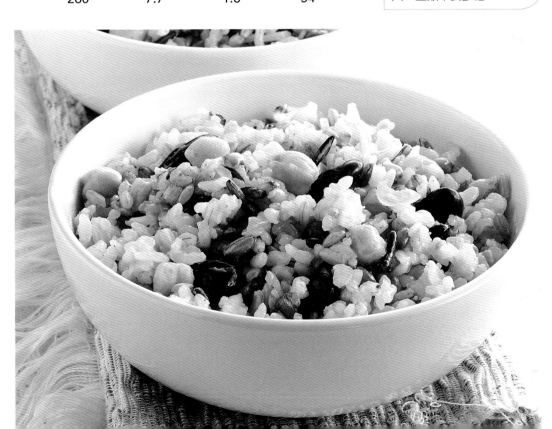

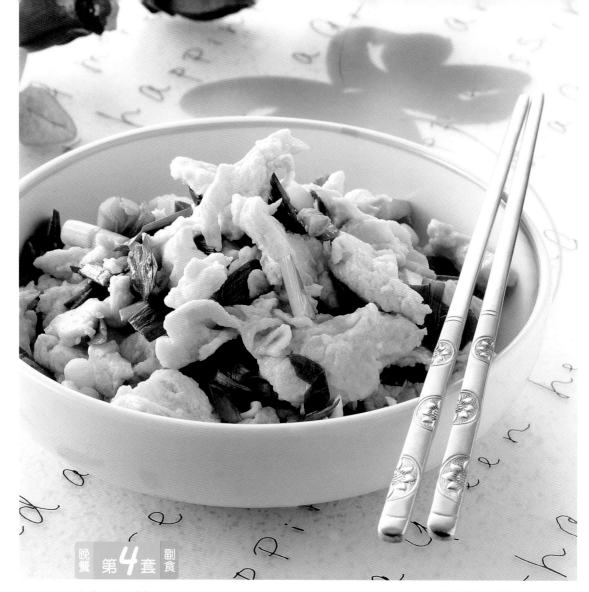

晚餐 第**4**套 副食

韭菜煎蛋

〉〉〉 保暖健胃，清熱解毒

材　料	韭菜50公克、雞蛋1個
調味料	油1大匙、鹽1/2大匙
作　法	1.韭菜洗淨後，瀝乾水分（水分乾一點比較好煎），切成2公分的段狀。
	2.蛋殼洗淨敲開，把蛋液打散。
	3.炒鍋加油燒熱，把蛋液倒入鍋內，以中火快炒，並用筷子不斷攪散，最後加入韭菜拌勻，待韭菜顏色變深綠色，加鹽調味，即可食用。

營養分析（一人份量）

熱量（大卡）	蛋白質（公克）	脂質（公克）	醣類（公克）
185	8	16	2.3

 食材營養滿點

▶ 韭菜是精力蔬菜，富含維生素A、C及E，具有抗氧化作用；又含有維生素 B_1 和 B_2，加上所含的蒜素，還可促進維生素 B_1 的吸收，對消除疲勞非常有效；而所含的鋅元素，更可滋補肝腎。此外，韭菜粗纖維多，可促進胃腸蠕動，有助排毒。

烹調健康滿點

▶ 韭菜的纖維質粗，胃腸虛弱、容易腹瀉的人，不宜食用。

▶ 除了炒雞蛋，韭菜炒豬肝也是極佳的滋養品，可以替換食用。

晚餐 第4套 湯品

三菇鮮羹

>>> 促進食慾，補充體力，防癌抗癌

材 料 柳松菇50公克、杏鮑菇50公克、鮮香菇50公克、豬絞肉50公克、胡蘿蔔20公克、香菜少許、柴魚片1小包（約10公克）

調味料 鹽1/2小匙、醬油1大匙、地瓜粉1大匙、香麻油1/2小匙

作 法 1. 柳松菇切除蒂頭、洗淨；杏鮑菇和鮮香菇洗淨，分別切成長條狀；胡蘿蔔洗淨去皮，切成細絲；香菜洗淨後切碎備用。

2. 豬絞肉略洗過，加入醬油拌勻（也可加點地瓜粉，好讓豬絞肉烹煮時，較不易散掉），讓其醃入味。

3. 把柳松菇、杏鮑菇及鮮香菇放入鍋內，加進3碗水，煮開後放入豬絞肉、紅蘿蔔絲及柴魚片，重新煮開5～10分鐘後，加入鹽和醬油調味，並用地瓜粉勾芡，淋上香麻油，撒上香菜末，即可食用。

 食材營養滿點

▶ 柳松菇、杏鮑菇及香菇，都含有多醣體和膳食纖維，可以抗腫瘤，調節免疫功能。加上菇類蛋白質含量多，且多為必需胺基酸，更容易被人體所吸收；另外，所含豐富維生素B群，能協助新陳代謝。而且杏鮑菇還含有豐富的寡糖，能整腸和美容。

▶ 香菜含維生素C、胡蘿蔔素、鎂、鈣及甘露醇，可除脹氣，健胃整腸，促進食慾。

 烹調健康滿點

▶ 柳松菇類選購時要注意新鮮度，如果有變黑或出水狀態，就不宜食用。

▶ 菇類可自行更換種類，如金針菇、美白菇等。此外，菇類可煮久一點，讓其更加美味提鮮，愈煮味道愈濃。

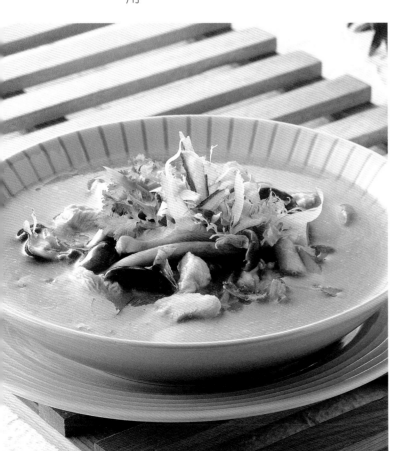

化療期間的食譜示範——晚餐篇

營養分析（一人份量）

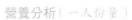

熱量(大卡)	蛋白質(公克)
195	17
脂質(公克)	醣類(公克)
1	30

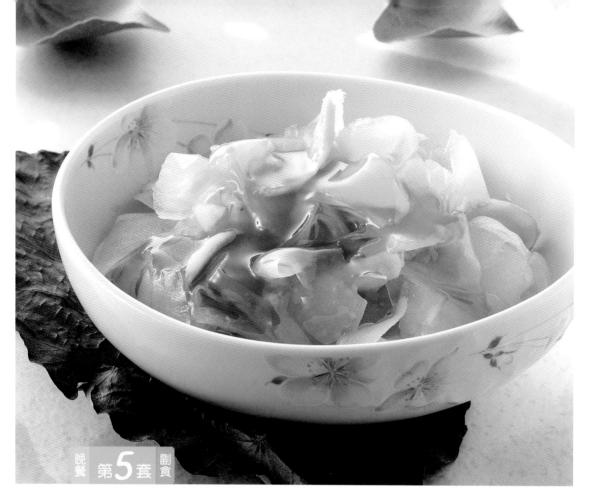

⠿ 百香木瓜

>>> 止嘔消脹，增進食慾

材 料 青木瓜1/2個（約200公克）、 鹽2小匙、
嫩薑50公克、檸檬1個（約50公克）、百
香果汁30c.c.

作 法 1.青木瓜洗淨，去皮挖籽後，用刨刀將瓜
肉刨成長條形。

2.將青木瓜絲加1小匙鹽抓拌，醃漬1小時，
讓瓜肉變軟，再將鹽分洗掉，擠乾水分。

3.嫩薑洗淨切薄片，加1小匙鹽抓拌，醃
漬1小時，再將鹽分洗掉，擠乾水分；
檸檬外皮洗淨，擠汁並濾除籽。

4.把青木瓜絲和嫩薑片，加進檸檬汁和百
香果汁，攪拌均勻後，放入乾淨的容器
內密封好，放進冰箱內冷藏，浸泡1天
後，即可取出食用。

營養分析（一人份量）

熱量（大卡）	蛋白質（公克）	脂質（公克）	醣類（公克）
160	3	1.2	36

⠿ 食材營養滿點

▶ 青木瓜含多量的維生素C
和 β - 胡蘿蔔素，具抗氧化
作用，可預防腫瘤形成；其
所含的木瓜鹼，有抗腫瘤作
用。此外，木瓜蛋白酶，
還可幫助消化，改善
化療後的腹脹、消
化不良、口渴及燥
熱的症狀。

▶ 薑所含的薑油，能抑制癌
細胞發育；薑辣素則具有極
強抗氧化作用，能幫助抗
癌。此外，薑是消除噁心的
天然療方，能有效地舒解化
療後所產生的噁心不適感。

⠿ 烹調健康滿點

▶ 木瓜和薑一同食用，可以
加強抗腫瘤的效果，並能有
效改善噁心、嘔吐及脹氣。

晚餐 第5套 副食

香麥蒸蛋

>>> 滋補體力，增加免疫力

材 料 麥片10公克、胡蘿蔔丁20公克、雞蛋1個

調味料 鹽1/2小匙

作 法 1. 麥片和胡蘿蔔丁，放入熱水中氽燙至微熟狀態，撈起瀝乾水分。

2. 蛋殼洗淨敲開，把蛋液倒入碗內，加入4倍的水量，攪打成起泡狀態，再放入麥片和鹽，攪拌均勻。

3. 把蛋液放入鍋內，以隔水加熱的方式，中火蒸10分鐘，待蛋液已凝固，再灑上胡蘿蔔丁，即可食用。

 食材營養滿點

▶ 麥片含有蛋白酶抑制劑，能抑制癌細胞入侵健康細胞，阻斷癌細胞擴散。此外，麥片還含水溶性纖維，能促進腸道排毒。

▶ 雞蛋含優質蛋白質，又容易消化，不僅可完全吸收8種必需胺基酸，且含多量維生素 E、B_2 及鐵質，彼此的作用相輔相成，可強化血液和肌肉，增加體力。

 烹調健康滿點

▶ 蛋液和水的比例為1:4～5，這樣蒸出來的蛋，最香軟可口。

▶ 接受化療的人，如果胃口不佳、吞食困難，蒸蛋很適合食用。

營養分析（一人份量）

熱量（大卡）	蛋白質（公克）	脂質（公克）	醣類（公克）
135	8.5	6.8	9

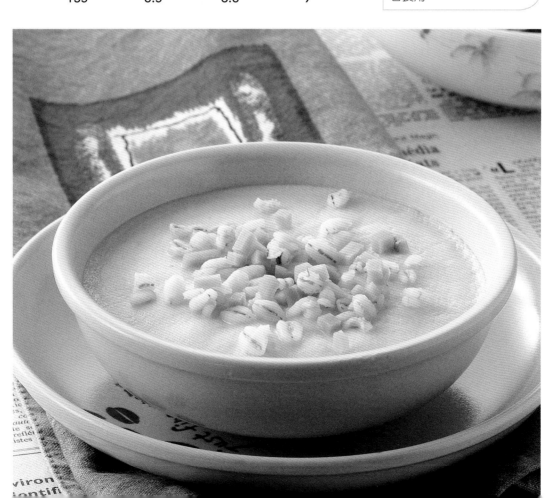

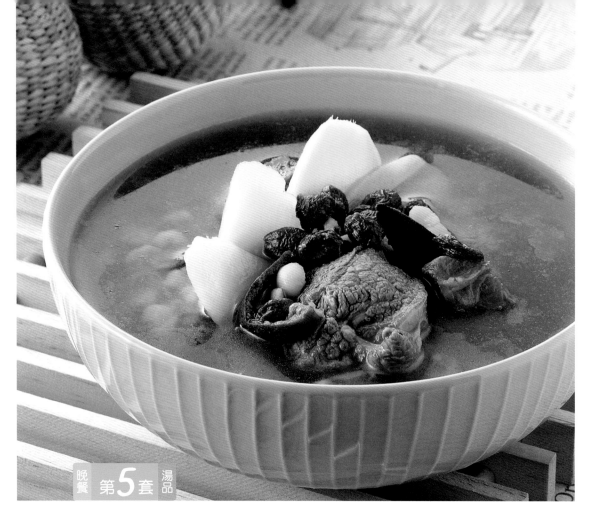

●● 淮杞牛肉湯

>>> 健脾開胃，滋補身體，增強抵抗力

材　料 牛腱肉150公克、淮山10公克、枸杞10公克、芡實10公克、陳皮5公克、薑片30公克

調味料 米酒1～2大匙、鹽1/2小匙

作　法

1. 牛腱肉洗淨，切成3公分大小的塊狀，放入熱水中汆燙，撈起以清水沖去血水和髒污。

2. 將其餘材料，以清水略沖一下。

3. 把牛腱肉、淮山、芡實、陳皮及薑片，一起放入電鍋內，內鍋加3碗水和米酒，外鍋加1.5杯的水，煮至開關跳起。

4. 續加入枸杞和鹽調味，並在外鍋加1/4杯水，煮至開關跳起，即可食用。

營養分析（一人份量）

熱量（大卡）	蛋白質（公克）	脂質（公克）	醣類（公克）
245	33	6	15

食材營養滿點

▶ 牛腱的瘦肉脂肪低，又耐燉煮，含有優質蛋白、鐵及鋅，與中藥材一同燉煮，可幫助滋補身體。

▶ 芡實味甘性平，含皂苷、澱粉、蛋白質、維生素B及C，有補脾、止瀉及祛溼的效用。

▶ 陳皮含陳皮素和揮發油（檸檬烯），有理氣、健脾、化痰及止嘔的療效。

烹調健康滿點

▶ 淮杞牛肉湯可補充體力，尤其適合化療的人，能促進食慾，提昇白血球功能。此湯可多煮一些，放進冰箱內冷藏，方便隨時食用。

雙色花椰菜

〉〉〉補充體力，防癌抗癌

材料 綠花椰菜50公克、白花椰菜50公克、胡蘿蔔50公克、秀珍菇50公克、紫高麗菜20公克

調味料 梅汁味噌汁或香椿汁1大匙

作法
1. 綠花椰菜和白花椰菜洗淨後，切小朵；胡蘿蔔洗淨去皮，切小片；秀珍菇洗淨，切除蒂頭，切小朵。
2. 把**作法1**處理好的食材，放入熱水中燙熟，撈起沖冷開水。
3. 紫高麗菜洗好後，再用冷開水沖過，瀝乾水分，切細絲。
4. 把燙好的蔬菜和紫高麗菜絲，全部放在盤子內，淋上醬汁，即可食用。

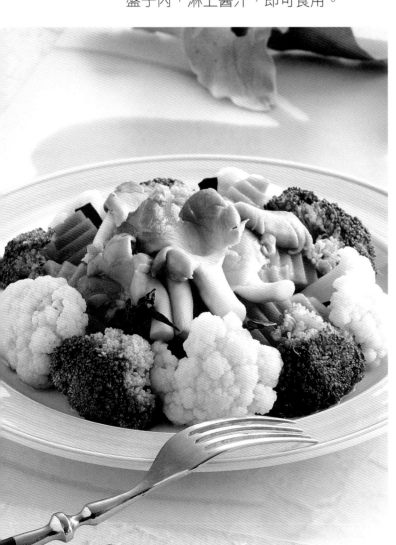

 食材營養滿點

▶ 綠花椰菜含異硫氰酸鹽，可抑制癌細胞的增殖，β-胡蘿蔔素和穀胱甘肽的含量豐富，可抑制白由基產生；也含有豐富的維生素C、B群、鐵質、亞麻油酸及鈣質，可提供免疫力，增強抵抗力，是高營養價值的蔬菜，可稱為蔬菜之王。

▶ 秀珍菇含豐富的20種胺基酸，適合病癒、兒童及老年人食用，也是素食者蛋白質最主要的來源之一。其子實體（菇類的某部分）的糖蛋白（POGP），能直接殺死腫瘤細胞，且不會對免疫系統造成傷害。

 烹調健康滿點

▶ 綠花椰菜用汆燙方式，時間不要過久，一變深綠色，即可撈起，而燙菜的水裡含多量抗癌成分，也可飲用（花椰菜要在生機店購買，確保無農藥存留才行）。花椰菜的莖節外皮，不要剝掉，最好一起食用，因為內含有最多吲哚的抗癌物。

▶ 醬汁可隨個人喜好變更，其中香椿醬汁，也具備抗癌功效。

▶ 此菜作法簡單，所含味噌汁、綠花椰菜及秀珍菇，都具有抗癌成分，可稱強力抗癌菜，不妨常常食用。

營養分析（一人份量）

熱量（大卡）	蛋白質（公克）
100	6
脂質（公克）	醣類（公克）
1.5	16

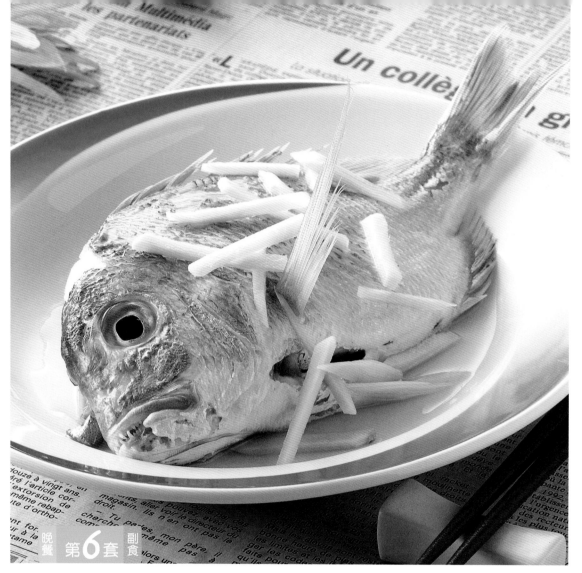

清蒸鮮魚

>>> 止嘔、散熱、解毒、防癌,補充體力

材　料 赤鯮魚1尾(約120公克)、薑絲20公克

調味料 鹽1/2小匙、米酒1/2小匙

作　法
1. 赤鯮魚刮除鱗片,清除內臟,洗淨後抹乾水分。
2. 把魚放在一有深度的盤子內,魚身上面放薑絲,並加點水蓋過魚身。
3. 鍋內水煮滾後,將魚放入,蓋上鍋蓋,以大火蒸3~5分鐘,取出後,再加入鹽和米酒,即可食用。

食材營養滿點

▶ 赤鯮魚是名門千金高貴魚,日本人最愛其含豐富蛋白質。此外,維生素A含量也極高,可保護黏膜層,可作為化療時的營養補充品。

烹調健康滿點

▶ 嘔吐不舒服的人,可喝些薑湯和多吃魚肉,來補充體力。

▶ 也可用魚肉較細嫩的馬頭魚、鱸魚來替換。

▶ 蒸魚時,要等水開後才能放入,這樣才可以保持魚肉的嫩度,火候大約控制在5分鐘即可。

營養分析(一人份量)

熱量(大卡)	蛋白質(公克)	脂質(公克)	醣類(公克)
140	25	4	1

晚餐 第**6**套 湯品

巴西蘑菇湯

》》》 健脾養胃，增強體力，強力抗癌

材 料 乾燥巴西蘑菇20公克、龍骨100公克、牛蒡50公克、蓮藕1小節（約100公克）、胡蘿蔔1/2條（約50公克）、紅棗10粒（約20公克）

調味料 米酒2大匙、鹽1/2小匙

作 法
1. 巴西蘑菇洗淨後，對切兩半，放入開水內浸泡2小時。
2. 龍骨洗淨後，放進熱水中汆燙，撈起後以大量清水洗去血水和髒污。
3. 牛蒡洗淨去皮，斜切成2～3公分的小段；蓮藕洗淨切薄片；胡蘿蔔洗淨去皮，切成塊狀；紅棗洗淨備用。
4. 把所有材料（包含米酒）放入電鍋內，內鍋加3碗水，外鍋加1.5杯水，煮至開關跳起，加鹽調味，即可食用。

食材營養滿點

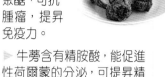

▶ 巴西蘑菇又稱姬松茸，富含多醣體，尤其是β-葡聚醣，可抗腫瘤，提昇免疫力。

▶ 牛蒡含有精胺酸，能促進性荷爾蒙的分泌，可提昇精力。另外，所含纖維素、木質素及綠原酸，都是抗癌成分，能發揮強大抗癌作用。

▶ 蓮藕含豐富維生素 B、C、天門冬素及兒茶酚，煮熟後食用，能健脾、養胃、養氣及養血。

烹調健康滿點

▶ 巴西蘑菇是日本人最愛用來防癌的食物之一，目前台灣已有生產，在生機店可買到乾貨，至於大陸貨，雖然較便宜，但要慎防黃麴菌污染。

▶ 巴西蘑菇湯，可稱為保健抗癌湯，具有超強抗氧化和抗癌成分，如巴西蘑菇中的多醣體；牛蒡中的木質素；胡蘿蔔裡的β-胡蘿蔔素，全家都適合喝。

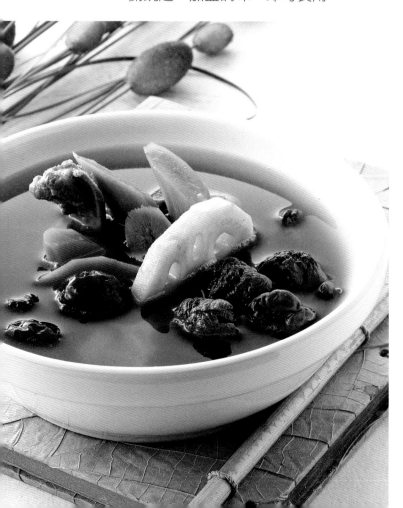

營養分析（一人份量）

熱量（大卡）	蛋白質（公克）
265	10.5
脂質（公克）	醣類（公克）
1.2	54

169

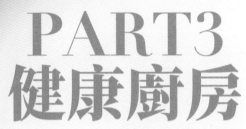

PART3
健康廚房
之
點心＆保健茶篇

病友在接受治療時，常因副作用而無法進食，或食慾不振、食之無味。可在可在餐與餐之間，準備一些小點心，建議多選擇體積小但熱量高的點心，來補充熱量及營養素。

【 化療期間食譜示範 】

點　心：銀耳百合湯‧薏仁薄荷湯‧枸杞藕粉糊‧紅芋奶露‧優格石花凍
　　　　杏仁桑椹凍‧野米桂圓粥‧首烏芝麻糊

保健茶：蓼麥茶‧舒咽茶‧菊芍飲‧紫蘇生薑飲‧白朮抗癌茶‧玫瑰蜜茶
　　　　補氣湯‧黃耆紅棗茶

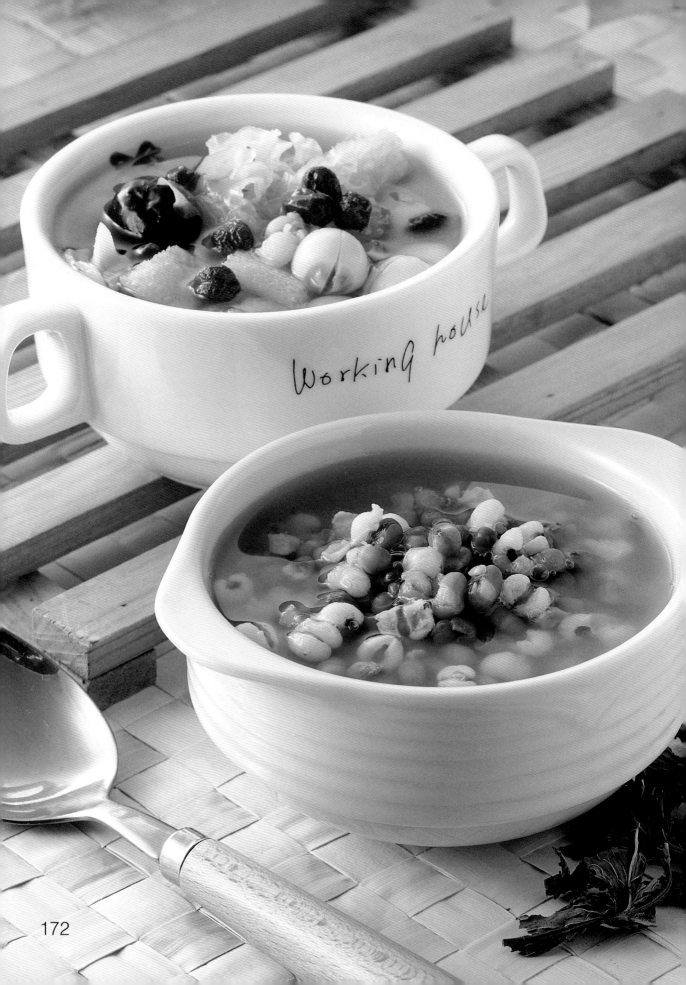

● 銀耳百合湯

>>> *清熱退火，增強白血球活力，提昇免疫力*

材料 薏仁20公克、白木耳10公克、竹笙1～2條（約10公克）、蓮子30公克、紅棗10粒（約20公克）、乾百合20公克、粉光蔘7～8片（約10公克）、枸杞20粒（約10公克）、冰糖10公克

作法
1. 薏仁洗淨，泡水5～6小時；白木耳洗淨，泡水1～2小時，摘去蒂頭，剝小片備用。
2. 竹笙洗淨，略泡一下水，切小段、汆燙後撈起。
3. 蓮子、紅棗、百合、粉光蔘及枸杞，以清水沖洗好。
4. 將所有材料（除枸杞外），放入電鍋內，內鍋加4碗水，外鍋加1杯水。
5. 煮至開關跳起，加入枸杞和冰糖，並在外鍋加1/2杯水，繼續煮至開關跳起，即可食用。

● 薏仁薄荷湯

>>> *清熱解毒，改善口腔不適，減輕疼痛*

材料 薏仁20公克、綠豆30公克、乾薄荷葉5公克、冰糖10公克

作法
1. 薏仁和綠豆洗淨，泡水4小時後，把水倒掉。
2. 把薏仁和綠豆放進鍋內，加2碗半的水，以大火煮開後，蓋上鍋蓋，改轉小火煮30分鐘。
3. 加入薄荷葉和冰糖，續煮10分鐘後熄火，放涼後即可食用。

食材營養滿點

▶ 白木耳含多醣體和鐵、鎂、鈣、鉀等礦物質，又含有多種胺基酸，能增強白血球功能，增進免疫力。

▶ 紅棗內含多種三萜類化合物，具有抗癌活性；所含維生素和微量元素，皆可增強免疫功能。

▶ 粉光蔘含皂苷，能增進免疫系統的活性，提昇免疫力。

▶ 薏仁含硒元素，可抑制癌細胞增生，常吃可減少肺癌發病機會。

▶ 綠豆含豐富維生素和鉀、鈣、磷等礦物質，能增強體力，提昇免疫力。此外，所含蛋白質、磷脂均有興奮神經、增進食慾的功能。

▶ 薄荷具有冰涼的作用，可減輕口腔不適，增加舒適感。

烹調健康滿點

▶ 化療後口腔黏膜破損，無法進食固體食物，可食用銀耳百合湯，補充熱量和促進白血球增生；尤其在白血球數目不足時，更應常吃。

▶ 白木耳可先用果汁機打碎，再和其餘材料一同煮成糊狀，更方便進食。

▶ 薏仁薄荷湯也可以不加冰糖，當作開水飲用，放涼後再喝，效果更好！

營養分析（一人份量）

	熱量（大卡）	蛋白質（公克）	脂質（公克）	醣類（公克）
銀耳百合湯	240	11	1	50
薏仁薄荷湯	183	10	1.3	33

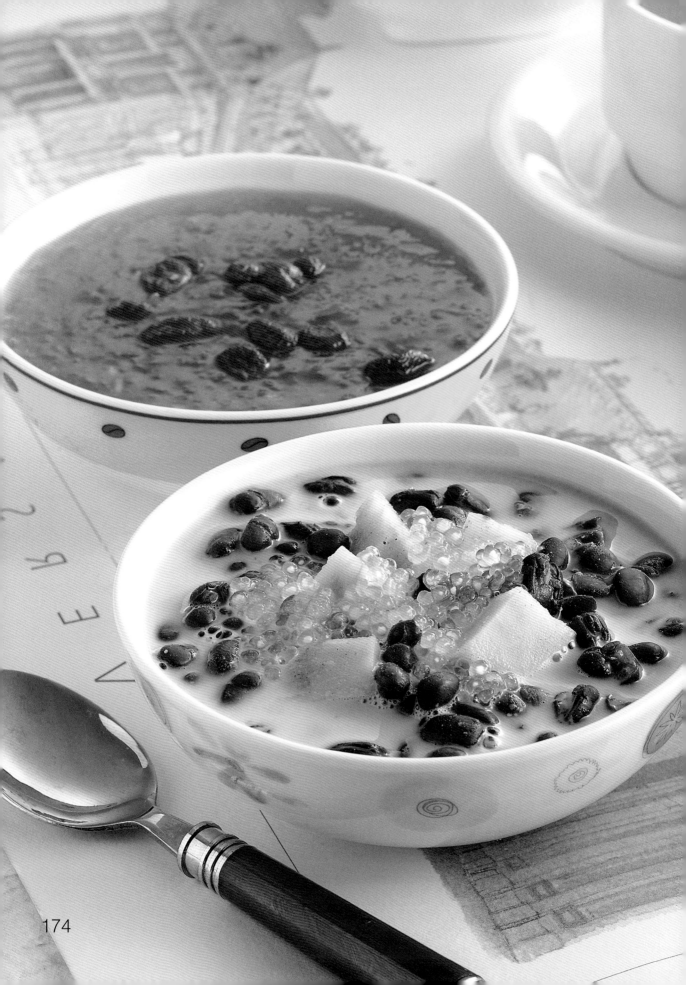

點心 **2** 道

●枸杞藕粉糊

>>> 清涼退火，改善貧血，補充體力，恢復元氣，具免疫調節，抑制腫瘤功效

材料 藕粉30公克、枸杞20粒（約20公克）、細粒冰糖1大匙（約10公克）

作法
1. 枸杞洗淨，以熱開水沖洗一遍。
2. 將藕粉放入碗內，沖入250c.c.熱開水，並加入冰糖，仔細調勻讓藕粉顆粒充分溶解。
3. 把枸杞加入藕粉糊中，攪拌調勻，即可食用。

●紅芋奶露

>>> 補氣補血，消除疲勞，恢復元氣

材料 紅豆30公克、西谷米10公克、芋頭50公克、奶水50c.c.、冰糖30公克

作法
1. 紅豆洗淨，泡水8小時後，把水倒掉，將紅豆放入碗內，加少許水蓋過紅豆，放進電鍋內，並在外鍋加1.5杯水，蒸煮至熟透。
2. 西谷米倒進熱水中，邊煮邊攪拌至西谷米呈透明狀，即可撈出沖冷水。
3. 芋頭洗淨去皮，切2公分方塊狀；奶水加入1碗半的水調勻；將芋頭加入奶水，以中火煮約30分鐘，讓芋頭熟軟。
4. 把紅豆、西谷米及冰糖加入芋頭奶水中，慢慢煮至泥狀，即可食用。

 食材營養滿點

▶ 藕粉含鐵質和維生素 B_{12}，可改善貧血，也是病後很好的滋補品。

▶ 枸杞含 β-胡蘿蔔素、維生素B_1、B_2 和 C，以及多醣體、鍺、鐵、鉀、鎂等礦物質，具有免疫調節，抑制腫瘤的效果。

▶ 紅豆外皮含豐富皂素，是多酚化合物，具抗氧化作用，可活化細胞，淨化血液。紅豆還富含膳食纖維，能促進腸蠕動，排除毒物。此外，所含葉酸，還能促進造血機能。

▶ 西谷米性味甘溫，可溫平補脾，改善消化不良現象，最適於化療後腸胃道不舒適的滋補。

▶ 奶水味甘、性微寒，可潤腸通便，同時含多種維生素、葉酸及泛酸，能補充元氣。

烹調健康滿點

▶ 藕粉性涼，脾胃虛寒，容易腹瀉的人，不宜食用；其澱粉量很高，糖尿病人也不宜食用。不過，藕粉熱量高，倒是可作為熱量不足時的補充品。

▶ 紅豆和西谷米可一次煮多量一點，分裝成小包放在冰箱內儲存，想吃時再加入芋頭或地瓜，可當點心或補充熱量不足。

營養分析（一人份量）

	熱量（大卡）	蛋白質（公克）	脂質（公克）	醣類（公克）
枸杞藕粉糊	215	2.5	0.2	51
紅芋奶露	307	11	5.3	54

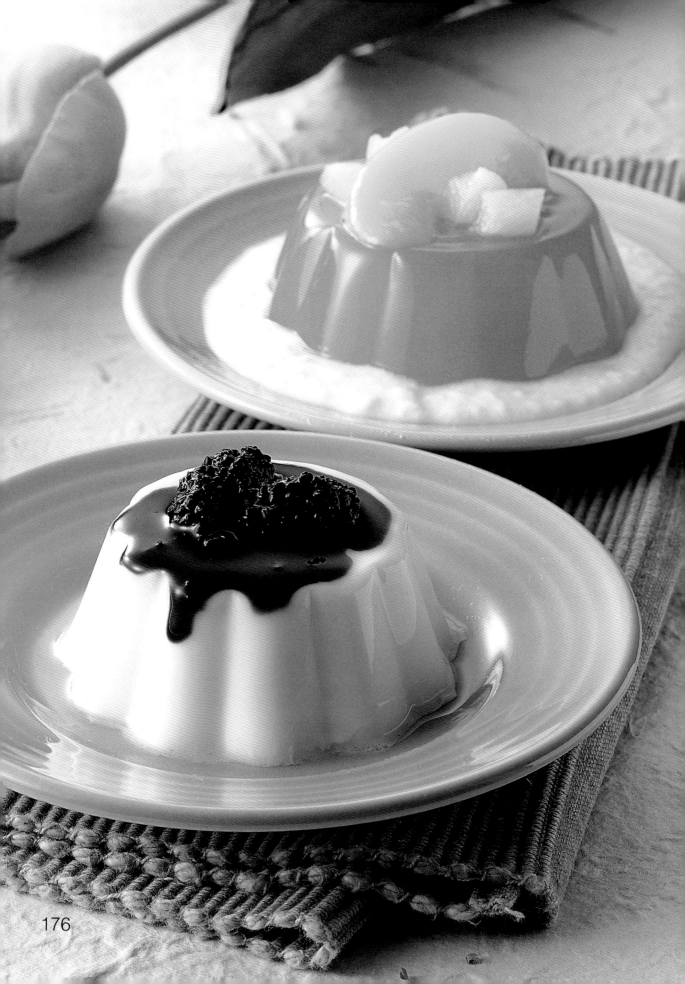

點心 **2** 道

優格石花凍

〉〉〉 清熱退火，增進食慾，幫助消化

材料 石花菜30公克、冰糖30公克、優格50c.c.、鳳梨丁30公克、水蜜桃丁30公克

作法
1. 石花菜泡水1小時後，以清水不斷沖洗，仔細去除雜質。
2. 石花菜加進4碗水，以大火煮開後，蓋上鍋蓋改轉小火煮1小時，熬到水呈黏膠狀，再加入100c.c.的水繼續煮開。
3. 以濾網濾出石花凍汁，倒入乾淨的容器內，待其稍涼後，放進冰箱內冷藏。
4. 取出石花凍，倒在盤子內，淋上優格並撒上鳳梨丁、水蜜桃丁，即可食用。

杏仁桑椹凍

〉〉〉 補氣補血，預防風寒

材料 甜味杏仁粉10公克、吉利丁（果凍粉）1～1.5大匙、全脂牛奶300c.c.、桑椹醬20c.c.

作法
1. 杏仁粉加50c.c.水，調成糊狀；吉利丁加50c.c.水，調勻溶解。
2. 全脂牛奶倒進杏仁糊內，以中火邊煮邊攪拌（以防黏鍋）至煮開。
3. 將溶解的吉利丁緩緩加入，攪拌均勻後，即可熄火，倒入乾淨的容器內，待其稍涼後，放進冰箱內冷藏。
4. 食用時淋上桑椹醬，以增加美味。

食材營養滿點

▷ 石花菜屬於紅藻類，日本人非常喜愛，其含有豐富的藻紅素、藻藍素、維生素 B_1、B_2 以及鉀、碘和鈣等礦物質，可說是「海中極寶」，不僅能促進腸蠕動，幫助消化，還能排除毒素。

▷ 杏仁（南杏）帶甜味，含杏仁油、雄性酮和雌二醇，有去痰、止咳的療效。

▷ 桑椹味甘性溫，含芸香苷、花青素苷、胡蘿蔔素、維生素A、B和C，有補肝、養血、生津的效果。

烹調健康滿點

▶ 優格石花凍酸中帶甜，不僅增進食慾又能幫助消化，不過腸胃寒虛者不宜多吃，以免腹瀉；也可在石花凍上淋些百香果汁、檸檬汁，更能增進食慾。

▶ 通常1大匙杏仁粉約配300c.c.的水量，以避免太濃產生毒性。

▶ 杏仁桑椹凍最適合口腔黏膜潰瘍，無法吞食的病友食用。

營養分析（一人份量）

	熱量（大卡）	蛋白質（公克）	脂質（公克）	醣類（公克）
優格石花凍	180	1.5	1	42
杏仁桑椹凍	100	0.4	1	23

177

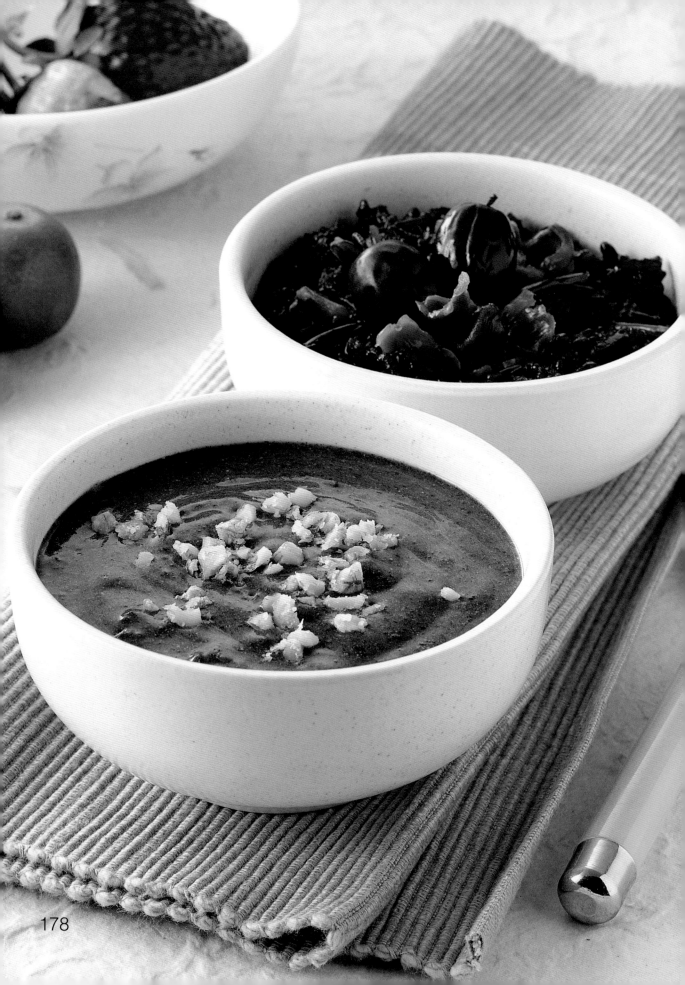

● 野米桂圓粥

>>> 驅寒暖胃，健脾補血，養心安神

材料 紅糯米30公克、圓糯米30公克、野米10公克、紅棗10粒（約20公克）、冰糖10公克、桂圓肉20公克

作法
1. 紅糯米和圓糯米洗淨，泡水4小時。
2. 野米略沖洗，將第二次的洗米水保留，再泡水6小時。
3. 把紅糯米、圓糯米、野米及紅棗放入電鍋內，內鍋加2碗半的水，外鍋加1杯半的水。
4. 煮至開關跳起，加入桂圓肉和冰糖，外鍋再加1/2杯水，繼續煮至開關跳起，續燜20分鐘，即可食用。

● 首烏芝麻糊

>>> 提供優質蛋白質和脂肪，可增加體力，滋潤黑髮，幫助生髮

材料 何首烏10公克、黑芝麻粉2大匙（約20公克）、冰糖10公克、葛根粉1大匙（約10公克）

作法
1. 何首烏洗淨，加水500c.c.，以中火煮20～30分鐘，約剩250c.c.的湯汁時，熄火過濾取出何首烏。
2. 把黑芝麻粉加入何首烏湯汁內，攪拌均勻，並加入冰糖煮至溶化。
3. 將葛根粉加點水溶開後，倒入何首烏湯汁內勾芡，以小火邊煮邊攪拌成糊狀，即可食用。

食材營養滿點

▶ 紅糯米含維生素A、C及B群，還有鈣、磷、鎂、葉綠素及花青素等成分，能清除自由基，改善貧血和抑制癌細胞生長，對病後體虛和貧血，有很好的補養作用。

▶ 野米原產於加拿大，富含維生素B_{12}和鐵質，能幫助造血功能。

▶ 桂圓肉含有磷、鉀及豐富的維生素C，具有安神作用。

▶ 何首烏味苦甘澀，性微溫，含有大黃素和大黃酚，具降低膽固醇和血脂肪的功效；含鋅量多，對白頭髮、掉髮的人，還可促進其再生作用。

▶ 黑芝麻含芝麻木質素，具有強大的抗氧化作用，可預防癌症；其所含優質蛋白質、維生素B群、E及豐富的鈣質，還可補充體力的不足。

烹調健康滿點

▶ 野米桂圓粥熱量高，可補充主食攝取的不足，而且米粥柔軟，口感佳又方便進食，最適合充當剛化療後的營養補充品。

▶ 野米在健康食品店較易購買到。

▶ 黑芝麻粉可依個人喜好斟酌添加，但不要加太多，以免味道會較苦。在化療產生落髮狀況時，可多食用，能促進頭髮再生。

營養分析（一人份量）

	熱量（大卡）	蛋白質（公克）	脂質（公克）	醣類（公克）
野米桂圓粥	360	7.5	1.2	80
首烏芝麻糊	135	1.8	5.5	21

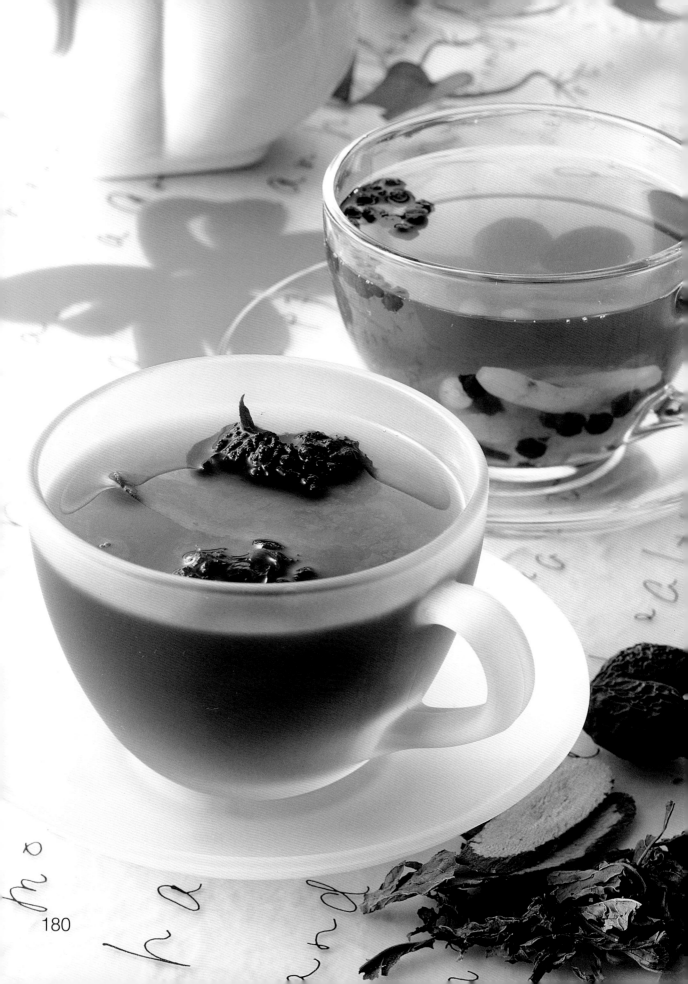

180

保健茶 2 道

● 蔘麥茶

〉〉〉 補氣益血，生津止渴，防止風寒

材料 黨蔘3錢（或10公克）、麥門冬3錢（或10公克）、五味子1錢（或5公克）、紅棗8粒（20公克）

作法 所有中藥材洗淨後，放入湯鍋內，加入800c.c.的水，以中火煮約30～40分鐘，待茶汁煮約剩400c.c.時，即可熄火。

● 舒咽茶

〉〉〉 潤肺利咽，清熱解毒

材料 桔梗3錢、甘草1～2片、胖大海1～2粒、乾薄荷葉1錢

作法 1.桔梗、甘草及胖大海洗淨後，放進杯內，沖入250c.c.熱開水，蓋上杯蓋燜20分鐘。
2.加入薄荷葉，續燜10分鐘，即可飲用。

 食材營養滿點

▶ 黨蔘含皂角苷、葡萄糖、果糖及十多種胺基酸，還有鉀、鈣、鈉、鎂等元素，能提高身體運動能力，有補氣、補貧血、生津的效用。

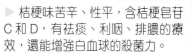

▶ 五味子味酸性溫，含五味子素、有機酸，能興奮中樞神經系統，具有提神效果。

▶ 桔梗味苦辛、性平，含桔梗皂苷C和D，有祛痰、利咽、排膿的療效，還能增強白血球的殺菌力。

▶ 甘草味甘性平，含甘草甜素，具有抗炎效果，還能潤肺、止咳、去痰、解毒、鎮痛以及抗菌。

▶ 胖大海味甘性涼，含多聚糖及黏液質，能改善黏膜發炎，並有清熱潤肺、利咽、解毒、通便的效用。

 烹調健康滿點

▶ 蔘麥茶可用來提神，改善體力，並防止風寒感染。也可當作日常的飲料，不過濃度需再稀釋。

▶ 提醒有腹瀉的人，不宜加入胖大海沖茶水飲用。

▶ 口腔黏膜不舒服的人喝此茶，不僅甘甜潤喉，冰涼後飲用，還可減輕疼痛。

營養分析（一人份量）

	熱量（大卡）	蛋白質（公克）	脂質（公克）	醣類（公克）
蔘麥茶	50	0.6	0.1	12
舒咽茶	－	－	－	－

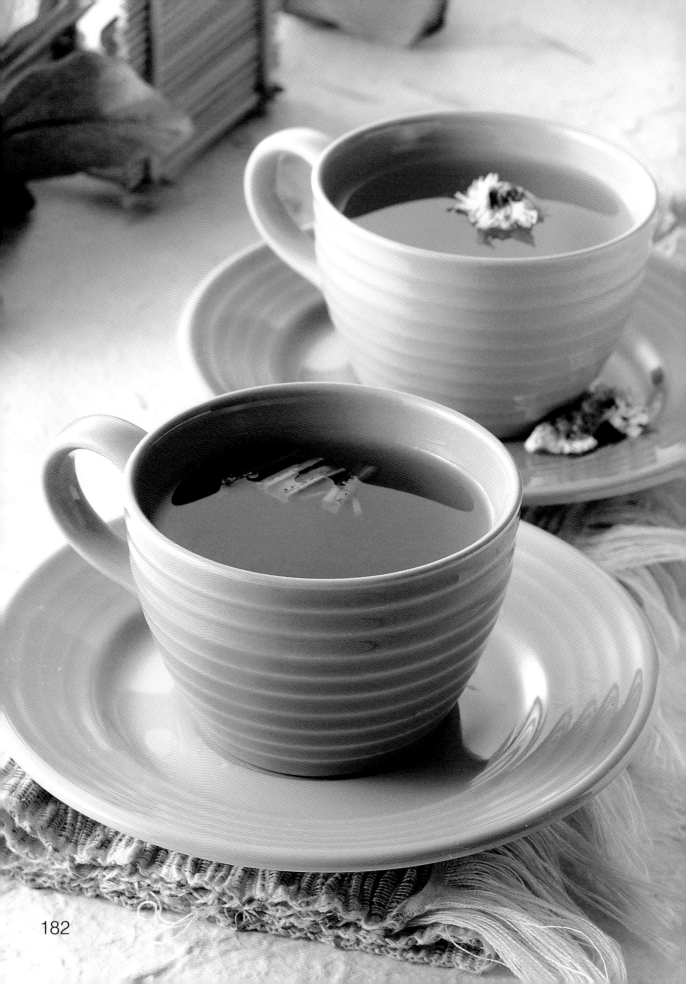

保健茶 **2** 道

● 菊芍飲

>>> 清熱退火，緩解口腔、咽部的不適

材 料 菊花 1.5 錢（或 5 公克）、 金銀花 1.5 錢（或 5 公克）、白芍 3 錢（或 10 公克）、冰糖 5 公克

作 法 所有材料洗好，放入杯內，沖入 300c.c. 熱開水，蓋上杯蓋燜 30 分鐘，加進冰糖調勻，即可飲用。

● 紫蘇生薑飲

>>> 可治噁心、嘔吐，祛散風寒

材 料 紫蘇葉 2 錢、薑片 10 公克

作 法 1. 紫蘇葉洗淨，瀝乾水分；薑片洗淨切細絲。
2. 把紫蘇葉和薑絲放入杯內，沖入 300c.c. 熱開水，蓋上杯蓋燜 20 分鐘，即可飲用。

 食材營養滿點

▶ 菊花味甘性涼，含黃酮類、胺基酸及維生素 B_1 等，有清熱明目，解毒的效果。

▶ 金銀花味甘性寒，能清熱解毒，所含雙花醇，有抑制細菌的作用。

▶ 白芍味苦酸、性微寒，能養血、止痛及收汗，所含芍藥苷對胃腸還有解痙攣的效用。

▶ 紫蘇葉味辛性溫，含有異白蘇烯酮和紫蘇酮，有解熱和刺激消化液分泌的功效。

▶ 薑味辛性溫，所含薑辣素和薑醇，可刺激胃酸和胃液分泌，並有發汗解表，溫中止吐的效用。

 烹調健康滿點

▶ 具有食療效用的菊花以黃色或白色為主，且花朵體積要較大。

▶ 口腔疼痛不舒服的人，建議可每日飲用此茶 2～3 次，或當作漱口清潔之用。

▶ 化療後容易產生嘔吐現象，可飲用此茶來減緩症狀，若需要大量飲用，可改用煮的方式較方便。

▶ 薑是消除噁心的天然療方，尤其適用於藥物引起的噁心症狀，因其不會妨礙藥物的作用。建議使用老薑，效果更佳。

營養分析（一人份量）

	熱量（大卡）	蛋白質（公克）	脂質（公克）	醣類（公克）
菊芍飲	─	─	─	─
紫蘇生薑飲	─	─	─	─

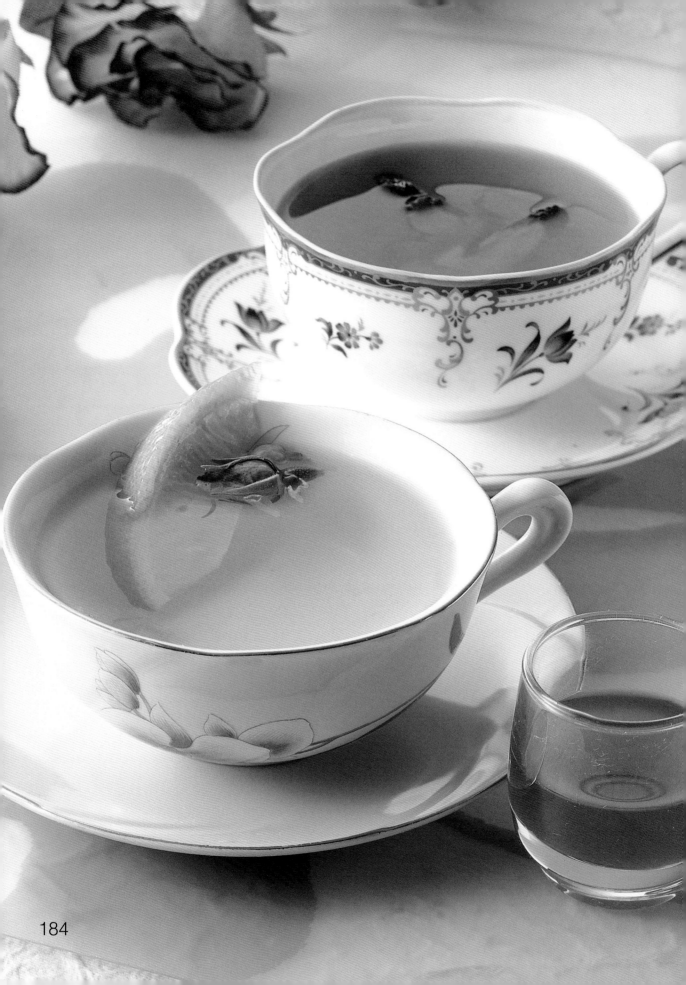

保健茶 2道

● 白朮抗癌茶

>>> *清熱解毒,緩解疼痛,增強免疫力*

材料 白朮3錢（約10公克）、甘草1～2片、綠茶包1包

作法 白朮和甘草洗好,與綠茶包一同放入杯內,沖入300c.c.熱開水,蓋上杯蓋燜20分鐘,將茶包取出,即可飲用。

● 玫瑰蜜茶

>>> *清熱解毒,有助安眠*

材料 檸檬1/2個、玫瑰花5公克、茉莉花1.5錢（或5公克）、蜂蜜1大匙（或10公克）

作法
1. 檸檬洗淨切片;玫瑰花和茉莉花洗淨,放入杯內,沖入250c.c.熱開水,蓋上杯蓋燜10分鐘。
2. 待茶水稍涼後,加入檸檬片和蜂蜜,攪拌均勻後,即可飲用。

 食材營養滿點

▷ 白朮含維生素 A 和銅、鋅、錳等微量元素,具有健脾胃的功效,並能提昇白血球數目,直接殺傷癌細胞,以及促進細胞的免疫力,幫助抗癌。

▷ 綠茶含有 EGCg 兒茶酸,具強烈抗氧化作用,能抑制細胞的突變,活化免疫作用。此外,兒茶素會附於細胞膜表面,能防止細胞轉變為癌細胞。

▷ 玫瑰花除了可活血,還能清熱解毒。

▷ 茉莉花清熱利濕,能解表同時益氣。

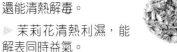

▷ 蜂蜜含維生素 A、C、B 群、礦物質及單醣類;單醣類可直接被人體所吸收,進而增加血紅蛋白,提高人體抵抗力,另有殺菌消炎,緩解疼痛的效果。

 烹調健康滿點

▶ 綠茶沖泡後,茶包須立即取出,避免長久浸泡,以免單寧酸氧化。

▶ 此茶飲可提升白血球數目,在化療後,可一日飲用 2～3 次,不過切忌空腹喝,因為綠茶容易傷胃。

▶ 蜂蜜不可直接加入熱開水中,會破壞其所含營養成分。

▶ 此茶飲可在睡前飲用,對幫助入眠很有效用。

營養分析（一人份量）

	熱量(大卡)	蛋白質(公克)	脂質(公克)	醣類(公克)
白朮抗癌茶	—	—	—	—
玫瑰蜜茶	60	0.2	0.1	15

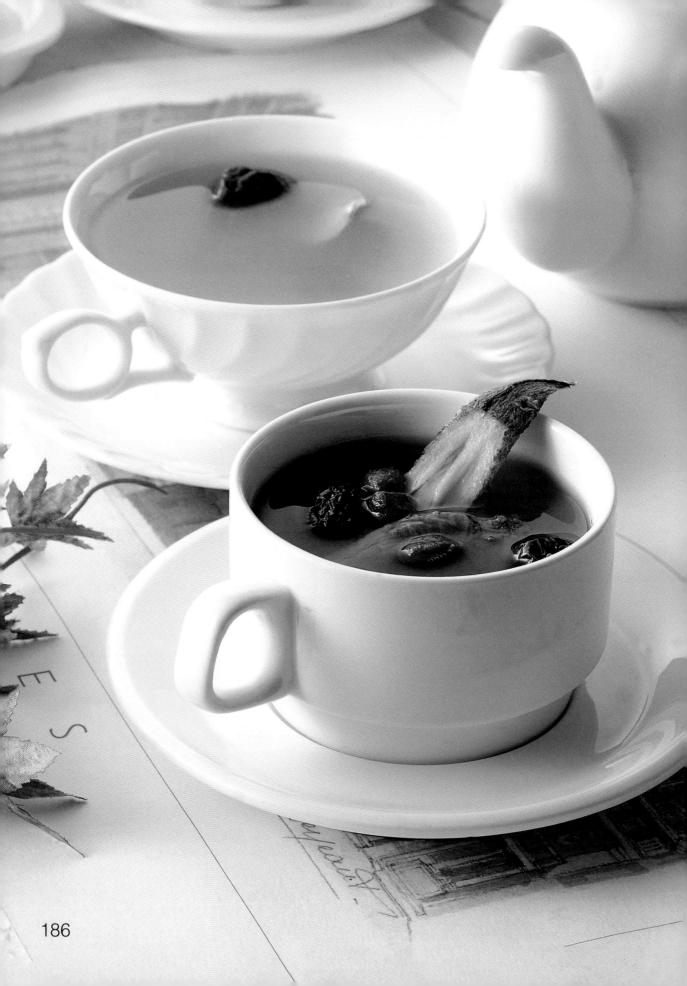

保健茶 **2** 道

● 補氣湯

〉〉〉 能生津止渴，促進食慾，增強體力

材料 紅棗10粒（或30公克）、六神梅（酸梅）6～7粒（或20公克）、花旗蔘5～6片（3錢或10公克）

作法 紅棗洗淨，與六神梅一同放入鍋內，加進800c.c.的水，以中火煮約30分鐘，再放入花旗蔘，續煮5～10分鐘，湯汁約剩400c.c.時，即可熄火。

● 黃耆紅棗茶

〉〉〉 補氣健脾，增強免疫力

材料 黨蔘3錢（或10公克）、黃耆3錢（或10公克）、紅棗10粒（或30公克）、枸杞30粒（或10公克）

作法 1.將所有中藥材洗淨備用。
2.把黨蔘、黃耆及紅棗放入鍋內，加進4碗水，以中火煮30分鐘，熄火後再加入枸杞，蓋上鍋蓋燜5分鐘，即可飲用（紅棗和枸杞也可食用）。

 食材營養滿點

▶ 紅棗含多量維生素B、C及胺基酸，能補脾和胃，對益補氣血，排解毒物很有效果。

▶ 酸梅含檸檬酸和蘋果酸，能抑制病菌，且有生津、止渴的療效。

▶ 花旗蔘所含皂角苷和鍺、鉬、鋅、銅等微量元素，以及多醣體，不僅具有抗腫瘤作用，還能一起產生協同作用，使抗癌療效更佳（生理期盡量避免食用）。

▶ 黃耆含多醣類和氨基丁酸，其胺基酸分子內含硒，是治癌的有效成分，可增強血球的吞噬功能，搭配黨蔘還能讓效果更強。

▶ 枸杞含胡蘿蔔素（維生素A的前身）、維生素B₁、B₂、硒、鍺等，有增強免疫力的功能，並能抑制癌細胞的生長，同時具有抗氧化作用。

 烹調健康滿點

▶ 化療後需補充大量水分，以幫助排出毒物，建議可以此茶代替開水，用吸管飲用，以減少口腔黏膜的刺激。六神梅不要添加太多，以免味道太鹹。

▶ 可多煮一些，放進冰箱內冷藏，作為全家人平時的保健飲品；盡量採用熱飲，效果較佳。

▶ 化療時體力虛弱，多飲此茶可補充元氣，增加免疫力。

營養分析（一人份量）

	熱量（大卡）	蛋白質（公克）	脂質（公克）	醣類（公克）
補氣湯	100	1	0	23
黃耆紅棗茶	110	2.2	0	25

APPENDIX
附錄

【附錄1】癌症病友的現身說法

- 病　　友：江小姐
- 年　　齡：44 歲
- 患病過程：94 年 5 月自我檢查發現左側乳房腫瘤，經診斷確定為乳癌。
- 治療方式：94 年 5 月做左側全乳切除術，腫瘤約 6.4 公分，術後傷口穩定後 5 月底隨即展開化學治療。

　　回想去年（94 年）下半年的我都在做化學治療，剛開始化療時除了身體開刀的病痛還未平復，又要開始擔心白血球夠不夠？免疫力好不好？最重要是多次下來的化療副作用，還是會影響吃的品質。所以飲食對我來說，都是聽人說牛肉好就吃牛肉，深海魚好就買深海魚，還有多吃有機蔬果及食品。

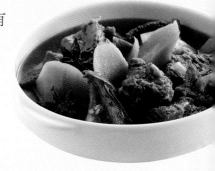

　　但最常困擾我的是這些食品對我有何幫助？還有到底要如何烹調，才能讓一個飽受治療之苦，而味覺改變的人吃得下？常常看到照顧我的媽媽及姐姐，為了煮菜及兼顧營養，卻面對沒有胃口的我而傷透腦筋，有些菜還是過去我的最愛，但那些菜如今卻成了聞到想嘔吐或食之無味難以下嚥。

　　在偶然機會中接觸到由財團法人乳癌防治基金會，為乳癌病友們所舉辦的兩場由柳秀乖老師主講示範「冬日養生營」活動，當天柳老師用深入淺出的方式告訴我們許多蔬果的特性、季節性的蔬果等理論基礎外，整個活動的重頭戲更是提供優質的食譜配合現場烹調教學，由柳老師親自示範 8 ～ 10 道菜，以簡單的操作方式做出許多色、香、味俱全的佳餚，讓我覺得都能輕鬆上手學習，也想自己嘗試看看。

柳老師引導我們對烹調及有機食品的興趣，及如何用自然健康的有機食品調理，能讓食材營養成分保持最好又能煮出好口感，也讓我在化學治療後的恢復期能順利沒有任何狀況發生。尤其當我一頭漂亮烏黑秀髮再長出來時，內心充滿重生的喜悅……

現在我覺得做出一道道健康營養的菜已不再是那麼地困難，尤其與許多正在接受治療的病友們分享經驗更是一件很快樂的事。

- 病　　友：張小姐
- 年　　齡：46 歲
- 患病過程：94 年 2 月健康檢查追蹤鈣化情形發現右側乳房腫瘤，經診斷確定為乳癌。
- 治療方式：94 年 3 月做右側乳房部分切除，術後傷口穩定後展開化學治療 4 次，當中因人工血管阻塞再重新裝置，而後再做 30 次放射治療，全程於 94 年 8 月完成。

對我來說去年真是令人難忘，在慌亂的心情中，我經歷了 2 次開刀，30 次放射治療和 4 次化學治療，接受了前所未有的身心煎熬。想起那段化療的過程，仍是心有餘悸，白血球在每次打針後的 7 ～ 10 天左右會急遽降低，甚至曾低到一千二百多，而且後二次我也發生嘔吐的狀況，此時當然是吃不下東西的。其中最傷腦筋的便是「吃」的問題，打完針那幾天我請假在家，老公必須上班，家裡只剩下我一個人，我本來就是一個不愛吃東西的人，但為了有體力可以應付化療我很努力吃，但對於吃什麼、能吃什麼總是很茫然？吃這個會怎樣？不吃又會怎樣？好多念頭在腦中此起彼落……

最令人難以置信的是照顧我的媽媽，也在隔一個月後同時發現右側乳癌，做完全乳切除手術後也開始化療。當時爸爸會在家把煮好的東西，坐一個小時的公車，把四菜一湯送到我家給我吃，然後他一刻也不停留的馬上趕回家，只因為媽媽同時間也在接受治療。

許多來自四面八方親朋好友的意見讓人無所適從，所以我化療完反倒瘦了好幾公斤，甚至面黃肌瘦。由於參加了基金會的講座，得知 12 月會有一個養生營，將由柳老師親自示範烹煮，幸好我去參加，才知道原來養生餐也可以那麼的美味，只要注意食材，少油煎炸，其實還是有很多美味的東西可以品嚐，舉凡番茄牛腩、烏骨雞湯等，都是化療及恢復期間可以充分補充營養的美味食物。

有幸在病中認識了乳癌防治基金會，參加了一系列的講座、病友座談會、病友團體心理治療課程等，讓我走進人群面對疾病，發現其實自己並不孤單，而媽媽跟我同時治療，但她比我還堅強，甚至不斷安慰脆弱的我，也還有很多跟我一樣的病友，我們彼此在交談中得到慰藉，互相砥礪，一路上彼此相互扶持打氣。

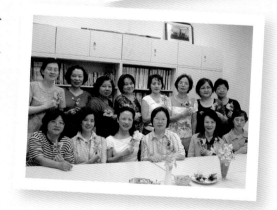

現在的我學習活在當下，凡事看淡，在生活飲食上也做了調整，尤其是改為健康的飲食習慣，希望早日恢復健康。而今後最大的願望是和老公到處去旅行，相信在不久的將來我能美夢成真的。

【附錄2】癌症飲食的迷思Q&A

Q 得了癌症該如何飲食才正確？

【A】最好的營養就是自然的食物，日本學者主張每天攝取 25 ～ 35 種多色彩及多種類的食物。天然的食物當中就有豐富的營養成分，尤其在化療後天然的食材可吸收達 70% 以上，因此也鼓勵病友多吃蔬果。

食用肉類盡可能一天吃 1 ～ 2 種即可，如今天吃豬肉，就不必再攝食太多其他肉類，可以奶類、豆類取代，應避免攝食過量肉類。而油脂的攝取，建議採用不飽和脂肪酸，如堅果類、松子、核桃等。

此外像海藻類食物如海帶芽、昆布，也是豐富礦物質來源如鈣、鐵、硒。其中的硒更是明日之星，為最佳的抗癌礦物質。而五穀類食物也盡量選用粗糙的為佳，水分也應維持在 2000 ～ 2500c.c. 左右。

目前很流行的是 7 色飲食療法，在書中也有詳細的介紹（請見 P.92），建議病友可多依循此飲食規則，去做變化及調整。

在烹調處理方面，對於農藥部分，多洗滌清潔，能去皮食用就選擇去皮，烹煮時少高溫及減少複雜的烹煮方式如煎、炸、醃。盡量清淡，多吃深海魚較無污染，也可多吃綠色蔬菜，如綠色花椰菜、芥藍菜都是很好的選擇。

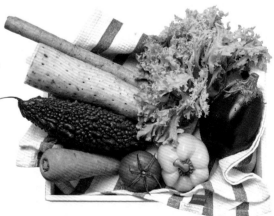

Q 化療後有食慾不振的副作用該如何改善？

【A】由於口腔黏膜細胞被破壞，所以難免會產生噁心、嘔吐、嘴破無法吞嚥的問題，當嘴破疼痛難耐，可口含冰塊消除疼痛，也可飲用保健茶消除症狀。

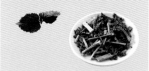

1 將紫蘇葉或乾的紫蘇葉數片，加上老薑絲少許，沖熱水飲用可止吐。

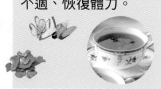

2 白朮2～3片加上甘草1片及綠茶包1包，一起沖泡可減少口腔不適、恢復體力。

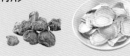

3 粉光蔘數片加上紅棗、酸梅各4～5粒共同熬煮成湯汁服用，可增進食慾、緩解嘴破疼痛情形。

若真的難以進食，目前市面上也有針對癌症患者設計如亞培安素等高熱量、高蛋白的飲品可選用。

Q 手術後朋友建議我吃各種的營養品，如人蔘、靈芝及花粉可以嗎？

【A】原則上還是鼓勵大家多攝取自然的食材，市面上健康輔助食品琳瑯滿目，而且黑心食品氾濫，因此選擇上務必了解食物的來源及成分標示，最好採天然無污染的食物為佳。若經濟能力許可，也可前往可信賴的有機商店購買。

其實無論是何種營養對人體都是需要的，但要均衡，不宜偏食或超量，一般而言能攝取天然的食物比所謂化學合成的更好消化吸收。所謂的「天然的食物是最好的醫藥」，正是這個意思。人蔘應是有益的食物，但病友們在醫院接受治療時，仍需依醫師指示配合與告知，避免與治療衝突或影響。至於像靈芝及花粉也是坊間流行的抗癌保健食品，尤其是靈芝內含豐富的多醣體是極優的成分，但其實在菇類食品當中也都有多醣體的存在，同樣具有抗癌功效，可代替價格較高的靈芝食用。

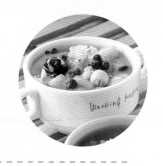

Q 因為本身吃素，但為了因應化療又開始吃肉補充蛋白質，我覺得很反胃該怎麼辦？此外可以吃什麼來提升白血球？

【A】對於長期吃素突然改吃肉確實很難適應，其實素食者不一定要用肉類補充蛋白質，也可以用雞蛋或牛奶來補充，現今市面上也有很多高蛋白高熱量的營養補充品。

此外，若有改吃葷食的話，則可以選擇深海魚類食用，其中也有豐富的優質蛋白質。

做化療期間白血球下降是許多病友的困擾，可以吃白木耳來補充，運用白木耳煮爛加紅棗、蓮子、百合當點心食用，不僅補充體力，又有益白血球提升；去油的烏骨雞湯也是不錯的選擇。

Q 聽說山藥很好，但有病友大量使用卻造成反效果，請問山藥到底可以吃嗎？像燕窩、大豆也可以食用嗎？

【A】任何有營養的食物，若每天沒有節制的大量食用的話，仍然會出現問題的，如腹瀉、身體不適或更嚴重的症狀。因此「均衡」的營養才是最重要的！其實山藥有健脾開胃的效果，可以增加食慾，尤其在化療期間胃口較差時可以食用。

在食材選擇上盡可能做到攝取同等、相似且營養的食物即可，不必攝取太昂貴的食物。如燕窩的營養就可以用白木耳取代，其它像蓮藕、菱角、蘆筍、薏仁、蘆薈、紅豆、香菇等，皆是營養價值很高的食物，且具有防癌抗癌功效，可多食用。

此外，市面上有大豆製品如豆腐、豆漿、豆干、黃豆粉，甚至味噌也是黃豆發酵後食品。在大豆中有植物性異黃酮成分，屬於植物雌激素，可抵制與性荷爾蒙相關的癌細胞生長，如乳癌、攝護腺癌。一般人每天約250c.c.豆漿或1/2盒裝豆腐的大豆量就已足夠。

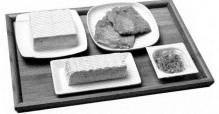

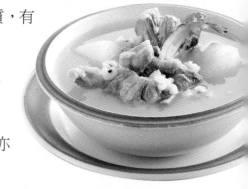

Q 有人說要多吃牛肉是為什麼？不敢吃牛肉怎麼辦？
又有人說化療時不可以吃堅果類是正確的嗎？

【A】當化療後第 7 ～ 10 天血球數降至最低，所以抵抗力變差，身體較易倦怠。而牛肉屬紅肉，含豐富的鐵質，有助於造血生成，幫助體力恢復。

若不吃牛肉或素食者，可多用白木耳加蓮子、薏仁、枸杞、紅棗等燉煮，也有助白血球生成。

此外白木耳或黑木耳，也可煮成鹹的湯品，亦十分可口。

▲ 白木耳　　　　▲ 蓮子　　　　▲ 紅棗　　　　▲ 枸杞　　　　▲ 薏仁

至於堅果類原則上選擇生的堅果較佳，因為炒過的堅果油脂高具燥熱性，會更加重嘴破的症狀，一般人所說化療不可吃的便是指已炒過的堅果。

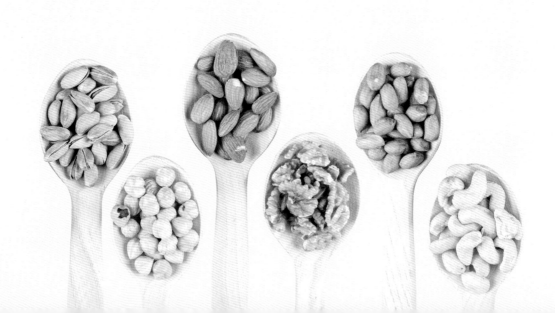

196

【附錄3】生機飲食的迷思Q&A

Q 何謂生機飲食？

A 許多癌症病友會選擇生機飲食作為輔助的治療方法，選擇清淡、高纖維的植物為主的飲食方式，多吃蔬果，減少肉類、蛋類攝取，來增強自體的抵抗力及抗癌力。

研究證明，多吃蔬果族群，癌症的罹患率較低且植物性食物內含多種抗癌成分，其營養成分豐富是最佳的飲食治療方法。

但在接受化療期間的癌友較不建議吃生機飲食，此時藥物會影響身體免疫力下降易受感染，尤其生食食物，更具有潛在感染危機。

可在身體經過化療至恢復期時，再選用生機飲食較妥當，且蛋白質的攝取會較均衡如牛奶、蛋、肉、魚皆含有必需胺基酸，較符合化療期的需求。

台灣生機飲食的特點：

- 不完全吃植物性蔬果，也吃營養豐富含優質蛋白質的奶、蛋、魚、肉。
- 不僅吃生食，也採用熟食方法烹調（低溫烹調）。
- **食用新鮮有機的食物**：包含五穀、豆類、蔬菜、水果，不吃加工食品，以均衡飲食為主，攝取多樣化食物。
- **主張少糖、少油、少鹽的生機飲食**：太多甜食會助長癌細胞生長；太多的鹽，鈉含量高，會促使細胞老化，易使癌細胞有機可趁；太多的油脂會增加荷爾蒙的產生，與乳癌、攝護腺癌、胰臟癌有密切相關性。肉食太多會產生過量的蛋白質，在腸道內催化後產生致癌物質。

197

生機飲食的好處

- 可保持身體的潔淨，避免有害物質入侵體內。多吃粗纖維食物，多喝水分，促進排毒、排便，使用無污染食品，少用加工食品。

- 可改變體質酸鹼性，減少癌化現象。在自然健康狀態下，身體呈現弱鹼性（ph 值約 7.4），體內各種複雜的生化作用才能發揮，廢物才能排出。體外若酸性食物攝取太多，會造成酸化體質，導致淨化血液的淋巴循環系統負荷過度，容易引發癌症。酸性食物如豬肉、雞肉、魚、高蛋白食物、全蛋、起司；鹼性食物如芽菜、堅果、海藻、菇類、水果、蔬菜、低熱量食物。

酸性食物	鹼性食物

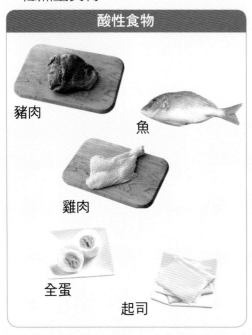

豬肉　魚　雞肉　全蛋　起司

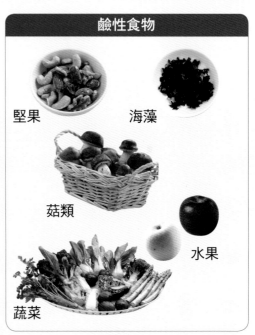

堅果　海藻　菇類　水果　蔬菜

- 生機飲食能攝取到六大類食物營養素，達到均衡飲食的目標，包含五穀、蔬果、豆奶、油脂及少量肉類。

- 能提昇血液帶氧量，增強生命力。生機飲食所提倡的生食，可攝取到食物中的各種酵素，可提昇血液帶氧量，血循環良好，不易疲勞，增加抗癌力（癌細胞屬厭氧性，有氧環境不利於癌細胞生長）。當熟食食物進入人體會引發病理反應，使體內產生更多白血球來對抗，造成免疫系統極大壓力，影響抵抗力下降，故生食較熟食對身體更為有利健康。

Q 生機飲食哪些可生食？哪些要熟食？

【A】可生食亦可熟食的食物——

綠色
花椰菜、小黃瓜、青椒、荷蘭芹、白菜、高麗菜、萵苣、蘆筍、九層塔、秋葵、大頭菜

紅色
番茄、紅蘿蔔、彩椒、甜菜根

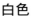

黃色
嫩薑

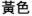

紫色
紫蘇、紫甘藍

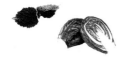

白色
山藥、荸薺、芽菜、蓮子、苦瓜、蘿蔔

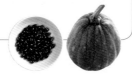

堅果類
南瓜子、葵瓜子、松子、杏仁、腰果、芝麻、核桃

宜熟食的食物——

綠色
地瓜葉、龍鬚菜、芥藍菜、青江菜、菠菜、空心菜、A菜、莧菜、皇宮菜、絲瓜、茼蒿菜、四季豆、荷蘭豆

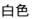

紅色
番茄、紅豆、南瓜、紅蘿蔔

黃色
黃豆、黃豆製品（豆腐、豆干、豆皮）、金針、黃豆芽、玉米

白色
白果、馬鈴薯、蓮藕、花生、竹筍

黑色
黑豆、黑木耳、海帶、紫菜、海苔

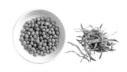

善用烹調方法吃出有機食物的原味

　　有機蔬果清新味甘甜，可使用低油、低脂、低鹽、低糖的健康烹調方法，最能吃出美味。太濃郁的味道及複雜的烹調方式，會破壞其口感及造成營養成分流失，降低對人體健康的好處，烹調愈簡單愈能保持原味口感。

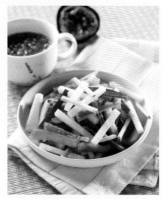

涼拌法

葉菜類：可用熱水快速汆燙，沖冷開水，再用調味料沾用。可於汆燙時的滾水中，加少許鹽及橄欖油，增加翠綠度。

瓜類：可切薄片或拍碎方法醃製，或直接加調味料（如蘋果醋、味噌、梅子漿）。

根莖類：如大頭菜、蘿蔔、涼薯，可用少許鹽醃製軟化更好吃。

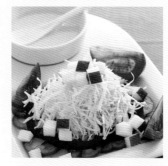

生吃法

最能保留食物的原味及營養。選材要新鮮，仔細清洗後，浸泡於冰水中，可更有嚼勁。用手撕葉菜片，可避免刀子上的鐵鏽味，也可放入密閉容器冷藏口感更脆，注意多餘水分一定要瀝乾。上桌食用前才淋醬汁，太早淋醬會將蔬菜水分吸出，影響脆度及營養素易流失。

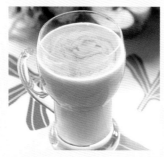

榨汁法

可萃取到蔬菜中的礦物質、維生素，不會因加熱而流失，對吞嚥困難（化療病友），或牙齒不佳無法咀嚼者，可由喝蔬果汁而獲得營養。

榨汁前蔬果要充分洗淨或略汆燙，最好將渣汁一起飲用，才不會浪費蔬果的精華成分。

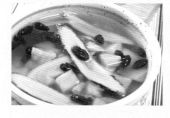

煮湯

煮湯時盡量不加味精，可用多種蔬果一起熬煮更增美味，若用無油清湯做菜亦可為養生保健的佳餚，可與海帶、海帶芽、味噌一起煮，更增加食物的抗癌作用。

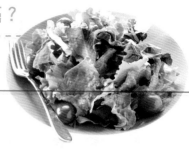

Q 生機飲食是否真的可防癌、抗癌？

【A】生機飲食主張以五穀、蔬果為主，含有豐富的維生素、礦物質及植物性化合物，對一般健康人而言，具有營養保健功效，採用它可作為防癌的養生方式。

對已經罹患癌症並接受治療的病友，生機飲食只能作為輔助性的飲食療法，它無法充分供應病友在治療期所需的熱量及優質蛋白質，尤其是魚、肉、奶、蛋類，來修補被破壞的組織細胞。

若營養素不均衡或胃口不佳，反而使病友更加虛弱，失去抵抗力，甚至貧血、惡病質，故不建議完全採用生機飲食，也必須食用優質蛋白質（可採用無污染的）。至目前為止，尚無生機飲食能有效治療癌症的研究報告出現。

Q 一旦罹患癌症是否需要改吃生機飲食較好？

【A】許多癌症皆與飲食攝取不當有關，如乳癌、胃癌、大腸癌、攝護腺癌，皆是食用含脂肪量高或醃漬食物。採用天然無污染的有機食物，可減少體內再受到傷害，幫助人體恢復自然的治癒力，增強免疫系統。

在治療或恢復期時，漸進式改用有機食物，建議以熟食為主，可提昇身體的恢復力。而生食食物並不適合每個人的體質，且有些食物並不適合生食。

Q 罹患癌症後生機飲食要吃多久？

【A】生機飲食是一種健康的飲食方式，在癌症發現後可持續維持此良好的飲食型態，但仍應注意到營養素的均衡攝取，以幫助身體的復原。

在正規療法時，搭配生機飲食，可調整體質、增加存活率、改善生活品質。

食譜 ＼ 介紹	材料	做法	營養成分
健胃精力湯	• 高麗菜 60 公克 • 胡蘿蔔 60 公克（水煮過） • 苜蓿芽 60 公克 • 蘋果 1/2 個 • 柳橙 1 個 • 綜合堅果（如核桃、松子、腰果）1 小匙 • 百香果汁（或蜂蜜）1 匙 • 檸檬汁少許 10c.c. • 水 150 ～ 200c.c.	將以上材料洗淨後切片，依序放入果汁機（調理機），約 1 ～ 2 分鐘打成菜汁狀即可連渣一起飲用（完成後請立即食用）。	高麗菜富含維生素 U 是天然胃藥，可紓緩腸胃不適，胡蘿蔔所含 β- 胡蘿蔔素是維生素 A 前驅物質，可強化黏膜組織、有益腸胃，綜合堅果所含油脂，可促進維生素 A 吸收。
防癌精力湯	• 番茄（成熟愈紅愈佳）1 顆 • 草莓 50 公克（亦可以藍莓或小紅莓代替） • 苜蓿芽 50 公克 • 綠豆芽 50 公克 • 梅子漿 1 匙 15c.c.（可以百香果汁代替） • 三寶粉 1 匙 • 水 150c.c.	將所有材料洗淨後切塊，放入果汁機內快速打勻，可連渣料一起食用。	• 番茄的茄紅素及莓類所含的花青素及維生素 C 含量多，是極佳的抗氧化劑，可清除體內的自由基，防止致癌物形成。 • 且芽菜類所含的酵素能活化體內免疫功能及新陳代謝，含鋅的成分更易為人體吸收，適用於化療恢復期時補充元氣，及一般人平常作為抗癌的飲料補充品。
芽菜沙拉	• 芽菜 10 公克 • 小黃瓜 20 公克 • 青椒 10 公克 • 彩椒 10 公克 • 蘋果 30 公克 • 奇異果 30 公克 • 草莓 30 公克 • 紫高麗 10 公克 • 西洋芹 10 公克	將所有材料洗淨後切小塊裝盤，便可成一道五彩繽紛的沙拉，再淋上自製的醬汁，可隨個人喜好搭配，如水果醬汁中的檸檬、柳橙、百香果汁；優格醬汁；味噌醬汁；芝麻醬汁等。	• 芽菜是經過一星期培育即可直接作為食物，且完全免除落地生根及發芽、成長過程中的化學殘毒及農藥的污染，是真正零污染的食物，加以芽菜初生較為細嫩，可生食以保持完整營養。 • 青花芽菜含有吲哚、葉綠素等抗癌植物性化合物，是「蔬果之王」，量少即有防癌功效，其它蔬果（如奇異果、彩椒、草莓等）含維生素 C 多量，為最佳抗氧化劑，可防止癌變發生。

Q 癌症病友在化療期間是否可使用生機飲食？

【A】化療期間因化療藥物的緣故，病友的抵抗力減弱，白血球數目下降，需要多補充蛋白質食物，若選用生機飲食，必須多採用熟食，禁止生食預防感染，且多攝取優質蛋白食物，如魚、肉、豆、蛋、奶，可幫助造血功能及修補受損的組織細胞。

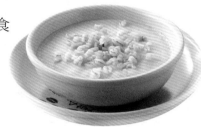

化療中的病友其舌頭味蕾已受損，往往食不知味，對生食食物大部分感覺口味不佳，更不易入口，因此必須重視食物的色、香、味俱全，量少且富含營養為最佳。

Q 病友食用生機飲食，要注意哪些事項？

【A】生機飲食是正規飲食外的輔助治療，應在病情穩定後再進行。

1 注意「均衡」的營養攝取，六大類營養素皆要攝取，包含五穀、蔬果、豆、奶、油脂及少量肉、魚。

2 盡量選用有合格認證的農產品及無加工的食品，以免發生感染，減少對身體的傷害。

3 用低溫烹調及少油、少鹽、少糖方式。

Q 生機飲食材料是否要在特定的店購買呢？

【A】一般食用的食材皆為有機產品，目前在市面上，有機食品商店較能購買到有機的食品。

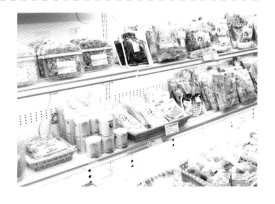

購買時尚須注意到認證的出產地，若用一般食品，污染性較高，必須清洗掉農藥及化學肥料。

Q 為什麼有機食材比一般食材價格高？

【A】有機食品為生機飲食的主要食材，由於其耕作過程不易，成本付出較高，但所含的礦物質高、營養成分豐富，安全性較一般食品高，雖然價格較貴，但仍值得付出代價。

Q 全家人都可以吃生機飲食嗎？

【A】生機飲食是一種健康的飲食方式，所烹調的食物也適用於一般家人，並可全家同時增進自然免疫力及體力，增進身體健康。

Q 因為冬天食材冷冷的不好吃，請問屆時還適合吃生機飲食嗎？

【A】生機飲食對部分人而言，可能過於寒冷，如體質較寒者或易下痢者並不適合，尤其是生食食材。在冬天可選用熟食，或在食材中加入熱性食物，如堅果類、薑粉、肉桂粉、三寶粉，來改善食物性質及口味。

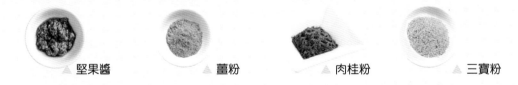

▲ 堅果醬　　　　▲ 薑粉　　　　▲ 肉桂粉　　　　▲ 三寶粉

Q 生機飲食就是吃素嗎？

【A】吃素者多以蔬果、菇類、海藻、五穀類為主，且常見為油炸、油煎食物，並添加人工色素防腐劑，多屬熟食，少見生食。

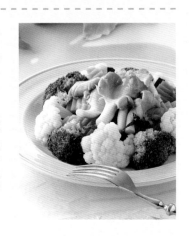

　生機飲食包含植物性食物及奶、蛋類，少量未受污染的動物性食品（肉、魚），重視均衡營養的攝取，以有機食品為主要來源，與一般素食不相同，也提倡生食。

Q 要如何挑選、清洗，才能獲得安全的生食蔬果？

【A】在挑選食材時以有機食品為優先選擇，且選用當季、當地出產為佳，少農藥、少荷爾蒙的殘留。生長期長的豆類、瓜類不宜生食，如豌豆、四季豆、胡瓜。

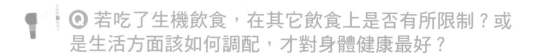

　　正確清洗的注意事項：

1 將外層皮或葉片去除掉，農藥多在於外層部分（如高麗菜、蘋果、水梨等）。

2 清洗時以流動水沖洗蔬果3～5遍，盡量不浸泡，以先洗再泡10分鐘為限。

3 不用清潔劑清洗，因為成分太多含有漂白的螢光劑，不易清洗乾淨。

Q 若吃了生機飲食，在其它飲食上是否有所限制？或是生活方面該如何調配，才對身體健康最好？

【A】在飲食上需避免刺激性食物，如酒精、致癌性高、高脂、高糖、高鹽及加工品食物要少吃。

　　在生活起居上飲食均衡，充分睡眠及適當運動，對生活有目標、心境樂觀，建立正向的思維，才能獲得身、心、靈的健康。

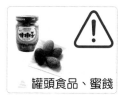

酒精

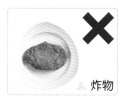

罐頭食品、蜜餞

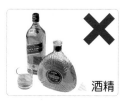

洋芋片

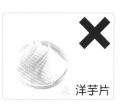

炸物

【附錄4】每日營養素及 熱量攝取的理想比例

各種熱量需求參考表

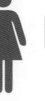

女性依身高、活動量的熱量需求

159 公分以下	
辦公室	勞工族
1500 大卡	**1800 大卡**

160 公分以上	
辦公室	勞工族
1800 大卡	**2100 大卡**

男性依身高、活動量的熱量需求

169 公分以下	
辦公室	勞工族
1800 大卡	2100 大卡

170 公分以上	
辦公室	勞工族
2100 大卡	**2400 大卡**

化療病友所需營養素的理想比例

蛋白質

成人每日蛋白質的攝取量，占總熱量的 12 ～ 14％，換算如下：

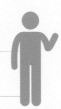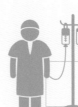

一般成人蛋白質攝取量	病友蛋白質攝取量
一般人每公斤體重 攝取 1.1 公克蛋白質	病友每公斤體重 攝取 1.5 公克蛋白質

男性依體重 65 公斤計算	
一般人每日攝取蛋白質 **71.5 公克**	病友每日攝取蛋白質 **97.5 公克**

女性依體重 55 公斤計算	
一般人每日攝取蛋白質 **60.5 公克**	病友每日攝取蛋白質 **82.5 公克**

註：每公克蛋白質提供 4.3 大卡熱量，病友每日攝取的蛋白質約 90 ～ 100 公克。

脂肪

脂肪的攝取量，占總熱量的 25%（20 ～ 30%）。因此，包含飽和及不飽和脂肪酸在內，每公克脂肪提供 9 大卡熱量，每日脂肪攝取量約 60 ～ 70 公克。

碳水化合物

碳水化合物的攝取占總熱量的 63%（58 ～ 68%），盡量減少精製糖類（蔗糖飲料），每公克碳水化合物提供 4.0 大卡熱量，每日碳水化合物攝取量約 250 ～ 270 公克。

▓▓ 六大類食物的熱量需求與份量

我們每日需要的食物量，依據衛福部編列的飲食建議量，包含基本的水果類、蔬菜類、五穀雜糧類、豆魚蛋肉類、油脂與堅果種子類、乳品類共六大類。下表列出各種不同熱量需求的食物份量分配。

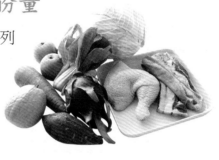

依各種不同熱量需求的食物份量分配表

食物類別 ＼ 熱量需求	1500大卡	1800大卡	2100大卡	2400大卡
水果類（份）	3	3	4	4
蔬菜類（碗）	3	4	5	5
全穀雜糧類（碗）	2.5	3	3.5	4
豆魚蛋肉類（兩）	3	4	5	6
乳品類（杯）	1	1	1	1
油脂與堅果種子類（匙）	5	6	7	8

註：依據上列的食物份量表，可依據熱量需求，來選擇食物的份量。

■■ 食物份量替代表

所謂的食物份量替代表，指的是將相似營養價值的定量食物，歸類為一組，可相互交替交換。

而日常食物可分為六大類，即全穀雜糧類、豆魚蛋肉類、乳品類、油脂與堅果種子類、蔬菜類及水果類。

同一大類食物每一份量含有相同的主要營養成分，及一定份量，可在設計食譜時作為參考交換。

衛福部所編列的每日飲食指南之六大類食物需求建議

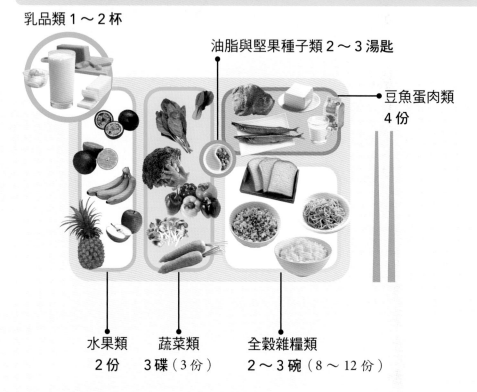

乳品類 1～2 杯

油脂與堅果種子類 2～3 湯匙

豆魚蛋肉類
4 份

水果類
2 份

蔬菜類
3 碟（3 份）

全穀雜糧類
2～3 碗（8～12 份）

舉例來說，每一份主食以熱量 70 大卡為一單位計算，如一碗稀飯為 2 份主食，熱量為 140 大卡；一碗飯為 4 份主食，熱量為 280 大卡；一片吐司為 1 份主食，熱量為 70 大卡。

一天主食若為10份,則可調配如下

一天主食為2＋2＋4共8份			點心1＋1共2份
早餐	午餐	晚餐	點心
吐司二片 (2份)	稀飯1碗 (2份)	米飯1碗 (4份)	蓮藕粉粥(1份) 和 小餐包1個(1份)

再舉一個範例:每一份量食物所含蛋白質為7公克一份,由於所含脂肪量不同,又分為低脂、中脂兩類,其熱量亦不相同。

以外形來估算食物份量,如豬肉、牛肉、魚肉、雞肉,以三根手指寬度大小面積的肉薄片即為一份量,雞腿(棒棒腿)1/2根、蛋1個、草蝦3隻、豆漿1杯皆為一份蛋白質。

一天蛋白質若為5份,則可調配如下

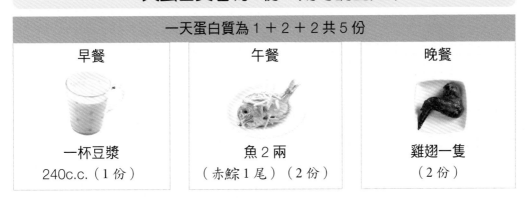

一天蛋白質為1＋2＋2共5份		
早餐	午餐	晚餐
一杯豆漿 240c.c.(1份)	魚2兩 (赤鯮1尾)(2份)	雞翅一隻 (2份)

以下便將每一大類食物的份量表列出,以作為參考使用。

五穀雜糧類和根莖類份量表

食物名稱	1份量	重量（公克）	熱量（大卡）
米飯（熟）	1/4 碗	50	70
稀飯（熟）	1/2 碗	125	70
麵條（熟）	1/2 碗	60	70
米粉（熟）	1/4 碗	50	70
吐司麵包	1 片	25	70
全麥吐司	1 片	25	70
一般麵包	1/3 個	20	70
小餐包	1 個	25	70
饅頭	1/2 個	30	70
燒餅	1/3 個	20	70
油條	1/3 條	15	80
餃子皮	4 張	30	70
餛飩皮	7 張	30	70
春捲皮	2 張	30	70
蘿蔔糕	1 片	50	70
蘇打餅乾	3 片	20	70

食物名稱	1份量	重量（公克）	熱量（大卡）
燕麥（熟）	2 大匙	65	80
麥麩	2 大匙	20	80
小米	1 大匙	20	74
綠豆	2 大匙	60	70
紅豆	2 大匙	50	70
西谷米	1 又 4/5 匙	20	70
蓮藕粉	2 又 2/3 匙	20	70
地瓜粉	2 又 1/3 匙	20	70
葛根粉	2 又 1/3 匙	20	70
地瓜	1/2 個	55	70
芋頭	1/4 個	80	70
馬鈴薯	1 個	90	70
南瓜	1/4 個	135	70
蓮藕	1 小節	100	70
山藥	1 小段	110	70
玉米	1/3 根	110	70

乳類和乳類製品份量表

種類	1份量	蛋白質（公克）	熱量（大卡）	備註
全脂鮮奶	240c.c.	7.4	152	
全脂奶粉	4匙（1匙30公克）	8.0	152	蛋白質含量高
鮮乳（低脂）	240c.c.	7.0	95	
低脂奶粉	3匙	8.2	106	
酸乳酪	1杯（布丁杯）	3.5	92	2杯含蛋白質，一份7公克
乳酪片	2片	8.1	134	
低脂乳酪片	1又3/4片	7.6	83	
調味奶（果汁）	240c.c.	3.8	125	蛋白質含量少
巧克力冰淇淋	55公克（1球）	2.3	99	3球冰淇淋，蛋白質為一份
香草冰淇淋	55公克（1球）	1.4	97	5球冰淇淋，蛋白質為一份
養樂多	240c.c.	2.6	163	

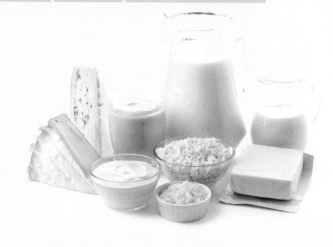

魚、肉、蛋類食物份量表

低脂食物	1份量	蛋白質（公克）	熱量（大卡）
豆漿	240c.c.	7	165
豆奶	380c.c.	7	210
黃豆粉	20 公克	7.5	80
豆腐皮（溼）	30 公克	7.6	59
五香豆干	40 公克	7	64
雞腿	35 公克（1 兩）	7.2	43
豬後腿肉	35 公克	7.2	40
豬里脊肉	35 公克	7.1	48
牛里脊肉	35 公克	7.0	55
牛腱	35 公克	7.2	43
一般魚類	35 公克	7.0	30～40
赤鯮	35 公克	7.0	30
鮭魚	35 公克	6.9	80
圓鱈	50 公克	7.4	83
牡蠣	35 公克	7.0	50

低脂食物	1份量	蛋白質（公克）	熱量（大卡）
蛤蜊	60 公克	6.8	41
劍蝦	35 公克（6 支）	7.0	28
草蝦仁	35 公克（7 支）	7.0	35
花枝	45 公克	7.0	60

中脂食物	1份量	蛋白質（公克）	熱量（大卡）
豆腐（盒裝）	100 公克（1/3 盒）	7	79
油豆腐	55 公克	7	76
素火腿	50 公克	6.6	115
黃豆	20 公克	7.2	77
青豆	55 公克	7.0	93
毛豆	50 公克	7.0	63
味噌	3 匙	7.0	133
雞翅（三節）	35 公克	7.0	75
豬大排	35 公克	6.7	75
豬小排	35 公克	7.0	80

中脂食物	1份量	蛋白質（公克）	熱量（大卡）
羊肉片	40 公克	7.0	80
牛排	35 公克	8.1	85
牛腩	50 公克	7.0	150
雞蛋	65 公克（1 粒）	6.9	81
鹹鴨蛋	60 公克	6.9	94
培根	50 公克（2 片）	7.4	154
肉酥	20 公克（2 匙）	6.6	109
魚丸（包肉）	60 公克（3 個）	7.0	68

蔬菜份量表

種類	1份量（公克）	蛋白質（公克）	熱量（大卡）
地瓜葉（生）	100	3.3	30
韭菜	100	2.0	27
空心菜	100	1.4	24
菠菜	100	2.0	20
芥藍菜	100	2.4	26
四季豆	100	1.8	30

種類	1份量（公克）	蛋白質（公克）	熱量（大卡）
冬瓜	100	0.4	10
絲瓜	115	0.9	17
小黃瓜	100	1.2	15
大黃瓜	100	0.9	17
大白菜	100	1.6	15
芹菜	100	0.6	12
茼蒿	100	1.8	16
香菜	100	2.3	25
青蔥	100	1.2	25
木耳	100	0.9	35
蠔菇	100	2.2	25
綠花椰菜	100	4.0	25
青蒜	100	2.8	36
蘆筍	100	0.3	25
筊白筍	100	1.5	22
牛蒡（絲）	30	0.8	32

種類	1份量（公克）	蛋白質（公克）	熱量（大卡）
韭菜黃	100	1.4	17
高麗菜	100	1.1	21
番茄	100（1個）	0.9	25
洋蔥	75	0.7	30
茄子	100	1.1	22
青椒	100	0.7	24
白蘿蔔	110	0.8	21
紅蘿蔔	80	0.8	26
綠豆芽	100	3.1	33
黃豆芽	70	5.0	26
苜蓿芽	100	3.7	21
新鮮香菇	100	3.4	40

- 蔬菜有葉菜、根莖、芽菜、瓜果等不同種類，蔬菜份量計算以生食 100 公克或熟食葉菜類一碗為主，熱量為 25 大卡為基準，若蔬菜熱量較高，則取其熟食 1/3 碗來計算為一份。以下計算皆以生食 100 公克為計算單位，每日蔬菜至少 3 份以上。

- 可安排黃綠色蔬菜 100 公克（含胡蘿蔔素、鈣、鐵、維生素C），淡色蔬菜 200 公克（提供維生素C及食物纖維），根莖類蔬果（芋類食物）50 ～ 60 公克（提供食物纖維）。

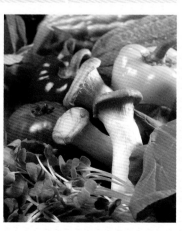

217

水果份量表

種類	1份量（公克）	醣分（公克）	熱量（大卡）
蘋果	130	16	61
鳳梨	130	15.1	61
番石榴	155（1個）	10.9	61
芒果	140	14.7	60
香蕉	95（1/2根）	15.8	61
葡萄	130	15.5	61
水梨	200	15.4	61
木瓜	190	16.1	62
水蜜桃	150	15.5	62
聖女番茄	170	9.5	61
酪梨	135	11.3	60
柑桔	190	15.8	62
柳丁（個）	170	15.0	60
香吉士	135	12.4	62
葡萄柚	250	14.2	61
椰子汁	340c.c	16.6	61
葡萄汁	135c.c	16	58

種類	1份量（公克）	醣分（公克）	熱量（大卡）
芭樂汁	145c.c	15.8	59
奇異果	125 （1.5 個）	14.8	61
哈密瓜	225	14.8	60
釋迦	105 （半個）	16	62
西瓜（紅）	365	14.9	61
美濃瓜	245	14.2	62
荔枝	185 （9 粒）	15.5	60
龍眼	130 （13 粒）	13.9	60
櫻桃	85 （9 粒）	15.3	60
蓮霧	180 （2 個）	15.3	61
百香果	190 （2 個）	10.2	62
綠棗子	140 （2 個）	14.4	59
草莓	170 （16 個）	14.2	60
龍眼乾	22	15.0	60
葡萄乾	20	15.9	61
紅棗	30 （10 個）	14.9	63
黑棗	30 （8 個）	15.2	64

種類	1份量（公克）	醣分（公克）	熱量（大卡）
柳橙汁	120c.c	14.8	60
蘋果汁	140c.c	15.2	59

- 水果一份以熱量 60 大卡為單位，水果種類不同，重量也不同，呈現的大小即不相同。每日至少二份水果，最多不超過 200 公克，不能以水果代替蔬菜。水果中所含的營養素和纖維素，皆不如蔬菜含量多，例如所有蔬菜都含維生素 C，但並非所有水果都存在維生素 C，像香蕉、梨子所含的維生素 C 較少。此外，維生素和礦物質含量，蔬菜多於水果，尤其是綠色蔬菜。水果所含纖維素少於蔬菜中的含量，所以水果無法替代蔬菜成分。水果食用過量，醣分多代謝轉化為脂肪，積存於體內造成肥胖，必須特別注意不要過量。

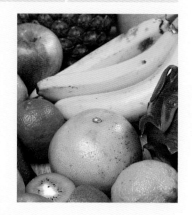

- 每份水果內，另註明醣分含量和熱量，以 60 大卡為主。

油脂類（包含堅果類）份量表

種類	1份量	脂肪（公克）	熱量（大卡）
植物油	1 茶匙	5	45
動物油	1 茶匙	5	45
植物性奶油	6 公克（1 塊）	5	45
核桃（生）	7 公克（2 粒）	5.0	48
松子	7 公克（35 粒）	4.9	48
杏仁果	8 公克（7 粒）	4.8	50
腰果	9 公克（6 粒）	4.8	50
沙拉醬	2 茶匙	5.3	51
夏威夷豆	7 公克（4 粒）	5.4	54

每日營養素及熱量攝取的理想比例

種類	1份量	脂肪（公克）	熱量（大卡）
黑芝麻粉	9公克（2匙）	4.9	54
花生醬	9公克（2匙）	4.6	57
開心果	17公克（15粒）	5.0	59
白芝麻	10公克（1大匙＋1小匙）	5.3	59
花生（油炸）	10公克	5.0	63
芝麻醬	10公克（2匙）	5.3	64
南瓜子	15公克（40粒）	5.2	66
花生粉	13公克（2匙）	5.1	70
葵瓜子	26公克（170粒）	5.1	73
西瓜子	40公克（110粒）	5.2	79

- 油脂類每一茶匙 5 公克油脂，熱量為 45 大卡，此為一份量單位。

- 堅果類則以 45 ～ 50 大卡，為一份量單位。

- 每日油脂雖以 5 茶匙（25公克）為主，但可視每日熱量增加，最多可增加到 7 ～ 8 匙。植物油以橄欖油、葡萄籽油、芥花油、苦茶油等為主。動物油則以豬油、奶油、雞油等為主。

- 除了一般油脂之外，每天還可攝取 3 公克的乾果（3公克乾果量＝1/2 小匙芝麻粒＝2 粒杏仁＝3 粒花生），如杏仁、核桃、芝麻、開心果等，來補充維生素 E、B_1、B_2、纖維質及植物性油脂（Omega-3）。

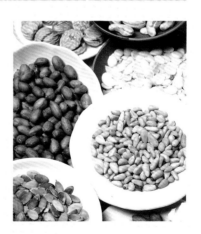

【附錄5】本書參考書目

1. 食物與癌症（第三版）／林松洲／凱倫出版／2003/2月。

2. 各種疾病的自然療法／林松洲／凱倫出版／2003/2月。

3. 營養治療的處方百科／Jame/Balch/phyllisA／Balch／謝明哲審定／2006/2月。

4. 食物的神奇療效／Jean Corper／聯經出版／2001/3月。

5. 癌症病人健康指引／健康世界編輯部／健康出版社／2003/7月。

6. 如何對抗癌症（李豐醫師的抗癌告白）／李豐／健康出版社／2005/3月。

7. 食物是你最好的醫藥／李邦彥／生智出版社／2002/8月。

8. 特選100種天然食物的療效／Earl Mindol博士／笛藤出版社／1995/12月。

9. 台灣常用食物療效180種／鄭振鴻／聯經出版／2000/8月。

10. 健康101／中國烹飪協會美食營養事業委員會／世茂出版／2005/3月。

11. 圖解80種常用食物營養療效／田村哲彥／世茂出版／2005/1月。

12. 增強免疫力的健康飲食法／星野泰三／東販／2004/5月。

13. 吃得健康不得癌／周時正／寂天文化／2002/4月。

14. 孫安迪之免疫處方（中草藥篇）／孫安迪／時報文化／2004/12月。

15. 食療中醫／關培生／萬年機構飲食天地／2001/6月。

16. 中國飲食療法／翁維健／台灣珠海出版社／1992/3月。

17. 抗癌養生食材／三立電視台／台視文化／2002/3月。

18. 吃菇享受健康／吳亭瑤／台視文化／2002/10月。

19. 防癌聖經／徐華陀／林鬱文化／2000/11月。

20. 你可以吃得更smart／李錦楓／生智／2005/4月。

21. 健康飲食新流行／康健雜誌記者／康健／2002/12月。

22. 優質營養素小百科／Lyndel Costain著／蕭千祐審定／2004/1月。

23. 新一生的營養規劃／張金堅・黃中洋・李貞貞著／藝軒圖書／2003/10月。

24. 驚異的魚油DHA EPA療效／矢澤一真／世茂出版／2000/5月。

25. 吃魚最健康／洪建德／聯經／1997/7月。

26. 生機飲食50問／歐陽英／天下文化／2003/1月。

27. 芽菜讓健康發芽／大澤俊彥／世茂出版／2006/1月。

28. 有機生活實踐手冊／台北市瑠公農業產銷基金會編印。

29. 生機飲食手冊／周兆祥／暖流／1997/11月。

30. 中華民國飲食手冊／行政院衛生署／2005/5月。

31. 台灣常見食品營養圖鑑／行政院衛生署／1998/8月。

32. 台灣地區食品營養成分資料庫／行政院衛生署／1998/11月。

33. 每日飲食指南／行政院衛生署／2005/5月。

34. 誰偷走了你的健康／劉心宇／自然風／2003/9月。

35. 這樣生活最健康／姜淑惠／圓神／1999/9月。

36. 提昇妳的抗癌食力／張之申・賴聖如／台視文化／2006/2月。

37. 礦物質的聚會／張慧敏／葉子／2003/11月。

38. 後中年新女性養生管理／葉道宏／婦幼家庭／2005/12月。

39. 如何從飲食防癌／Michio Kushi with Edward Esko／生活醫學書房／1997/3月。

40. 我的腫瘤不見了／呂應鐘／自然風／2004/4月。

41. 重建你的健康／Ann Wigmore／聯經／2000/11月。

Family健康飲食 HD5014A

癌症飲食全書

【16週年暢銷修訂版＆附別冊64頁《全面啓動抗癌自癒力》】

作　　者／張金堅、柳秀乖
選　　書／林小鈴
主　　編／陳玉春
文字整理／簡敏育、劉羽芬

行銷經理／王維君
業務經理／羅越華
總 編 輯／林小鈴
發 行 人／何飛鵬

出　　版／原水文化
　　　　　115臺北市南港區西新里003鄰昆陽街16號4樓
　　　　　電話：（02）2500-7008　傳真：（02）2500-7579
　　　　　網址：http://citeh2o.pixnet.net/blog　E-mail：H2O@cite.com.tw
發　　行／英屬蓋曼群島商家庭傳媒股份有限公司城邦分公司
　　　　　115台北市南港區昆陽街16號5樓
　　　　　書虫客服服務專線：02-25007718；25007719
　　　　　24小時傳真專線：02-25001990；25001991
　　　　　服務時間：週一至週五9:30～12:00；13:30～17:00
　　　　　讀者服務信箱E-mail：service@readingclub.com.tw
　　　　　劃撥帳號／19863813；戶名：書虫股份有限公司
香港發行／香港九龍土瓜灣土瓜灣道86號順聯工業大廈6樓A室
　　　　　電話：852-25086231　傳真：852-25789337
　　　　　電郵：hkcite@biznetvigator.com
馬新發行／城邦（馬新）出版集團 Cite (M) Sdn Bhd
　　　　　41, Jalan Radin Anum, Bandar Baru Sri Petaling,
　　　　　57000 Kuala Lumpur, Malaysia.
　　　　　電話：(603)90563833　傳真：(603)90576622
　　　　　電郵：services@cite.my

城邦讀書花園
www.cite.com.tw

美術設計／許瑞玲、鄭念慈、許丁文、張曉珍
特約攝影／陳清標、廖家威
製版印刷／科億資訊科技有限公司
初　　版／2006年10月19日
二版一刷／2008年1月31日
三版一刷／2011年6月20日
四版一刷／2019年1月17日
五版一刷／2022年6月16日
五版四刷／2024年8月19日
定　　價／580元
ISBN：978-626-95986-7-0（平裝）
EAN：978-626-95986-9-4（EPUB）
有著作權・翻印必究（缺頁或破損請寄回更換）

國家圖書館出版品預行編目資料

癌症飲食全書【16週年暢銷修訂版＆附別冊64頁
《全面啓動抗癌自癒力》】/張金堅,柳秀乖作. -- 五
版. -- 臺北市：原水文化出版：英屬蓋曼群島商家庭
傳媒股份有限公司城邦分公司發行, 2022.06
　　面；　公分. -- (Family健康飲食；14A)
ISBN 978-626-95986-7-0(平裝)

1.CST: 癌症　2.CST: 健康飲食　3.CST: 食譜

417.8　　　　　　　　　　　　　　　111007958

《癌症飲食全書》增訂別冊 〔特別說明〕

　　《癌症飲食全書》出版至今已有十六年，廣受癌症病友及讀者的好評，許多癌症治療方法也日新月異，除了傳統的三大治療法（手術、化療、放療），其它如荷爾蒙治療、標靶療法、免疫療法及細胞療法，也漸為治療主流。癌症治療的進步，已逐步減少化療藥物的副作用，而手術範圍的縮小相對也讓身體的傷害降低許多；放療的精確度，荷爾蒙、標靶療法可用藥物的選擇性也更多了，且針對不同癌症病人也有不同的治療方式，進而「量身訂作」的個人化治療，皆是現今治療癌症的主流，而在未來也會發展出選擇性更多，治療率更高的方法。

　　乳癌防治基金會本著提供癌症病友正確的治療資訊及加強身心靈健康照顧為宗旨，從 2006 年 4 月至今，每二個月舉辦「乳癌術後關照座談會」，邀請專業醫療及護理人員為癌症病友提供有關化放療的準備及相關資訊，例如：順應癌症治療方法的改變來加強飲食的照顧（如荷爾蒙飲食問題）、如何調整情緒、改善睡眠的飲食方法，還有如何提升免疫力的加強飲食等內容，讓癌症病友學習如何提高自癒力及加速身體的復原來戰勝癌症，或者與癌症和平共處。

　　這本增訂別冊即是特別收集歷年乳癌基金會舉辦「乳癌術後關照座談會」及諸多癌症病友最常電話諮詢，有關癌症治療期及恢復期的飲食生活Q＆A，例如：如何防止復發的飲食法？如何提升自體的免疫力？有益舒緩情緒及助眠的食物有哪些？本書將解除癌症病友許多飲食及生活上的迷思，同時也在別冊中提供更多抗癌能量的食材選擇，來幫助癌症病友重新取回健康自主權，並學習用心靈的力量來提升抗癌力。

　　感謝乳癌基金會總監蔡愛真女士、基金會同仁；以及劉羽芬與李采霖小姐的協助及原水文化的編輯同仁共同協助完成這本別冊。希望每位癌症病友能學習希臘名醫—希波克拉底（Hippocrates）曾提出：「我們內在自然的療癒能力，是促使我們身心健康的最大力量！」的精神，用正面的力量來對抗癌症，從身心靈開始努力改變自己，並積極接受治療，樂觀面對癌症，相信自己有康復能力，全面啟動自我抗癌力，更進一步認清生命本質，重建生命價值觀，找回屬於自己的彩色人生！

張金堅、柳秀乖

全面啟動抗癌自癒力
——癌症治療期&恢復期抗癌飲食生活 Q&A

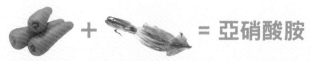

食材選擇不當易出現毒素（詳見 P.47）

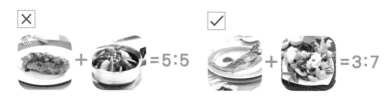

循序漸進改變葷食與素食的比例（詳見 P.49）

全面啟動抗癌力
——癒後體質大大改進

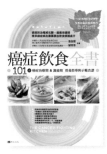

　　自從本書出版十多年以來，得到數萬名讀者的肯定，也反應諸多癌症病友的實際需求，最常見的疑慮就是許多癌症病人及其家屬，擔心正統西醫治療癌症會引發許多的後遺症，如：營養不良、免疫力下降、破壞癌細胞，同時也會破壞正常的細胞，造就更壞的體內環境，促使癌症病人的免疫力下降。

　　科學研究資料顯示，在對抗癌症的戰役中，我們人體內的自然防禦系統扮演了關鍵的角色，每個人的體內皆會有癌細胞潛伏，同時也具備了與腫瘤增生對抗的身體，每個人都有能力運用身體的自然防禦機制，但我們常低估自己對抗癌症的能力。

　　因此建議癌症病友在此階段要不斷地保護細胞，改變體內環境促使癌細胞變性，提高自體的免疫力發揮自癒力，所以癌症病友必須學習如何自我照顧來補充治療之不足。

第一節 面對癌症的四個正念

　　大衛・賽文—薛瑞柏（David Servan-Schreiber）是位腦神經專科醫師，十五年前罹患腦瘤，接受正統治療後卻又再度復發，目前專注研究自然療法來預防或協助治療癌症，復發抗癌後已生存七年之久。在他所寫的《自然就會抗癌》一書中提出四個面對癌症的新方法，而這些方法任何人皆可施行，且可提升自我的抗癌機制，其方法如下：

1 懂得保護自己

我們應該學會如何對抗日漸失衡的環境（如空氣污染、酸雨、河水污染、輻射、食品添加劑氾濫等問題），皆是促成目前癌症形成的原因。

2 調整自我飲食

減少攝取會促進癌細胞作用的食物，而要多吃具有抗癌成分（植物生化素）的食物，減少有毒致癌物的接觸，積極防治腫瘤。

3 瞭解並治療心靈的創傷

心靈的傷害會促進腫瘤發展的生理機制，因此要學習接受或控制自己的情緒，包含：恐懼、悲傷、絕望、憤怒等。

4 與身體建立良好關係

傾聽身體傳達的訊號（例如：累了要休息、渴了要喝水、餓了要吃飯、不憋尿且按時排泄等），能激發免疫系統，減少促使腫瘤生長的發炎狀態，並改變生活型態，如健康的飲食生活、正向樂觀態度、規律地運動、無污染的生活環境。

第二節 重新取回健康自主權

　　每位接受乳癌正規治療後的病友，最擔心癌症是否會再度復發，要如何去面對它及如何來提升自體的免疫機制，與癌細胞和平共處。就如大衛・賽文─薛瑞柏醫師提供的抗癌新方法，保護自己不再受有毒物質污染及吃進有利身體排毒、抗氧化、抗癌、抑制癌細胞生長的食物（在恢復期如何吃得正確，更有利於身體的康復是必須用心去調配飲食），才能獲得更健康的身體。以下有幾項健康的防癌抗癌的飲食原則提供參考：

1 均衡攝取不同的營養素，尤其是熱量及蛋白質的控制：每公斤體重攝取的熱量約 25～30cal；蛋白質攝取每公斤體重 0.8公克（例如：體重 60 公斤約可攝取 48 公克的蛋白質）。

2 攝取多樣化的食材，並以新鮮、天然、當地、當季的食材為主：能保存最多原味的營養素，且最適合消化吸收。若能選擇不含農藥的有機蔬果（含有更多礦物質），更有助抗癌。

3 採用三低二高為飲食原則，以低升糖食物選擇為佳：採低油、低鹽、低糖、高纖維、高鈣飲食有利於抗癌。低升糖指數食物（延伸閱讀《減脂肪降血糖低 GI 飲食全書》）能減緩血糖上升，有助於控制癌症發展及體重的控制，減少脂肪囤積。過多葡萄糖是癌細胞新陳代謝的最佳滋養物。

※ 食用高升糖指數食物使血中葡萄糖快速上升，刺激體內分泌更多胰島素，且分泌胰島素時又釋出 IGF（insulin-like growth factors）類胰島素增生因子，更刺激細胞生長，IGF又刺激促進發炎因子更引發癌細胞生長，間接地促使腫瘤細胞的生長及滋養。

4 多攝取有益抗癌的能量食物：如七色飲食（紅、黃、綠、黑、白、褐、紫）的食材，可以攝取到多種抗癌的植化素。

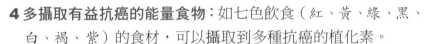

5 避免食用高危險的致癌食物：如：黃麴毒素（如霉變的穀物）、亞硝酸胺（存在於火腿、香腸、熱狗與培根）、食品添加劑（如香料、香精）、高脂肪及氫化脂肪、含酒精的飲料等。

6 利用中藥材搭配食材改善體質，提升免疫力：如：四君子湯、六君子湯、四神湯、補中益氣湯。

7 採用健康烹調方法及選用健康油脂：以水煮、清蒸、燉煮方式，不用油炒、燒烤、油炸方式，並選用優質油為佳，如含 Omega-3 的亞麻仁油、苦茶油、芥菜籽油及含有 Omega-9 的橄欖油，儘量少用含 Omega-6 油脂，如：玉米油、葵花油、大豆油。

8 多選用植物性食材及有機的動物性食材：植物性食材含有更多抗癌的植化素，而選用有機的動物性食材，如：肉、蛋、奶類，可減少抗生素及荷爾蒙的污染。※ 每天飲食建議採取植物性與動物性食材的攝取量比例為 8：2 較佳。

9 生食與熟食交替食用：以一天一餐生食開始（如蔬果汁、生菜沙拉），選擇有機蔬果較佳。

10 使用天然調味料：如蔥、薑、大蒜、辣椒、九層塔、芫荽、芹菜、檸檬等植物性調味食材，少用加工食品。

11 進食時保持愉悅心情：每一口食物都要細嚼慢嚥，每餐只吃七分飽。

12 配合適度運動及樂觀生活態度，提升免疫力：規律運動能增強免疫力功能，提升整體的幸福感，保持樂觀的心態（如常開懷大笑、無憂無慮、心情平靜），能減緩身體發炎狀態減少致癌性。

第三節 選擇有益抗癌好食物

　　我們每天應儘量選擇健康的好食物，不吃加工食品，才能保護身體預防癌症入侵，且還要注意正確的攝取及烹調方法，才能達到最佳的抗癌效果。有益抗癌的好食物，可參考下列的內容：

7

綠茶

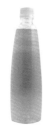

含有多酚（兒茶素）EGCg，為強力的抗氧化劑、解毒劑（可以誘發肝臟酵素排毒），能抑制腫瘤生長及血管的增生，並有助於癌細胞凋亡，也可抑制亞硝胺形成及降低輻射傷害。

(最佳食用法)

綠茶 2 公克加入熱水 300c.c. 浸泡 5 ～ 8 分鐘（才能釋放出兒茶素），茶汁必須在一小時內喝完。一天可以喝 2 ～ 3 杯，但建議下午 4 點後不要喝茶，以免影響夜間睡眠品質。

橄欖油

冷壓初榨橄欖油是頂級品，其生物活性比精煉油高，且含有環烯醚及木質素，能減緩癌細胞發展的抗氧化劑，其中含多酚及油酸，可控制乳癌 HER2 基因。

(最佳食用法)

每天宜食用 1/2 ～ 1 大匙（15c.c.）橄欖油，適用於做沙拉醬、拌醬、拌麵或沾醬。但不宜攝取過量，以免增加體重。

薑黃粉

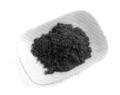

薑黃粉是咖哩粉內所含的成分，為強力抗發炎天然物，可協助刺激癌細胞凋亡，抑制血管新生，提升化療的效力，也能控制腫瘤的發展，如乳癌、結腸癌。薑黃粉搭配胡椒粉混合，更有利消化道吸收（胡椒可增加薑黃吸收力 2000 倍）。

(最佳食用法)

薑黃粉 1/4 小匙搭配黑胡椒粉 1/2 小匙、橄欖油 1/2 小匙及少許龍舌蘭蜜（低升糖食物）混合加入蔬菜湯或沙拉食用。

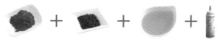

薑

薑是強力抗炎及抗氧化劑，可對抗癌細胞及減少新生血管形成。

最佳食用法

飲用薑茶有助於減輕化療時的噁心感。

十字花科蔬菜

含有蘿蔔硫素及吲哚衍生物，可解除致癌的毒素，防止癌前細胞發展為惡性腫瘤，可促進癌細胞凋亡，防止新生血管增生。如球芽甘藍、大白菜、綠花椰菜、大頭菜等。

最佳食用法

短時間加蓋蒸煮，或用水油炒，若煮過熟會破壞其蘿蔔硫素及吲哚的成分。每週至少吃 2～3 次水煮的十字花科蔬菜。

蔥及蒜類

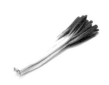

含硒及硫化物，可降低亞硝胺及亞硝基化合物之致癌效應（通常在燒烤過度時肉類中含有致癌物），而硫化物可促使癌細胞凋亡，並能調節血糖量，降低胰島素分泌來控制癌細胞生長。如大蒜、洋蔥、青蒜、紅蔥頭。

最佳食用法

將蒜及洋蔥切成碎末狀，用少許橄欖油拌炒後，加入薑黃粉與蔬菜混炒，其抗癌效果更佳（結合多種含有抗癌成分的食物同食會有加乘的防癌作用）。

富含類胡蘿蔔的蔬果

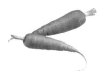

富含維生素 A 及茄紅素，能抑制癌細胞發展，葉黃素、茄紅素、角黃素能刺激免疫細胞生長，活化自然殺手細胞的活性來攻擊腫瘤細胞，如胡蘿蔔、地瓜、山蘇、南瓜、番茄、柿子、玉米、甜菜根及含色彩鮮艷的蔬菜（紅、黃、綠）。地瓜為抗癌食物排行榜第一名，含高量酚類化合物，可清除自由基，其中的去氫皮質酮 DHEA 成分，可預防結腸癌及乳癌。熟食地瓜纖維質細，不傷腸胃，可刺激腸道加速有毒物質排出；玉米含豐富的硒，可抗癌，抑制腫瘤生長，其所含的離胺酸（lysine），可抑制藥物副作用及抑制腫瘤生長。

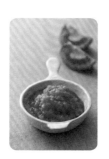

(最佳食用法)

煮熟蒸透的地瓜較容易消化吸收，同時也只有如此，才能將
大部分氧化酶破壞掉，減少二氧化碳氣體的產生。
玉米的甜度高，所以病蟲害問題較嚴重，因此會有農藥殘留
的問題，建議選購有機玉米或通過無農藥殘留檢驗合格的產
品較安心，玉米以水煮方式較能保留鮮味及甜度。

番茄及番茄醬汁

含有維生素、C、E、K、葉酸、多酚及番茄紅素，具有獨特
的抗氧化力及抗癌效果，能清除自由基，保護細胞，且含有
對心血管健康非常有益的多酚類物質，亦能改善食慾不振，
有助胃液對脂肪及蛋白質的消化。

(最佳食用法)

番茄必須搭配油脂加熱，才能釋出茄紅素（添加橄欖油更
能促進茄紅素吸收）。番茄與綠花椰菜同食，彼此所含抗
癌成分雖不同，但卻可以達到加乘作用。真正的天然食物
比營養補充劑更有效，而混合多種天然食物同食會比單吃
效果更好，因為每種天然食物所具有的抗癌機制不相同會
更加強功效。

大豆及豆製品

大豆中所含的異黃酮，能阻止刺激癌細胞的性激素，且干擾
血管再生。大豆植物性激素具有生物活性，只有天然雌激素
的百分之一，可減緩雌激素依賴性的腫瘤生長及阻止血管新
生。大豆製品如豆腐、味噌、豆漿、納豆等。

(最佳食用法)

豆皮、豆乾等豆製品食物，烹調前可先放入加有少許鹽的滾
水中汆燙，可保持鮮度及去除異味。大豆做成的豆製品，如
豆漿、豆腐，所含的蛋白質較容易消化吸收。

菇類

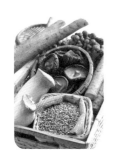

如香菇、金針菇、巴西蘑菇、猴頭菇、白木耳、鴻喜菇、袖珍菇等。菇類所含的多醣體可刺激免疫細胞再生及其活性增加，或增強 T 淋巴球及 B 淋巴球的免疫作用。金針菇可促進自然殺手細胞增生；銀耳可以提高人體免疫球蛋白含量，增強體質及抗癌能力，也可促進骨髓造血功能。

最佳食用法

體積小的菇類煮的時間不宜過長，最好是依照食材的大小判斷烹調的時間，不要煮過熟，以免流失其營養成分。

藥草及香料

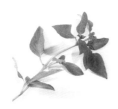

如迷迭香、百里香、羅勒、薄荷等。藥草及香料所富含的萜類經醫學研究證實能促使癌細胞凋亡及抑制癌細胞擴散。洋香菜、芹菜所含芹菜素，是阻止血管新生的抗炎劑，可促使癌細胞凋亡。

最佳食用法

烹調時加入適量的香料，不僅能提味又可達到抗癌的作用。

海藻類

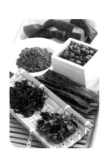

如海藻、昆布、裙帶菜、紫菜、珊瑚草、海苔等。海藻可減緩腫瘤生長，尤其是乳癌、攝護腺癌、腸癌。昆布、裙帶菜所含的褐藻糖膠有助於促使癌細胞凋亡及刺激自然殺手細胞，提升免疫作用。海苔含有長鏈 Omega-3 脂肪酸能對抗細胞發炎及抑制癌症。

最佳食用法

海藻可加入湯品，再添加豆腐、味噌，其協同抗癌作用更強，而海藻類食物可經常食用，一週約可吃 5 ～ 6 次。

莓果類

包含草莓、藍莓、黑莓、覆盆子、小紅莓等。莓果類皆含有鞣花酸及大量多酚，能清除致癌物質及抑制血管新生。藍莓含有花青素及花青原素能促使癌細胞凋亡。

最佳食用法

早餐時混合水果、豆漿或多穀類食物食用。如燕麥、亞麻籽、大麥成為水果沙拉或在兩餐中間食用。

柑橘類水果

如柳橙、柑橘、萊姆、葡萄柚、橘子等。目前已證實柑橘表面的類黃酮及陳皮素能穿透腦腫瘤細胞促其凋亡，來降低移轉機會。柳橙、柑橘、萊姆、葡萄柚皆含有揮發的類黃酮，會刺激肝臟對致癌物質的解毒作用。

最佳食用法

若食用果皮必須選用有機的柑橘。橘皮可以削薄片，放入沙拉醬拌勻提味，或將橘皮放入沸熱水中浸泡飲用。

Omega-3 脂肪酸

其動物性來源為鯖魚、沙丁魚、秋刀魚、竹莢魚等；而植物性來源為亞麻籽。富含長鏈 Omega-3 脂肪酸的魚類可抑制發炎，減少癌細胞生長及抑制腫瘤轉移，且根據研究報告顯示每週吃兩次魚的人，可大幅降低罹患癌症風險；而植物性亞麻籽含有豐富的短鏈 Omega-3 脂肪酸及木質素，此類植物雌激素會減輕促癌效應及降低膽固醇。

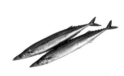

最佳食用法

魚類烹調不可用炸、烤。可用亞麻仁油來取代亞麻籽，但亞麻仁油未開封必須置放在陰涼處保存，而開封後必須放入冰箱冷藏保存，並且在三個月內使用完畢，以免變質。

益生菌 Probiotics

包含益生菌營養補充品、有機優格及乳酸飲料。益生菌是可以促進腸道菌種平衡的物質或微生物。根據韓國 2006 年研究益生菌能促進免疫系統功能，增加自然殺手細胞的數量。常見的好菌有「嗜酸乳桿菌」及「雙叉桿菌」，能促進排便順暢，減少腸道內致癌物停留的時間，降低結腸癌的風險。

最佳食用法

食用益生菌最好是搭配 30 度的溫開水左右。建議空腹、早飯前 30 分鐘至 1 小時或是睡前 3 小時食用最好。若飲食中有攝取醋、酒或辛辣調味料等，最好間隔 2 小時以上再補充益生菌；倘若食用含硝酸鹽的加工食品，如香腸、臘肉等，最好間隔 6～8 小時再補充益生菌。益生菌容易受到溫度、光線與溼氣的影響而破壞其效用，建議開封後放置在陰涼處或冰箱冷藏保存較佳。

益菌生 prebiotics（又稱為益生源）

包含市售果寡糖、異麥芽寡糖、乳果糖、全穀類、豆類、海藻類、菇類、根莖類、新鮮蔬菜及水果等。益菌生含有膳食纖維及寡糖，分子量低的多醣體，不易被胃腸（消化道上段）消化分解，可直抵大腸（消化道下段），刺激結腸道的益菌生長的食物，作為活性菌的營養來源，抑制壞菌增殖。

最佳食用法

益生菌＋益菌生成為「合生素」，對身體的免疫保健效果更好，如優酪乳加入果寡糖一起食用，更能增加腸道好菌。

富含硒的食物

包含肉類、動物內臟、蘑菇、洋蔥、大蒜、玉米、海帶、紫菜、蝦皮、牡蠣、貝類等。硒是土壤中的微量元素，有機種植的蔬菜及穀物中含有大量的硒。根據研究硒能增加刺激免疫細胞，尤其是自然殺手細胞約 80%。硒也是最佳的抗氧化劑，能抗癌又可增加免疫力，也可以排除體內金屬毒物。

富含硒的食物宜採用健康烹調法，如燉煮湯品、汆燙，尤其是海鮮類不宜久煮，以免流失食材的養分（每日硒的攝取量為 0.1 ～ 0.2 毫克）。

海蔘

所含的抗癌成分是酸性黏多醣，能增強免疫功能，提高巨噬細胞數量及其吞噬能力，抑制癌細胞生長及轉移，防止癌症發生，促進骨髓造血能力，而所含的硒具有抗氧化及抗癌的作用。海蔘除了具有抗癌功效外，還能抗電磁、輻射對人體所造成的損傷。另外，海蔘可滋補肝腎、滋陰潤燥、養血，在化放療期間食用具有極佳補益作用，可提升人體的體力及免疫力。

最佳食用法

海蔘適合用高湯熬煮入味，再添加根莖類、葉菜類烹調。海蔘宜慢火烹調或採用煮沸熄火燜煮入味，不能用快火煮，也不宜煮太久。海蔘搭配高湯燉煮會比紅燒勾芡好。老年人及久病者可常食用海蔘，補充營養增強體力。

10 種有助抗癌的蔬菜

1996 年日本國立癌症預防研究所針對飲食與癌症進行相關的調查，透過實驗結果，發現有 10 種蔬菜對癌症有顯著抑癌的效應，建議飲食上可經常攝取高抗癌效應的蔬菜，提升自體的抗癌力：

第 1 名	熟地瓜		第 6 名	白花椰	
第 2 名	生地瓜		第 7 名	芹菜	
第 3 名	蘆筍		第 8 名	茄子皮	
第 4 名	綠花椰		第 9 名	甜椒	
第 5 名	高麗菜		第 10 名	胡蘿蔔	

第四節 用心靈的力量來戰勝癌症

1 治療心靈創傷及接受不愉快情緒，與身體建立良好關係：
癌症病友在恢復期除了應注意飲食方面的調整與控制，
還需要治療好自己的心靈創傷，及接受不愉快情緒（可參
閱本別冊「舒緩情緒的食物來改善睡眠與情緒」P.26～
P.32），同時與自己的身體建立良好關係，改變不良的
生活型態，規律地運動，減少生活環境的污染，長期
的追蹤與醫療人員密切聯繫，自己與癌症細胞也必須
和諧相處，將它視為身體的一部分，接受它。

2 心靈的力量可致病也能治病：對癌症的無助感及喪
失生存意念，會降低免疫系統功能，所以不管現在
的健康狀況如何，放開一切負面的壓力，用意志
發動自身的免疫力，也就是以不同的語言、感
覺、意念、想像來做自我暗示，影響生理功能而
起治療作用，全面發動不畏懼及不放棄的信心
來戰勝癌症。

3 戰勝癌症的六項人格特質，有助於恢復健康：在美國
洛杉磯加州大學做身心效應研究的諾曼・卡森斯，
長期研究癌症病友的抗癌過程，觀察到癌症病友
的自我恢復能力與性格有相關性。根據研究報告
指出能戰勝癌症而倖存者，具有下列六項
共同的人格特點：

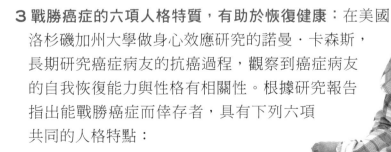

❶ 熱愛生活。

❷ 對疾病泰然處之。

❸ 堅信自己的康復
能力。

❹ 有幽默感，且心
情開朗。

❺ 儘管醫師預言不樂
觀，仍應有自信的
意念，認為自己可
以活下去。

❻ 深信治療的效果，
積極面對。

4 期待癌友能活出屬於自己的彩色人生：用樂觀的心情
面對一切，並保持歡喜心生活，培養興趣做喜歡
的事，走出戶外去運動或跟朋友互動交流，相
信自己的身體會漸漸復原，明天會更好，積
極面對治療，認真感受未來的每一天。

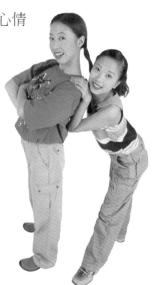

調節自癒免疫力
──85%疾病可以預防

第一節 認識免疫系統及其重要性

人體的免疫系統是由許多器官、腺體、蛋白質及特殊細胞組成，能防止外來病毒、細菌的侵害及維持細胞的正常功能，防止癌化，所以能對抗疾病及防癌抗癌，且具有自然的自癒力，此種對抗的功能即是免疫力。免疫力的衰退不平衡或是過多的自由基產生是造成身體疾病的主因，只要能增強及調節免疫力是可以預防 85% 左右的疾病。

免疫系統的主力團隊為白血球，是免疫反應的主角，含有數種成員的組成，相互之間緊密合作，產生免疫反應，而許多研究證實多種食物的成分能夠控制血液中白血球的數量及活力，能刺激免疫系統，發揮免疫功能來保衛身體健康。

人體的免疫系統：
胸腺→分泌 T 細胞。
皮膚→第一道防線防止細菌進入。
骨髓→製造 B 細胞。
脾臟→製造淋巴球。
淋巴系統→排除身體組織廢料及毒素。

人體的免疫功能：
＊預防感染
＊抵抗過敏物質
＊控制老化程度
＊避免自由基的傷害
＊預防癌症，防止身體組織癌化

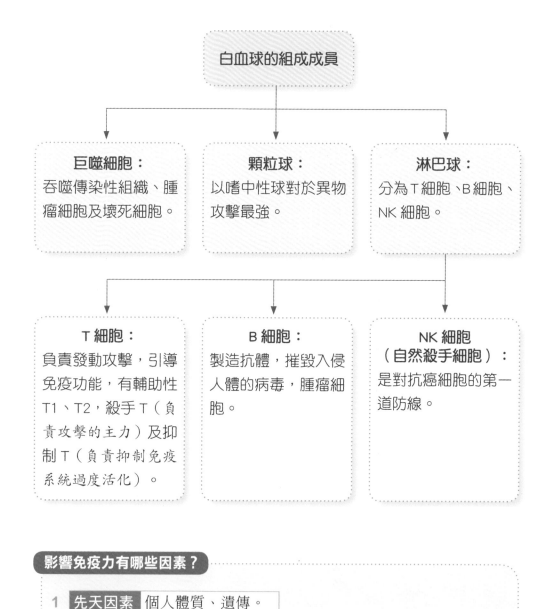

白血球的組成成員

巨噬細胞：
吞噬傳染性組織、腫瘤細胞及壞死細胞。

顆粒球：
以嗜中性球對於異物攻擊最強。

淋巴球：
分為T細胞、B細胞、NK細胞。

T細胞：
負責發動攻擊，引導免疫功能，有輔助性T1、T2，殺手T（負責攻擊的主力）及抑制T（負責抑制免疫系統過度活化）。

B細胞：
製造抗體，摧毀入侵人體的病毒，腫瘤細胞。

NK細胞（自然殺手細胞）：
是對抗癌細胞的第一道防線。

影響免疫力有哪些因素？

1	先天因素	個人體質、遺傳。	
2	後天因素	① 外在污染　③ 營養狀況　⑤ 生活習慣	② 病毒感染　④ 環境毒素污染　⑥ 壓力與情緒影響

第二節 增強及調解免疫力的方法

　　調節免疫力可以讓身體產生對抗病毒的抗體，攻擊或排除病變的癌細胞，改善身體的不適，恢復及治療疾病。因此，我們應每天持續適度的運動，這樣可以活化免疫系統，促進抗體產生；並應補充足夠的營養素來調節及增強免疫功能；另外，適度的休息及充足的睡眠，則可以來啟動身體的自我修復能力，進行新陳代謝，還可以用中藥來調整體質，補養氣血，提升免疫力；最後要懂得適度舒解壓力，維持情緒穩定來增強免疫力。

★ 有哪些營養素可增強免疫力？

⑴**抗氧化物質**：維生素 A、C、E 與自由基結合，保護細胞，防止基因突變。

⑵**微量元素**：鋅、銅、硒，組成體內抗氧化酶主要成分。

⑶**植物性化合物**：硫化物、異黃酮、多酚類（花青素、兒茶素）。

⑷**優質蛋白質**：魚、肉類、蛋奶類。

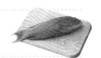

⑸**其它**：多醣體、皂苷。

★ 有哪些食物可增強免疫力？

⑴**選擇低溫油脂**：含有 Omega-3 脂肪酸的成分，可抗癌及抑制發炎，如亞麻仁油及 Omega-9 的橄欖油。

⑵**十字花科蔬菜**：含有抗癌的吲哚成分，如花椰菜、大頭菜、芥菜、高麗菜等。

(3)**蔥蒜類**：刺激 T 淋巴細胞和巨噬細胞能力，增加 NK 殺手
　　細胞的數量。

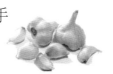

(4)**堅果種子**：含有優質的木質素，具有抗癌的作用。

(5)**五穀雜糧類**：含有維生素 B 群、高纖及蛋白質，有助於
　　免疫力的提升。

(6)**深黃及綠色的蔬果類**：含有 β- 胡蘿蔔素，可增加自然殺
　　手細胞數目，活化 T 淋巴細胞。

(7)**中草藥材**：可活化免疫細胞，如黃耆、枸杞、黨蔘、粉
　　光蔘。

★ 有哪些食物會<u>抑制</u>免疫力？
　(1)**脂肪**：抑制免疫細胞功能，如飽和脂肪酸，氫化脂肪，多元不飽和
　　脂肪酸蔬菜油（玉米油），可抑制淋巴球形成。
　(2)**膽固醇**：氧化劑（膽固醇＋鐵＝強大自由基）。
　(3)**含糖的食物**：抑制白血球活動力。
　(4)**食品添加劑及環境荷爾蒙製劑**：降低免疫力，提升致癌性。

★ 有哪些應用食譜可增強免疫力？

	癌症飲食 應用食譜				抗癌防癌 應用食譜	
早餐	水果泥		P.123	早餐	杏仁奶 ☑	P.127
	胚芽豆漿 ☑		P.129		抗癌蔬果汁	P.139
	優格蔬果		P.129		香蕉奶昔	P.143
主食	糙米飯		P.132	主食	香椿炒飯 ☑	P.146
	櫻花蝦炒飯		P.135		四君子免疫粥	P.151
	山珍海味粥 ☑		P.141		胚芽飯	P.155
配菜	芝麻菠菜 ☑		P.143	配菜	五色沙拉	P.166
	蒜泥地瓜葉		P.145		山蘇南瓜 ☑	P.172
	檸檬香魚		P.159		番茄燴苦瓜	P.174
	香麥蒸蛋		P.165		東炎高麗菜	P.178
湯品	干貝烏骨雞湯		P.149	湯品	元氣湯	P.185
	四君子湯		P.157		黃金湯	P.188
	淮杞牛肉湯 ☑		P.166		味噌芽湯 ☑	P.192
	銀耳百合湯		P.173		芥菜地瓜湯	P.200
茶飲	白朮抗癌茶		P.185	茶飲	牛蒡茶	P.217
	黃耆紅棗茶 ☑		P.187		三花茶 ☑	P.218

※☑為圖片食譜。

★ 如何從食物中提升白血球數目，增強免疫力

攝取自然的食物可提高白血球數目來增強免疫力，如蛋白質、維生素B6、維生素C、葉酸、礦物質、鋅、鐵，皆與造血機能有關，能幫助血球生成，提升免疫功能，再配合中藥材加入食補，更能促進血球的增生，如紅棗、枸杞、粉光蔘、白朮、白木耳皆能養血補血。

★ 相關營養素的功能及來源：

優質蛋白質的功能：提供白血球及抗體的組成，建構免疫系統。 來源 蛋、牛奶、魚肉、牛肉、豬肉。

維生素 B6：增加血紅蛋白的合成，增強抗癌力。
來源 雞肉、魚肉、肝臟、全麥類、蛋黃。

葉酸：有助造血，提升血球數目。
來源 牛肉、肝臟、全穀類、小麥胚芽、黃綠色蔬菜、花椰菜、四季豆、柳橙、檸檬含量豐富。

維生素 C：促進鐵質、葉酸的吸收，增加血球數目。
來源 綠色蔬菜、奇異果、芭樂、彩椒。

礦物質鋅：增進血球數及活動力，增加抗體，提升免疫力。 來源 牛肉、瘦肉、蛋黃、牡蠣。

礦物質鐵：促進血球的形成，提升帶氧量。
來源 動物性食物、牛肉、瘦肉、蝦、蛋黃、葡萄、桑椹、芝麻、黑木耳、金針。

★ 有哪些應用食譜可提升白血球及增強免疫力？

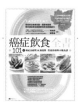

品　項	食譜名稱	功　　效	參考頁數
主食			
	香菇山藥粥	健脾、補血	P.121
湯品			
	銀耳百合湯	提升血球數目	P.173
	四君子湯	可搭配肉類來補血、補氣、健脾	P.157
	干貝烏骨雞湯	補氣血，提高抗病力	P.149
	番茄牛肉	提升白血球、增加抵抗力	P.142
茶飲			
	白朮抗癌茶	可提升血球數目	P.185
	黃耆紅棗茶	補氣健脾、增強免疫力	P.187
點心			
	杏仁桑椹凍	補氣補血、預防風寒	P.177
	野米桂圓粥	驅寒暖胃、養心安神	P.179

第三章

心情好、睡好覺

——喜樂之心乃是良藥

第一節 負面情緒不利於抗癌防病

　　癌症病友由發現生病及接受治療後，內心常處於憂鬱、焦慮不安、恐懼、害怕、持續的無助感，甚至對於癌症治療結果抱持不樂觀態度，各種情緒的低落皆不利於對抗癌症。在接受治療或恢復期的負面情緒，也會影響睡眠品質，同時也會干擾到免疫力，所以癌症病友更應該用積極正面的態度來抵抗癌細胞。

　　在現今醫學研究也已發現，癌症病友的性格，多傾向於 C 型性格，其特性為強忍憤怒情緒壓抑於內心，對任何事皆要求完美，對自己的評價低又嚴格（自我要求高），憂鬱而不表現，絕望無力感。

　　癌症病友持續有悲觀情緒，就會促使免疫力下降，而癌症病友本身已是免疫力下降而罹癌，若再加上精神打擊，更是雪上加霜，免疫力更加衰退，不但無法戰勝癌症，反而促使癌細胞更加持續擴展。

　　近來心理神經免疫學發達，逐漸瞭解心理與免疫的相關性，從古至今皆知「病由心而生」，就如《聖經箴言》第十七章：「喜樂的心乃是良藥，憂傷的靈使骨枯乾」；而在中醫《黃帝內經》也有「百病皆生於氣」的說法。

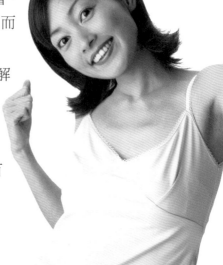

在臨床研究結果也顯示，憂鬱症會導致情緒低落，憂鬱不安、無力，甚至造成睡眠障礙，食慾不振等狀態，連帶也影響免疫系統的殺手細胞活性降低，免疫力下降。當我們遭受壓力時，感到憂鬱不安時亦會出現食慾不振、失眠現象，甚至出現自律神經失調、荷爾蒙失去平衡。

由免疫學來看，由內分泌系統、免疫系統、自律神經系統三者形成一個網路，任何一種功能或活性下降皆會相互影響。癌症病友常見的情緒障礙，如易怒、憂鬱、心情不愉快、焦慮、害怕、恐慌、冷漠及失落感等，這些負面情緒會產生生理及心智狀態的影響如下：

對生理的影響	對心智狀態的影響
緊張心情→刺激腎上腺素分泌增加→引發血壓上升、心跳加快、呼吸急促。	注意力不集中，思考遲鈍、偏激、缺乏耐心、易焦慮、憤怒、愛挑剔。
對消化系統的影響→胃酸分泌增加→胃不適、胃潰瘍→甚至腹痛、便秘出現。	心理狀態長期壓抑，對癌症病友更不利，會降低自身的免疫力。
對神經系統的影響→偏頭痛、失眠、神經衰弱。	若充滿正向思考能力，能勇敢面對目前的困境（得癌），而能接受它、處理它、放下它，則情緒逐漸穩定，充滿活力與希望，對復原更有幫助。
對免疫系統的影響→強烈持續性壓力狀況下→個體免疫力減弱。	

第二節 有益舒緩情緒及助眠的營養素

　　食物能影響心情好壞，在科學界早已發現許多食物含有影響情緒的營養素，而長久缺乏此類營養素會引發情緒不安，甚至於憂鬱症的發生，進而影響睡眠狀態，如失眠，睡不安穩。影響情緒的營養素含有維生素 B 群（尤其是 B6 、B12、菸鹼酸、葉酸），礦物質（鈣、鎂、硒），Omega-3 脂肪酸及植化素成分（花青素）。

　　它們會影響神經傳導物質的功能及維持神經纖維的穩定性，促進腦血循環，活化腦細胞功能，可消除緊張、焦慮的情緒，穩定精神狀態，另外也會影響腦中血清素之形成，有助於緩解壓力幫助睡眠。瞭解這些不同功能的食物，聰明選擇食用，可達到舒緩情緒，預防憂鬱症發生，提升身體免疫力，改善生活品質。

★ 舒緩情緒的食物

❶ 含葉酸食物：如菠菜、綠色蔬菜（如萵苣、地瓜葉）。

❷ 含硒食物：海鮮、全穀類、雞肉，可提振情緒。

❸ 碳水化合物：尤其是複合式多醣（如五穀雜糧、全麥類），有助於血清素的增加，穩定情緒。

❹ 咖啡因：少量可舒緩緊張，增加愉悅感。

❺ 大蒜：富含維生素 B 群，可消除疲勞、不易發怒焦慮。

❻ 香蕉：含色胺酸及維生素 B6 有助於血清素的形成。

7 **葡萄柚**：含高量維生素 C 可抗壓力。

▼

8 **奇異果**：維生素 C 含量多，可協助合成多巴胺（神經傳遞物質）使頭腦更靈敏，反應更快。

▼

9 **櫻桃**：含花青素，可抗發炎及放鬆心情。

▼

10 **南瓜**：富含維生素 B6 及鐵質，可助血糖轉化，提供腦部最需要營養素（葡萄糖）。

▼

11 **低脂牛乳**：含多量鈣質，可穩定情緒。

▼

12 **深海魚**：含 Omega-3 脂肪酸，可增加血清素分泌，其作用與抗憂鬱藥相似（阻斷神經傳導路徑增加血清素分泌），如石斑魚、鮭魚、鯖魚。

▼

13 **花生**：外皮含有維生素 B3（菸鹼酸）最多，可舒緩神經緊張。

▼

14 **香椿**：富含鈣質，可消除緊張情緒。

▼

15 **空心菜**：富含鎂，可舒緩壓力。

★ 助眠的營養素

營養素	作用	含量豐富的食物
B₁	· 維持神經系統正常功能，安定情緒、幫助睡眠。 · 五穀類所含的複合式多醣，會刺激胰島素分泌，協助色胺酸進入腦內，轉換為血清素來舒緩壓力。	全穀類、豆類、海產、瘦肉
菸鹼酸 B₃	· 維持神經系統功能及腦功能，能減緩情緒緊張。 · 可改善憂鬱所引發之失眠。	全穀類、魚肉、蛋、瘦肉、花生
維生素 B₆	影響腦中血清素之合成，血清素（serotonin）可控制人體的食慾及睡眠，可轉換為褪黑激素（Melatonin）白天可提神，夜晚可助眠。	酵母粉、小麥胚芽、牛奶、肉類、黃豆類、燕麥、香蕉、花生
維生素 B₁₂ 	與 B₆ 共同合成神經髓鞘及維持功能，有助於神經纖維穩定，消除焦慮及安眠。	動物性食物含量多，雞肉、魚肉、牛奶、乳酪、牛肉、肝臟、海藻類
葉酸（B₉）	活化細胞增生有助於產生腦神經細胞及其神經傳導物質。缺乏時會使腦中血清素減少引發憂鬱。	深綠葉蔬菜、胡蘿蔔、南瓜、馬鈴薯、香蕉、豆類、堅果、小麥胚芽
鈣質	· 控制神經感應性及肌肉收縮。 · 影響神經傳導、緩和精神緊張及興奮。 · 鈣與鎂併用，形成天然鎮定劑，肌肉鬆弛劑。	奶類及奶製品（如優格、低脂乳酪）、小豆乾、牡蠣、黃豆、豆製品、黑芝麻、深綠色蔬菜（如菠菜）、鮭魚、蝦

鎂	維持神經正常功能，缺少時會影響抗壓能力，可緩和焦躁情緒、穩定精神。	綠葉蔬菜、全穀類、堅果、豆類、香蕉
維生素 C	·具抗氧化作用，可緩和壓力、消除緊張。 ·壓力來臨時，維生素 C 的消耗會增加。	綠葉蔬菜、青椒、荷蘭芹、芭樂、柑桔類、葡萄柚、水果類、奇異果
維生素 E	·具抗氧化作用。 ·維持神經功能、防止憂鬱。缺乏時無法集中精神、易引發憂鬱。	鰻魚、鮭魚、大豆、全麥製品、小麥胚芽、糙米、杏仁、核桃
硒	·具抗氧化作用。 ·能促進腦血循環，改善情緒及精神狀態。	動物肝臟、海鮮（牡蠣）、瘦肉、牛奶、蛋黃、草菇、南瓜、全麥製品、綠花椰、甘藍菜

引發憂鬱的食物

垃圾食物：如餅乾、蛋糕、速食、巧克力等，含單醣成分，吃入人體促使胰島素分泌增加，血糖代謝更快（造成血糖下降加速，身體會更感疲勞）。

過量咖啡：一天一杯可增加輕快感，但一天 4 ～ 5 杯咖啡因含量 300 毫克以上，則會破壞心情，干擾睡眠、焦慮不安。

過量飲酒：喝酒 6 ～ 12 小時後，會出現恐慌症狀，更加焦慮。

高油脂食物：含自由基更多，更傷害神經傳導物質（神經元）影響情緒穩定。

第三節 睡眠不佳會降低抗癌能力

　　根據許多研究發現，夜間睡眠是身體儲存能量，修補破損組織最佳時間。睡眠時可獲得充分休息，恢復體力，促使神經系統恢復功能；而體內細胞在睡眠休息時，可進行自我修復及生產新細胞進行新陳代謝工作。

　　長期睡眠不足會妨礙人體免疫力下降，降低抗癌力，阻礙大腦運作，無法集中注意力，失去抗壓與創新能力、易焦躁不安、體重容易上升、心血管疾病容易發生。早期研究發現，失眠會影響淋巴細胞和顆粒性白血球的反應；而近年研究發現，免疫細胞可調節睡眠，在吞噬及清除病菌過程中，會產生「睡眠因子」物質能誘導睡眠，使人入睡。睡眠時間的需求會因為年齡層而有所不同：

成年人	老年人	10 歲兒童
7 ～ 8 小時， 最少 6 小時	每晚平均 睡 6.5 小時	需要 9 ～ 10 小時

★ 影響睡眠的因素

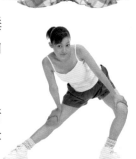

(1)**睡眠時間的長短及穩定性**：早上醒來感到大腦清晰，身體舒適為原則，定時就寢及起床時間。

(2)**日常活動**：每天定量運動，可提升睡眠品質，但睡前 3 小時內避免做劇烈運動，以免大腦產生腦內啡更加興奮提神。

(3)**環境安排**：以舒適安靜、空氣流通，光線愈暗愈好，避免噪音干擾以免影響睡眠。室溫維持

25℃，太冷太熱會影響睡眠。床平整舒適，枕頭高度適宜。

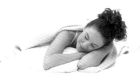

(4) **飲食上注意**：少吃鹽，因為吃太多鹽會攝取過多的鈉離子，促使血管收縮，血壓上升，情緒緊繃不利睡眠；而長期抽菸也會影響睡眠；雖然酒精會助眠，但也易造成片斷淺眠；還有茶及咖啡下午四點以後禁止飲用，若是夜晚感到飢餓，可喝低脂牛奶助眠。

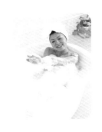

(5) **入睡準備**：睡前可泡澡鬆弛肌肉；聽音樂、做深呼吸，則可以讓肌肉放鬆。睡不著時，不要勉強睡，可起床看書助眠；若是嚴重失眠仍無法入睡，可適時適量服用醫師開立的助眠藥，但不建議長期服用。

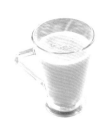

第四節 有助 & 有礙睡眠的食物

許多研究發現，非藥物的治療方法能有效改善失眠問題，如飲食的調整。許多食物含有助眠的營養素，可改善睡眠，如富含維生素 B 群的全穀類、含 Omega-3 單元不飽和脂肪酸的深海魚，以及富含色胺酸的食物，如火雞肉、香蕉、葵瓜子、牛奶，皆有助於減輕疲勞，放鬆肌肉，穩定情緒，提升睡眠品質。

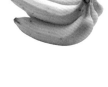

然而，此外有些食物反而會妨礙睡眠，尤其是晚餐進食時，應特別注意避免攝取此類食物，如高油脂、高鹽、辛辣食物及產氣食物，皆會影響睡眠品質。建議可選擇清淡食物、易消化的米粥或低脂牛奶來增進睡眠。

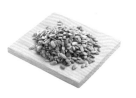

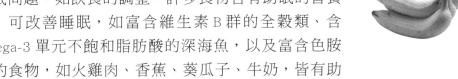

★ 有助睡眠的食物

食物	營養素	作用
糯小米	含色胺酸，可轉為血清素→褪黑激素	鎮靜、放鬆神經、助眠。色胺酸是製造血清素的主要原料，而血清素為神經傳導物質，可降低神經活動的作用
金針（忘憂草）	卵磷脂、鈣、磷	健腦、安神
低脂牛奶	色胺酸、鈣質	舒緩情緒、放鬆肌肉、助眠（緊張時色胺酸生產量會下降）
葵瓜子	亞麻油酸、胺基酸、維生素 E	改善細胞功能、鎮靜、安神
蓮子	鎂	舒緩神經、改善失眠多夢
大棗	維生素 C、鈣、鐵	補脾、安神、助眠
粟子	維生素 B1 有助色胺酸轉為血清素	改善失眠
蕎麥	菸鹼酸	緩解情緒
全麥麵包	維生素 B 群	消除煩躁不安、助眠
奇異果	含維生素 C、鈣、鎂	穩定情緒、抗壓力
糙米、小麥胚芽	含維生素 B 群	舒緩壓力、消除疲勞
醋	有機酸	消除疲勞、安眠
香草類	玫瑰花、薰衣草、洋甘菊茶，含催眠香精成分	助眠、舒緩情緒、抗壓力
杏仁	富含色胺酸	舒緩情緒
亞麻籽	含 Omega-3 單元不飽和脂肪酸	可平衡心情
火雞肉	含最多量的色胺酸 Tryptophan	舒緩情緒
蜂蜜	含鎂、維生素 B1、B2、B6、B12 及菸鹼酸	有助色胺酸形成，幫助睡眠
中藥材：酸棗仁、百合、龍眼肉、蓮子、茯神、芡實、藕粉		安神、抗憂、助眠

★ 影響睡眠的食物

(1) **豐盛油膩的晚餐**：吃太多脂肪、無法消化會影響睡眠。晚餐宜少量，選擇清淡食物，好消化（低脂高蛋白食物）。

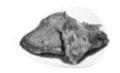

(2) **含咖啡因的飲料或食物**：咖啡因會減少褪黑激素的分泌，有利尿作用，無法達到安眠。

(3) **酒精**：無法進入深層睡眠，一直處於淺眠狀態，會干擾睡眠中的呼吸與作夢，影響睡眠品質。

(4) **產氣食物**：容易造成肚子脹氣不舒服，無法入睡，如豆類、洋蔥、馬鈴薯、地瓜、芋頭、綠花椰菜、青椒、茄子、柚子、麵包等食物，在晚餐時應儘量避免食用。

(5) **太辛辣太鹹食物**：會造成胃的灼熱感，消化不良，應避免睡前食用辣椒、大蒜、生洋蔥，以免造成胃產生灼熱感，干擾睡眠；並禁止高鹽食物，含鈉多，促使血管收縮血壓上升，影響睡眠。

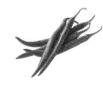

均衡飲食是最佳的飲食控制方法。經由飲食可攝取到多種營養素，如胺基酸、葉酸、維生素群、礦物質、Omga-3 脂肪酸，形成神經傳導物質，有利於平穩血糖及減少刺激以穩定情緒，緩和壓力及增進睡眠，甚至預防憂鬱症的發生。由飲食的控制調整，更有利於提升癌症病友的免疫功能及自癒力，能對抗長期的抗癌過程，提升治癒力，對未來充滿信心，更正向積極的思考。

食物乃是最好的藥物，有能量的食物更是！ You are what you eat（你怎麼吃，就造就怎麼樣的你）！

★ 可改善情緒 & 幫助睡眠的食譜

	食譜名稱	材料內容	參考書籍頁碼
主食	綠豆小米粥	綠豆、小米、麥片、枸杞	《癌症飲食全書》P.123
	補血安神粥	紫米、紅豆、圓糯米、乾蓮子、紅棗、龍眼肉、白果、核桃、枸杞	《抗癌防癌素食全書》P.212
	元氣養生粥	野米、燕麥片、小米、蕎麥、蓮子、山藥	《抗癌防癌素食全書》P.124
	三寶飯	黃豆、糙米、蕎麥、橄欖油	《抗癌防癌素食全書》P.152
	杏仁奶	杏仁粉、山藥粉	《抗癌防癌素食全書》P.127
	香蕉奶昔	香蕉、低脂鮮奶、腰果、檸檬汁	《抗癌防癌素食全書》P.143
	燕麥牛奶	鮮奶、即溶燕麥、全麥酥	《癌症飲食全書》P.125
副食	百合扒蘆筍	新鮮百合、紅黃甜椒、蘆筍	《癌症飲食全書》P.158
	核桃炒素珍	核桃、山藥、豆乾、紅黃甜椒、西洋芹	《癌症飲食全書》P.148
	彩色蒟蒻	蒟蒻、紅黃甜椒、紅蘿蔔、甜豆、百合、橄欖油	《抗癌防癌素食全書》P.176
湯品	銀耳百合湯	薏仁、白木耳、竹笙、蓮子、紅棗、百合、粉光蔘、枸杞	《癌症飲食全書》P.173
	素四物湯	金針花、黑木耳、芹菜、黃豆芽、凍豆腐	《癌症飲食全書》P.154
茶飲	玫瑰蜜茶	檸檬、玫瑰花、茉莉花、蜂蜜	《癌症飲食全書》P.185
	甘棗大棗湯	甘草、紅棗、浮小麥	《抗癌防癌素食全書》P.213
	生脈飲	人蔘鬚、五味子、麥門冬	《抗癌防癌素食全書》P.216

第四章

治療期 & 恢復期飲食 Q&A
——解答 29 則癌症病友疑問

第一節 治療期營養 & 飲食疑問解答

問 ① 化療中體力該如何用營養補充？可以喝牛奶嗎？

A 在化療期間的營養攝取首重熱量及蛋白質，這樣才有足夠的體力及耐力繼續維持積極的治療，以及應付治療時副作用所帶來的身體不舒服，進而也減少合併症及感染的機會。牛奶是屬於高蛋白質的食物，只要癌症病人沒有乳糖不耐症（喝牛奶會腹瀉），其實在化療期間是可以食用的。

問 ② 吃素者該如何補充化療中所需的熱量及蛋白質？

A 癌症病人在治療期間需要熱量及蛋白質來幫助體力的恢復及身體組織的修復，特別是動物性蛋白質效果確實比植物性蛋白質來得快。然而素食癌症病人攝取的蛋白質來源應為豆類、奶蛋類及五穀雜糧等，配合治療期間抽血追蹤，將會得知素食癌症病人營養足夠與否，例如：白血球的數量，如果仍然不足，則建議補充一些高蛋白的營養品，若無其它考量，那在此時期稍微增加動物性蛋白質攝取亦會有所幫助，如：吃低脂的牛奶、蛋、優酪乳皆含有優質的蛋白質。（延伸閱讀可參考《抗癌防癌素食全書》癌症病友的健康素原則 P.63）。

問③ 化療期間可否吃大豆異黃酮（植物性雌激素）？

Ⓐ　大豆異黃酮是一種天然的賀爾蒙，也是一種植物性雌激素，具有降低乳癌發病機率的功效，相關的保健產品廣受女性歡迎。根據美國癌症研究協會指出，經常喝豆漿的婦女體內的女性荷爾蒙雌性素（Estrogen）與黃體素（progesterone）都明顯地降低，得知雌性素的濃度過高與乳癌有很大的關聯，而乳癌的發展與女性荷爾蒙息息相關，所以有許多乳癌病友對於大豆異黃酮存有很多的疑惑，例如：如何吃大豆異黃酮的食物？是否能夠吃？在治療期或恢復期應如何吃？在化療期間可以吃嗎？等問題，那麼先簡略說明如下：

　　大豆異黃酮的生理作用及抗癌作用，皆有利於防癌抗癌，甚至可抑制腫瘤血管再生及擴散。每日服用適量含有大豆異黃酮的食物，如豆漿一杯或豆腐 1/3 盒，皆有利於病情的控制，且能獲取更多其它營養素，如蛋白質。

　　若是荷爾蒙受體陽性服用抗荷爾蒙藥物的乳癌病友，在每日適量的食用大豆異黃酮（如豆漿每日一杯，或隔日吃豆腐 100g，其大豆異黃酮含量不高），也不會影響藥物治療，但營養攝取必須是均衡的，而非大量的攝取某類食物，過量的營養素也會帶來負面的影響。

　　為了能讓乳癌病友可以更瞭解大豆異黃酮種類、生理作用、抗癌作用及如何攝取等內容，接下來我們特別針對大豆異黃酮做更詳細的分析及介紹，希望癌症病友對它瞭解之後，能更加接受及選用含大豆異黃酮的食物來提升抗癌力。

★ 雌激素對女性的重要性

(1)女性的乳房是受到雌激素（Estrogen）與黃體素（Progesterone）兩種荷爾蒙的刺激促成，雌激素（Estrogen）與乳癌的形成有密切關係。

(2)雌激素受體（Estrogen Receptor）主要存在於乳房、子宮內膜的細胞
　受體中，當雌激素受體與血液中的雌激素結合後，傳導細胞生長訊
　息至細胞核，引發細胞的分裂、增生，這類細胞需要雌激素的存在
　才能存活增生。

(3)雌激素（Estrogen）與雌激素受體結合，而刺激乳癌細胞生長，在體
　內（乳房）、子宮內膜的組織細胞上有 α、β 兩種雌激素接受體：

> 一般**藥物**所含的雌激
> 素作用於 α-ER（接受
> 體），其作用會刺激乳
> 房細胞生長。

> 一般**體內雌激素及大豆**
> 所含的植物性雌激素作
> 用於 β-ER，其作用為
> 抑制乳癌細胞的增生。

※ 植物性雌激素會阻止有害的雌激素進入雌激素受體，也就是說雌
激素受體有如是一個鑰匙孔，而植物性雌激素是一把鑰匙，兩者結
合後就可以阻止不好的雌激素再進入雌激素受體。

(4)大豆異黃酮其化學成分與女性體內之雌激素，有相似結構作用，可
　促進女性體內之生物反應。在人體特定部位（如子宮、乳房）可模
　仿天然雌激素的作用，平衡人體雌激素的重要成分。

(5)含有植物性雌激素（大豆異黃酮）的食物，也能獲得健康上的益處，
　其好處與荷爾蒙相似，可降低罹患乳癌、子宮內膜癌、攝護腺癌。

★ 認識大豆蛋白

　　大豆富含抗癌成分，可抑制腫瘤生長及擴散、抗雌激素及排除致癌
物質等作用，這些抗癌因子彼此之間有相互加乘作用，讓防癌抗癌更有
效益，而大豆最具有好的抗癌成分及作用介紹如下：

(1)**異黃酮（Isoflavone）**：大豆異黃酮為植物色素其含量約為大豆 0.2～
　0.4％，尤其在胚軸含量最高可達 2.4％，其功能如同體內之抗氧化

劑與雌激素。其中染料木黃酮（genistein）是最大的強力抗氧化劑，大豆苷原（Daidzein）是第二大強大抗氧化劑，兩者具有微弱雌激素作用，可阻止癌細胞生長，抑制新生血管形成，防止轉移及復發，也減少癌症、心臟病的罹患率。

(2)**植酸（Phytic acid）**：大豆纖維聚合物與大腸致癌物相關，可加速腸內致癌物質排出速度及排除自由基。

(3)**蛋白酶抑制劑（protease inhibitors）**：可防止癌症基因的活化，保護細胞 DNA 不受放射線及自由基的破壞。

(4)**植物固醇（Phytosterols）**：化學結構類似膽固醇，可預防心臟病，其吸收率不佳，可由小腸直通結腸，減少結腸癌 50％的罹患率。

(5)**皂素（Saponins）**：為抗氧化劑，保護細胞不受自由基傷害，可防止基因突變及預防結腸癌。

★ 認識植物性雌激素

(1)**植物性雌激素來源**：以植物性食材（如黃豆、豆漿、豆腐或豆腐皮等豆類製品），即含有類似雌激素的植化素 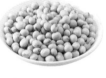（如：大豆異黃酮、香豆雌酚、木質素等為天然植物來源較無副作用）。

(2)**植物性雌激素特性**：具有類雌激素及抗雌激素特性，如在人體由某些特定部位，提供天然雌激素；在其它地方又具有降低天然雌激素的作用，能平衡人體雌激素的重要成分；可排除本身較強的雌激素（Estrogen），也能降低性荷爾蒙的濃度。

異黃酮（Isoflavone）

↓

食物來源：大豆、豆腐、豆漿、黃豆粉等、埃及豆、扁豆、紅豆、綠豆、花生等。

香豆雌酚（coumestrol）

↓

食物來源：綠豆芽、黃豆芽、苜蓿芽等。

木酚素（lignans）

↓

食物來源：亞麻籽、五穀類、黑麥、芝麻、南瓜子、葵瓜子、洋蔥、玉米、綠花椰菜等。

(3)**植物性雌激素種類**：可區分為異黃酮（Isoflavone）、香豆雌酚（coumestrol）、木酚素（lignans）三大類。

★ 植物雌激素的抗癌成分及作用

(1)國際抗氧化中心報告指出，大豆蛋白內含有二種最具抗氧化作用的異黃酮，第一種是金雀異黃酮（Genistein），又稱為染料木黃酮，具有最大抗氧化活性；第二種是黃豆苷原（daidzein），為第二大強力抗氧化物，兩者異黃酮皆能夠附著於女性雌激素接受體上，避免讓危險的雌激素進入乳房細胞，可降低乳癌的發生率，阻斷天然雌激素及類雌激素。

(2)大豆異黃酮可促進抗氧化物產生，如 SOD（體內主要抗氧化酶），而金雀異黃酮（Genistein）功能與 SOD 相似，能預防致癌物質引發細胞 DNA 的突變。大豆異黃酮具弱植物性雌激素型態，促使女性化荷爾蒙，具有實際女性荷爾蒙的 1/1000 動情雌激素活性。

(3)致癌基因產生一種酵素「酪胺酸」（Protein Tyrosine Kinase 簡稱 PTK），可刺激腫瘤細胞複製增生，甚至能促進附近血管新生或轉移他處，而金雀異黃酮（Genistein）能強力抑制 PTK，促進癌細胞轉為正常細胞，阻斷新生血管，抑制癌細胞生長，並能預防及治療腫瘤發展。

⑷動情激素（雌激素）可觸發細胞生長，對於生殖器官的成長和治療是必需的，太多的雌激素會導致不正常細胞的增殖，增加罹患乳癌子宮內膜癌的危險性。

⑸少量的金雀異黃酮（Genistein）和其它異黃酮，可達到維持生理平衡狀態，與細胞上之雌激素接受體結合，有如鑰匙與鎖一樣，當異黃酮與細胞接受體結合，對其他雌激素會造成障礙，在任何時間，相同的途徑中，只有一支鎖與鑰匙的結合型式，可阻止其它雌激素的進入。

⑹根據美國癌症學會 National Cancer Institute 指出，大豆異黃酮具有與 Tamoxifan（抗癌藥）類似的抗癌作用。異黃酮能阻斷更強力的雌激素與細胞結合及誘發癌細胞發生的作用。

★ 植物雌激素對人體的生理功能

⑴**降低罹患乳癌、子宮內膜癌風險**：根據日本人所做的實驗當中，發現大豆與低乳癌罹患率是具有正相關性的，所以食用大豆異黃酮，可以減少 54％的罹癌風險。

⑵**降低前列腺癌的罹患率**：大豆異黃酮會減少男性血中睪固酮濃度，抑制前列腺癌的增生。

⑶**預防骨質疏鬆症**：更年期婦女因雌激素製造速度減緩，骨髓的新陳代謝變慢，容易流失骨質，骨骼變脆弱，罹患骨質疏鬆症機率大增，攝取大豆異黃酮可促進骨質再生，減緩骨質流失，預防骨鬆症。

⑷**預防心血管疾病**：雌激素可提高好的膽固醇，降低壞膽固醇（低密度膽固醇），植物性雌激素可提供類似的功能，且能抑制血管平滑肌細胞的增生防止血管阻塞，抑制血小板凝集，防止血栓發生。

⑸**可緩解更年期不適症狀**：大豆異黃酮可降低更年期的各種症狀（熱潮紅、失眠、憂鬱），而不會引起任何使用雌激素補充療法所產生的副作用，能提供好處而減少對人工雌激素的依賴。

★ 植物性雌激素的攝取量

(1) **天然食物來源**：植物性雌激素我們可以從天然的食物中攝取，如紅豆、綠豆、花生、埃及豆、扁豆、芽菜、堅果；而豆類製品有豆乾、豆包、納豆、味噌等，皆富含有大豆異黃酮（大豆異黃酮不會因加熱而流失）。

(2) **每日建議的攝取量**：大豆異黃酮每日攝取量為 65 毫克，如豆腐每日攝取量 75 ～ 100 公克（約 1/3 盒裝），含有大豆異黃酮約 20 ～ 25 毫克；豆漿 1 杯 200 ～ 250c.c.，含有大豆異黃酮約 20 ～ 25 毫克；而熟黃豆 85 公克可提供 10 公克的蛋白質及 40 毫克的大豆異黃酮。

(3) **其他**：使用黃豆粉 45 公克，如每天沖泡連續喝 12 週，可改善更年期不適症狀，如熱潮紅、盜汗等不適症。在美國男性每天喝豆漿一杯（240c.c.）可降低攝護腺癌罹患率 70%。參考資料來源：American Soybean Association 大豆異黃酮及其生理機能。

④ 化療期間的食材一定要用有機的嗎？

Ⓐ 癌症病人及其家屬時常為了飲食所苦，除了不知吃什麼之外，更為了食材來源而憂心（延伸閱讀《抗癌防癌素食全書》正確認識有機食材 P.48）。建議癌症病人若無經濟考量，當然可以改吃有機食材是很好的選擇，尤其是生長於土壤下的根莖類食物，如果經濟條件不許可的話，也需要學習分辨優劣質食材的方法，還有在烹煮前的清洗工作也是十分重要，如此才能保障吃下肚子的食物的安全性（延伸閱讀《抗癌防癌素食全書》蔬果清洗有一套 P.52）。

⑤ 可以吃人蔘嗎？其它中藥材有沒有禁忌呢？

Ⓐ 癌症病人在治療期間體質會較為燥熱，所以不建議食用高麗人蔘，

但可以食用粉光蔘、黨蔘及蔘鬚，較為溫補不燥熱
（延伸閱讀可參考《抗癌防癌素食全書》15 種輔助
抗癌飲食的中藥材 P.91）。

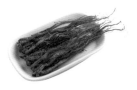

問⑥ 冬天可以吃羊肉爐或大補湯嗎？

Ⓐ 其實癌症病人在治療期由於體力虛弱或味覺改變，導致食慾不振是很普遍的現象，也因為如此，在這個階段「吃得下」比「吃什麼」更為重要，所以在寒冷的冬季有機會吃羊肉爐或補湯類食物並無禁忌，但仍不希望過量攝取，需要注意的是不必刻意進補，因為過分上火的補湯會造成身體更為燥熱不適，尤其是口腔潰瘍，嘴破時，會更加重症狀及不適。（延伸閱讀可參考《抗癌防癌素食全書》簡單認識體質 P.91）。

問⑦ 化療期間即使面對滿桌佳餚，仍無胃口時，該如何增進食慾？

Ⓐ 化療藥物所造成的味覺改變及腸胃不適等症狀，導致病人食慾不佳是十分常見的，身為癌症病人及家屬也都知道營養攝取很重要，因此往往很心急要癌症病人多吃點東西。其實癌症病人在剛做完治療的初期，應以少量多餐的方式進食，不需要特別勉強吃太多的東西，待不舒服症狀漸漸減少後，再增加進食的量與質。

除此之外，癌症病人還應特別注意治療期間的情緒，也是影響食慾很重要的因素，所以保持樂觀、希望的信心，也有助於進食。

另外可以多用天然的調味品或調味醬汁（延伸閱讀可參考《癌症飲食全書》15 種輔助化療飲食的調味品 P.107 ／ 6 種輔助化療飲食的醬汁 P.113 及《抗癌防癌素食全書》10 種輔助抗癌飲食的市售素調味品 P.101 ／ 10 種輔助抗癌飲食的素醬汁 DIY P.109）來變化食物以增加其色、香、

味，達到增進食慾目的（如本書所設計的開胃食譜：梅汁排骨 P.152、櫻花蝦炒飯 P.135、杏仁桑椹凍 P.177）。

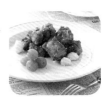

問8 化療中的口乾舌燥該如何解決？

A 因為化療藥物屬於較為燥熱的型態，因此癌症病人治療後會出現口乾舌燥或口渴的現象，甚至會覺得身體燥熱。在這個階段應多補充水分來緩解不適症狀。由於化療期間亦有可能改變味覺，所以如果覺得喝開水淡而無味，建議可選用《癌症飲食全書》中的保健茶來改善（如：舒咽茶 P.181、菊芍茶 P.183、白朮抗癌茶 P.185）。

問9 有沒有食物可以緩解嘔吐呢？

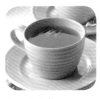

A 癌症病人接受化療所帶來的副作用可能會使腸胃黏膜細胞受損，因此許多癌症病人會出現嘔吐的現象。目前臨床上已有許多止吐的藥物可幫助癌症病人度過這樣不適的過程，所以建議癌症病人可以跟醫師討論選擇適合的用藥（緩解嘔吐的茶飲可參考本書食譜：紫蘇生薑飲 P.183）。

問10 哪些食物對傷口癒合有幫助呢？

A 傷口癒合需要的主要營養素為蛋白質，因此仍鼓勵癌症病人可多攝取魚、肉、豆、蛋、奶類食物，另外如：維生素 C（如柑橘、莓果、奇異果、深綠色蔬菜）、鋅（如魚、牡蠣、肉類、蛋黃）等營養素，對傷口亦有幫助，但建議癌症病人維持營養均衡，才是最佳的保健之道。

問⑪ 化療期間如遇到感冒該如何吃？

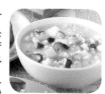

A　化療期間因為抵抗力差，因此確實比較容易感冒，一旦發生感冒情形當然身體不舒服情形更加劇，必要時應返院就診以免影響疾病治療。然而在食療部分與化療期間營養並無差異，重點是仍然要有食慾，畢竟可以吃得下比吃什麼來得都重要。建議可選擇清淡的食物來提升抵抗力（如《癌症飲食全書》－香菇山藥粥 P.121、糙米四神粥 P.119、山珍海味粥 P.141、胚芽豆漿 P.129）。

問⑫ 原本胃不好，所以化療中胃不適該如何緩解？

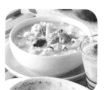

A　由於化療所帶來的副作用可能會使腸胃黏膜細胞受損，因此會出現腸胃不適的症狀，如果癌症病友已有胃部疾病，如：胃潰瘍、胃灼熱、胃食道逆流等，建議在化療進行前應先與醫師溝通，必要時輔助藥物合併治療，並接受密切的觀察。飲食上則必須謹記以少量多餐的方式進食，減少刺激性食物是很重要的（建議可選擇《癌症飲食全書》－糙米四神粥 P.119、四君子湯 P.157、香菇山藥粥 P.121、山珍海味粥 P.141 來緩解胃不適）。

問⑬ 可以吃些什麼食物來幫助提升白血球？

A　由於化療所帶來骨髓抑制的副作用，使癌症病人出現白血球下降的情形，因此需要用營養的食補來幫助其回升，才能進行下一次的療程。在營養補充部分除了要注意均衡的飲食之外，仍建議攝取高蛋白質及高鐵質的食物較佳，如：牛肉、烏骨雞、蛋黃、黑木耳、黑芝麻等（可參閱本別冊「如何從食物中提升白血球數目，增強免疫力 P.22」）。（延伸閱讀可參考《抗癌防癌素食全書》白血球低下時如何補充營養 P.76）。

第二節 恢復期營養 & 飲食疑問解答

問1 該吃些什麼食物來增強免疫力？

A 請參閱本別冊 P.19、P.20。

問2 要吃些什麼食物來養生，才能預防癌症復發呢？

A 癌症病友在恢復期應多留意飲食的限制及多攝取抗癌的食材來調整體質，提升自體的免疫力，才能有效預防癌症再度復發。至於增強免疫力的飲食建議，可採取以下方式：

(1)**三低二高飲食原則**：採低油、低鹽、低糖、高鈣、高纖維飲食（延伸閱讀可參考《抗癌防癌素食全書》採用三低二高的飲食原則 P.64）。

(2)**多攝取植物性食材**：含胚芽的穀物、豆類及含有豐富的維生素 B 群、蛋白質，還含有抗癌植化素，如：七色蔬果的食材（紅、橙、黃、綠、藍、紫、白）。（延伸閱讀可參考《抗癌防癌素食全書》認識 7 色抗癌植物生化素 P.86）。

(3)**限制動物性食材的攝取量**：當攝取過多的動物性蛋白質，腸胃無法分解成胺基酸，也無法吸收，便會開始在腸道內腐敗進而產生毒素，最後演變成癌症或是慢性病。因為牛、羊、豬的體溫高於人體，因此這些動物血中高溫的脂肪一旦進入人類的體內容易造成血液凝固形成血塊，導致循環不順暢。此外紅肉含有脂肪量高，且多為飽和脂肪酸並不利於抗癌，如：豬肉、牛肉，所以建議癌症病友應多選擇白肉食用，如：雞肉、魚肉。

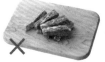

(4) **大量攝取新鮮蔬菜水果或打成汁飲用**：利用生、熟食方法交替使用，以攝取更多的抗癌植化素，如：綠花椰菜中的吲哚、蔥蒜的硫化物、葡萄的花青素。

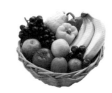

(5) **攝取乳酸菌、海藻、菇類**：優酪乳中含有益的乳酸菌，可提升腸道的好菌增加，另含有鈣、鉀、維生素 B 群，可調整體質，維持體力。海藻含有 Omega-3 脂肪酸、褐藻酸，可促進身體產生免疫物質及抑制癌細胞生長。菇類含有多醣體及豐富的蛋白質、纖維質，可對抗癌細胞，提升免疫力。

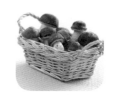

(6) **多攝取優質的油脂**：以抑制癌細胞生長，如含有 Omega-3 脂肪酸的油脂，如苦茶油、亞麻仁油及 Omega-9 橄欖油。

(7) **茶葉**：以綠茶較佳，因為綠茶含有豐富的兒茶素，可抑制癌細胞生長。

(8) **多飲用好水乾淨水**：因為自來水中的氯、氟會增加自由基產生，而過濾水是已去除自來水的氯、氟的淨水對健康較有保障。

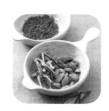

(9) **利用中藥材來調整體質，提升免疫力**：可用中藥來做成藥膳，如：黨蔘、黃耆、粉光蔘、紅棗、枸杞來補氣血（可選用本書的保健茶飲，如：白朮抗癌茶 P.185、補氣湯 P.187）。

⑽**避免攝取致癌性食物**：如燒烤、油炸、煙燻、反式脂肪、酒精飲品、加工食品。（延伸閱讀可參考本別冊「選擇有益抗癌好食物」P.7～14。）

❸ 日常生活飲食有無禁忌？

Ⓐ 在恢復期的飲食應要避免攝取高危險性的致癌物質，並加強體內有毒物的排除，以促進身體快速的復原及提升自體免疫力。食物內的致癌物質在儲存不當或選擇不當烹調方式下會產生以下數種情況：

⑴**食物保存不當所產生的黃麴毒素（aflatoxins）**：應盡量少吃，如：有污染的釀造醬油、玉米、玉米粒、玉米醬、花生、花生醬、花生糖、酸菜等。

⑵**食材選擇不當易出現的毒素**：如硝酸鹽食物（蔬菜農藥含量高）、亞硝酸鹽食物（如火腿、香腸、培根、臘肉、熱狗）、胺類食物（海產魚類，以魷魚含量最高）。硝酸鹽與胺類化合物兩者共食用，進入人體易形成亞硝酸胺致癌物質，引發口腔癌、胃癌的發生（如紅蘿蔔加魷魚共炒食用→即會產生亞硝酸胺）。

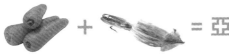 ＝ **亞硝酸胺**

⑶**烹調不當會引發多環芳香碳氫化合物（PAH）**：烹調若採用煙燻、燒烤、煎炸過程易產生致癌物質 PAH，引發細胞突變產生癌症，如：乳癌、胃癌、大腸癌。（延伸閱讀可參考《抗癌防癌素食全書》如何降低烹調方法引發的致癌危險性？ P.57）。

(4)**使用不當的食品添加物**：如：食品中添加媒焦色素、乳化劑、香料劑、防腐劑、甘味劑、保存劑、殺菌劑、改良劑等，會影響肝臟及腎臟的排毒功能，破壞細胞引發癌症。

(5)**食用高脂肪食物及氫化脂肪食物**：如油炸類（油豆腐、麵筋）、氫化脂肪（蛋糕、餅乾、奶油、乳瑪琳），攝取過量的脂肪會抑制免疫細胞的功能，阻塞細胞膜無法傳遞訊息，進而引發乳癌、結腸癌、胰臟癌等疾病。

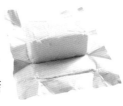

(6)**攝取過多的酒精及酒精飲料**：會增加致癌物的穿透性引發營養不良，長期酗酒更會增加體內鋅的流失，降低免疫反應。

問4 可以喝咖啡或茶嗎？

A 日常生活是可以飲用適量的咖啡及茶，但能避免及少飲是最佳的方法，通常下午4點以後應儘量少喝咖啡及茶，以免干擾夜間睡眠降低身體的免疫力。每日咖啡攝取不超過1杯；茶量不超過3杯量。服藥後需間隔2～3小時再服用茶或咖啡，以免干擾藥效。

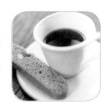

問5 接受癌症治療結束後，需要改吃素食嗎？

A 癌症病友要改變成吃素食，必須先考慮到自己身體的健康狀況，可以檢視以下四項做評估：

(1)**視身體反應做調整**：若是在癌症復發恢復期，則必須與醫師、營養師討論目前的醫療狀況及身體反應，如果有體重下降過多、惡病質傾向、營養不良或免疫力下降者，則不宜改吃素食。

(2) **以循序漸進改變飲食習慣**：身體狀況恢復較佳，體重也能維持穩定的狀態，則可考慮以漸進式增加素食食材的份量，由種類及餐數的增加，緩慢適應素食習慣。如葷食與素食比例可由 5：5 改為 3：7。

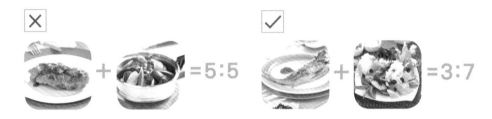

(3) **選擇各種色彩的蔬果**：許多流行病學及癌症治療研究中，發現植物性食物內含有多種抗癌成分，尤其是色彩愈繽紛鮮艷（含植化素抗癌成分更多）的天然食材，能抑制癌症的發生及阻斷癌細胞擴散，對於恢復期的癌症病友更是重要。

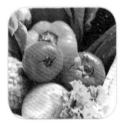

(4) **選擇當季當地的食物**：素食以新鮮、自然、當令當地生產的食材、未加工的為優先，而不是選用傳統素食加工料。（延伸閱讀可參考《抗癌防癌素食全書》怎麼選擇好的加工素材料 P.47、癌症病友吃素有可能營養不良嗎？ P.38）。

問6 可以用中藥燉食材來補氣血嗎？

A 　中草藥其作用是溫和的，許多中國漢方藥材可調整體質、補養氣血及提升免疫力，如：人蔘、當歸、川芎、粉光蔘、黨蔘、白朮、紅棗、枸杞、何首烏、山藥、茯苓、黃耆皆具有補血補氣功效，可與一般食材如：烏骨雞、排骨、素食食材（豆包、麵腸）一起燉煮來滋補身體。另外可直接用漢方配劑與食材一起燉煮，如四君子湯、四物湯、十全大補湯、小柴胡湯等，也可煮成粥品來滋補身體。在恢復期一週可燉補 2 ～ 3 次

來調整體質、恢復體力、提升免疫力（延伸閱讀可參考《抗癌防癌素食全書》15 種輔助抗癌飲食的中藥材 P.91）。

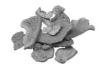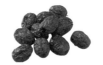

⑦ 可否介紹四季適合吃的食材？

Ⓐ 請參閱本別冊「台灣四季盛產的蔬菜及水果」P.59 ～ 63。

⑧ 該如何清洗蔬果？烹調方面有無特別注意事項？

Ⓐ ⑴蔬菜類清洗：

 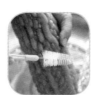 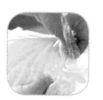 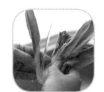

根莖類要先刷洗乾淨，再去皮。

瓜果類需利用軟毛刷清洗表層。

包葉菜先剝除外層葉片，再一片片清洗乾淨。

葉菜類先切除根部，再清洗每片葉片。

⑵水果類清洗：

柑橘類先用菜瓜布清洗外皮。

瓜類先用海綿刷洗外皮。

小型水果（如葡萄、番茄）先沖水，再灑上少許的麵粉，塗抹果皮表面，再清洗乾淨。

草莓要先放入過濾網，用清水沖洗後，再浸泡約3 ～ 5 分鐘。

（延伸閱讀可參考《抗癌防癌素食全書》蔬果清洗有一套 P.52）

治療期&恢復期抗癌飲食生活 Q&A

(3)**適當的烹調方法**：應採用低溫少油、低鹽、低糖為主，盡量用汆燙、水油炒（有助於脂溶性維生素吸收）、燉煮、滷煮、拌食（適用於蔬果涼拌，可減少營養素流失），可保留營養素。

(4)**不適當烹調法**：如燒烤、油炸或高溫烹調，容易產生有害的自由基，還有煙燻、醃製的食物，容易引發致癌物產生（亞硝酸胺）。（延伸閱讀可參考《抗癌防癌素食全書》素食的正確烹調 P.55）

問9 很多肉類有注射荷爾蒙，而蔬果也有農藥殘留問題，在購買及烹調上該如何注意呢？

A 癌症病友在面臨健康的困境上，確實更需要嚴格把關食材的來源，選擇合格且安全可靠的食材，才能用飲食力量改變自體的健康狀態。建議癌症病友在採買食材時，必須特別注意幾項原則如下：

(1)**細心買－選擇有安全認證的標章**：如果經濟狀況許可的話，可選用經過衛生檢查合格標誌的有機肉品（如貼有肉品 CAS 標章，無荷爾蒙殘留，以挑選瘦肉為佳），而有機蔬果以當令盛產的蔬果較佳（貼有「有機認證」標章，無農藥殘留可以安心食用）。

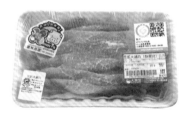

(2)**仔細看－新鮮安全的食物**：若選用一般肉品或蔬果要特別注意新鮮度，肉類必須是新鮮有彈性（由色澤判定），且販賣地點有冷藏設備，挑選脂肪少的部位（許多有害物質如戴奧辛、荷爾蒙皆易積存在脂肪內），以瘦肉為佳，而蔬果最好是當天摘取，無農藥殘留較安全，且新鮮又美味。

⑶**選擇當季當地盛產的蔬菜**：<u>葉菜類</u>的葉幹過長，色澤深，且細莖幹少，則是化肥量使用過多的特徵，應避免選食，所以最好是選用當令當季產地盛產的蔬果較佳。生長期長的<u>瓜果類</u>、<u>豆莢類</u>必須特別注意清洗，烹調時可先用汆燙法過水，減少毒素殘留。

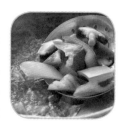

⑷**烹煮肉類的安全方法**：烹調肉類可先用熱水汆燙，去除表面髒物，以減少有毒物的殘留，且烹煮時間要足夠，才具有殺菌的作用。

⑸**烹煮蔬菜的安全方法**：蔬菜類可先汆燙，再沖冷水（可保持蔬菜鮮綠）再開始進行烹調，而瓜果類需先清洗去皮再切煮，而烹調時不加蓋有利農藥揮發。

※ 板刷法：將小黃瓜或瓜果類食物，表面先塗抹上一層鹽，放在砧板上來回地滾動搓揉，即可將黃瓜表刺去除乾淨。（延伸閱讀可參考《抗癌防癌素食全書》選擇天然好食物 P.40、素食的正確烹調 P.55）

⑩ 可以吃保健食品嗎？

Ⓐ 坊間的保健食品種類繁多，而市售許多標榜具抗癌功效的保健食品，雖有經過動物實驗證明具有抗癌作用，但至今仍缺乏人體實驗證明，而究竟要吃多久？要吃多少？才有功效，皆有待於醫學界做進一步研究確定，因此建議癌症病人使用保健食品時應先請教醫師或營養師，幫助瞭解個人營養需求來選用，才可避免發生不必要的副作用。

癌症病友在食用保健食品時，總抱持著預防復發移轉的心態來食用，其實造成癌症復發的原因很多也很複雜，絕非是光食用保健食品便能解決的，因此只能當成輔助性的營養補充劑來使用，最主要的還是要注意日常飲食上的均衡攝取，唯有自然食物中的營養素，才是最佳的抗癌主角。

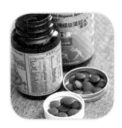

選用保健食品需注意到品牌可靠性、生產商家、產品成分、包裝標示是否清楚及使用方法的說明，以及需有政府衛生單位的合格認證，才能判斷其好壞，另外也要評估保健食品的價位是否符合個人經濟所能負擔為考量（延伸閱讀可參考《抗癌防癌素食全書》如何選擇安全的營養補充品 P.82）。

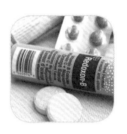

🔟⓫ 牛奶到底可不可以喝？還需要再吃亞培嗎？

Ⓐ　牛奶含有豐富的色胺酸及鈣質，有助於鎮靜及安眠作用，可幫助緩解癌症病友的情緒緊張、焦慮或失眠。牛奶也是每日飲食攝取的重要蛋白質來源，含有八種人體必需胺基酸，而且容易消化吸收，吸收率高達98%。礦物質含量比例均衡，也容易消化吸收，含鈣量豐富。

許多流行病學的研究報告指出：牛奶含有鈣質及乳清蛋白中之 bLF成分，可預防結腸癌發生，其所含的豐富免疫蛋白，具有防癌的功效，而乳製品乾酪中含有共軛亞麻油酸（CLA）物質，可有效破壞人體內有致癌危險的氧自由基，防止致癌物入侵細胞內。從中醫觀點分析，牛奶具有潤肺、補脾胃、解毒、通便的作用，更是補虛益胃，有益五臟的滋補佳品。

癌症病友在恢復期可回歸正常飲食，不需多攝取蛋白質及熱量，若癌症病友的食慾及食量尚可，則不需再增加營養補充品（如：亞培）的攝取，因為過多熱量會增加體重，而引發脂肪囤積（脂肪過多會影響荷爾蒙分泌增加），更不利於癌症的復原。

建議癌症病友在每日飲食份量中的奶類攝取，每日至少飲用 1 ～ 2 杯（1 杯 240c.c.），可選用低脂奶或有機牛奶來提升自身的免疫力及抗癌力（延伸閱讀可參考《抗癌防癌素食全書》每日飲食攝取表 P.38 ～ P.39）。

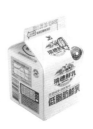

問⑫ 生機飲食跟有機飲食有何不同？

A 兩者最大的差別在於食物的來源及強調生熟食的不同。

＊生機飲食－早期推廣生機飲食是以癌症病友為對象，飲食內容如下表：

不食用奶、蛋、肉類動物性食物。	不食用含化學農藥及化學添加品的食物。	以生食及新鮮蔬果為主，不過度烹調可帶動身體恢復自癒力，進而提升免疫力。

目前生機飲食不強調完全生食，可適量攝取無污染的動物性食物，如：奶、蛋，使用健康烹調方式 （採生熟食各半），不吃加工食品及精製食品，重視粗食食物。

＊有機飲食－強調選用有機飲食，必須合乎有機認證的植物及動物食物，包含：五穀、根莖、蔬果、豆、奶、蛋、肉類、魚類，無化肥農藥污染、抗生素及荷爾蒙的殘留，純淨安全及營養豐富的食物。

強調食物里程（食物從原產地送到消費者處的距離。包含食物原料從產地運送到加工處，送到市場等運送的距離的總合）及節能減碳。	選用當地當令最佳的新鮮食材。	以輕食為原則，少油、少鹽、低熱量少負擔。

（延伸閱讀可參考《抗癌防癌素食全書》正確認識有機食材 P.48、如何區分素食、生機飲食及有機飲食 P.50）。

問⓭ 何謂抗氧化物質？要如何才能攝取到？

Ⓐ　人體透過呼吸進入體內的氧氣會在細胞中轉換為熱量，在轉換過程中會產生多餘的氧氣，為不安定的物質即為自由基，它會破壞細胞、攻擊人體正常的細胞及 DNA，引發細胞病變，產生疾病，如：腦中風、心臟病、糖尿病、白內障，各種癌症、老化早衰。抗氧化物質是指能抵抗氧化作用的物質（中和自由基），以少量的物質去抑制大量易被氧化的反應物之氧化作用。癌症病友接受化療時，要謹慎評估抗氧化劑的攝取，以免影響化療藥物的療效。

★ 抗氧化物質的來源可分成兩類：

人體的自然生成的（內生性抗氧化劑）

● 超氧化物歧化酶（Supex oxide Dismutase，簡稱 SOD）含微量元素，如銅、鋅、錳。

● 過氧化氫酶（catalase）含鐵元素。

● 穀胱甘肽過氧化酶（Glutathione Peroxidase，簡稱 GSHP），含硒元素。

※ 由食物中多攝取含銅、鋅、硒、錳食材來增加抗氧化酶的形式，以中和多餘的自由基防止細胞傷害。

體外補充的抗氧化物質

- **β-胡蘿蔔素 →** 進入體內轉為維生素 A，可抑制氧化作用（食物來源：海藻、胡蘿蔔、花椰菜、菠菜、南瓜、深黃色蔬菜）。

- **維生素 C**（水溶性）**→** 可隨血循環至全身，具有抗氧化作用（食物來源：番茄、青椒、花椰菜、草莓、柳橙、番石榴、奇異果）。

- **維生素 E →** 存在於脂質細胞膜上進行抗氧化作用（食物來源：堅果類、小麥胚芽、油脂─如葵花籽油）。

- **植化素→** 如硫化物、多酚、花青素（食物來源：色彩愈繽紛鮮艷的天然蔬果）。

★ 抗氧化劑對人體的主要功能

❶ 抑制致癌物質形成

❷ 抑制癌細胞活性

❸ 修護氧化受損細胞

❹ 保護 DNA 不受致癌物侵襲

❺ 抑制自由基的形成

❻ 具有抗氧化作用

❼ 活化酵素增強肝解毒功能

❽ 中和腸道中的致癌酵素

問14 感覺治療後體力很差，尤其很容易累，該如何恢復元氣？

A 可以由多方面來調整，包括生活作息、飲食規律、每天運動來提升體力，同時放鬆心情，正面思考，身體便會逐漸復原。

⑴**生活作息的調整**：充足的睡眠及休息、規律地運動。

⑵**正向思考**：以平靜喜樂心來調養身體、做個全力配合的病人。

⑶**飲食的調整**：如食用高熱量高蛋白的食物，以少量多餐的方式進

治療期&恢復期抗癌飲食生活 Q&A

56

食，多選用容易消化的粥、湯品、茶飯或中藥材食補，來促進身體的吸收代謝，同時也可縮短病程不適加速復原，並多選用高蛋白食材，如低脂牛奶、雞蛋、瘦肉（白肉優先於紅肉）、魚、蝦、豆類、堅果等皆可優先選食。（可選用本書食譜：粥品－糙米四神粥 P.119、綠豆小米粥 P.123、香菇山藥粥 P.121；湯品－番茄牛腩 P.142、干貝烏骨雞湯 P.149、地骨雞湯 P.160；茶飲－銀耳白合湯 P.173、黃耆紅棗湯 P.187、補氣湯 P.187）。

問15 荷爾蒙受體為陽性的乳癌婦女需服用抗荷爾蒙藥物，可以喝豆漿或吃山藥嗎？

A 針對乳癌病友多數認為腫瘤細胞荷爾蒙接受體為陽性，因此山藥及大豆皆含有類似女性荷爾蒙的物質，是否可以食用仍存有許多疑慮？在此將正確觀念陳述如下（建議癌症病友對所有食物的營養素必須均衡攝取，而不是偏重於吃某些食物，才不會對身體造成不良的影響）：

(1)**大豆**：大豆中含有大豆異黃酮，具有弱雌激素作用及抗雌激素作用，只要適量攝取可抑制乳癌細胞的增生及擴展，例如每天一杯豆漿 240c.c. 或豆腐 100 公克，所含的大豆異黃酮含量 20 ～ 25 毫克，對身體而言是不會影響抗荷爾蒙藥物的作用。

(2)**山藥**：富含豐富的蛋白質、礦物質、黏多醣體，且含有薯蕷皂素 Diosgenin 成分，為製造體內 DHEA 的重要來源，可促進內分泌荷爾蒙的作用，具有增強免疫功能、抗老化、抗腫瘤等作用。薯蕷皂素 Diosgenin 為 DHEA（去氫皮質酮）重要來源，而 DHEA 為體內超過 50 多種荷爾蒙的前驅物，為體內自然的荷爾蒙，外在食用補充後經由體內轉化才會發揮作用，其安全性高，能協助體內自然調節荷爾蒙的產生。因此食用山藥時無需過度擔心，例如每

次攝取 100 ～ 200 公克是不會產生過量的問題，但不建議食用人工合成的營養萃取物，如保健食品類。

問⑯ 在治療中感覺體重增加很多，在恢復期可以減重嗎？除了運動外，飲食上如何配合？

Ⓐ 在治療期間因為熱量及蛋白質需求量增加，所以癌症病人在營養上會特別加強，加上體力不佳活動量變少，此外某些藥物造成體液滯留，因此都有可能體重增加。

當治療結束進入恢復期後便可以開始做體重控制，因為此階段不需要高熱量及高蛋白飲食，反而應維持適當體重及腰圍是很重要的，必要時可以找醫院的減重門診請營養師配合規劃，計算出每日所需熱量來設計出菜單，當然規律的運動習慣養成對於恢復期的癌症病人也是必要的功課，不僅可以促進代謝又能維持正常的體重。

附 錄

台灣四季盛產的蔬菜水果
———當季當令營養美味

　　台灣的氣候溫和，四季蔬果的種類繁多，再加上農業技術日益進步，甚至有些蔬果不分季節性皆有盛產，但原則上建議食用各類的蔬果，以季節性盛產的種類來選擇食用較安全（在盛產時期不需使用太多的化學肥料與農藥）。

　　而在非季節性生產的蔬果大多是違反自然生長原則，有些農民甚至為了要對抗環境氣候的異常，或是可以達到順利採收的目的，因此在栽種過程中會使用較多農藥化肥及幫助生長的原料，而採收後所殘留的農藥量較高，如農藥、殺蟲劑、化學肥料等，不僅會危害人體的健康，價格也較昂貴。

　　由老祖宗留下來的飲食習慣，原則以當令當季產地量產的蔬果為最佳來源（因為四季盛產的蔬果大多是隨著四季自然變化生長），「它」已吸收大自然的節氣生長旺盛，吃入人體也最適合當時的體質，如夏天吃瓜果類（如冬瓜、西瓜）可消暑解熱，冬天吃火鍋料理（如大白菜、根莖類）可儲存身體熱量來禦寒。

　　而癌症病友在選擇食材上更要特別注意季節性，以免吃入會危害健康

的有害物質（殘留的農藥化合物），宜選擇當季蔬果（含有豐富的營養素）來滋補身體。以下是以月分詳列出台灣四季蔬果盛產時期內容，提供癌症病友作為參考選用：

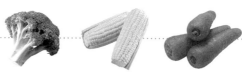

★ 台灣四季盛產的蔬菜

一月	蘿蔔、胡蘿蔔、洋蔥、馬鈴薯、珠蔥、冬筍、萵苣莖（菜心）、球莖甘藍、大心芥菜、包心白菜、茼蒿、豌豆、黃帝豆、結球萵苣、豌豆苗。韭菜、花椰菜、芋頭、山藥、A菜。
一月下旬	蒜苔。
二月	蘿蔔、胡蘿蔔、洋蔥、馬鈴薯、珠蔥、蒜苔、大蔥、冬筍、萵苣莖（菜心）、球莖甘藍、大心芥菜、包心芥菜、茼蒿、豌豆、皇帝豆、結球萵苣、豌豆苗、蔥花、花椰菜。
三月	蘿蔔、胡蘿蔔、洋蔥、馬鈴薯、珠蔥、蒜苔、大蔥、牛蒡、萵苣莖（菜心）、球莖甘藍、大心芥菜、包心芥菜、茼蒿、豌豆、皇帝豆、結球萵苣、桂竹筍、豌豆苗。
四月	蘿蔔、胡蘿蔔、洋蔥、馬鈴薯、烏殼綠竹筍、萵苣莖（菜心）、豆薯、牛蒡、麻竹筍、球莖甘藍、大芥菜、芥藍、茼蒿、豌豆、皇帝豆、桂竹筍、地瓜葉、莧菜。
五月	麻竹筍、綠竹筍、烏殼綠竹筍、茭白筍、球莖甘藍、桂竹筍、花豆、冬瓜、苦瓜、絲瓜、小黃瓜。
五月中旬止	皇帝豆、大芥菜、地瓜葉、莧菜、空心菜。
六月	麻竹筍、綠竹筍、烏殼綠竹筍、茭白筍、白蘆筍、冬瓜、苦瓜、絲瓜、胡瓜、小黃瓜、空心菜、小黃瓜。
七月	麻竹筍、綠竹筍、烏殼綠竹筍、蓮藕、蓮子、茭白筍、越瓜、白蘆筍、冬瓜、苦瓜、絲瓜、小黃瓜、空心菜、小黃瓜。

七月下旬	金針花。
八月	麻竹筍、蓮子、綠竹筍、茭白筍、龍鬚菜、越瓜、金針花、白蘆筍、冬瓜、苦瓜、絲瓜、小黃瓜、空心菜。
九月	麻竹筍、綠竹筍、蓮藕、蓮子、茭白筍、龍鬚菜、越瓜、金針花、菱角、白蘆筍、冬瓜、苦瓜、絲瓜、胡瓜、小黃瓜。
十月	麻竹筍、綠竹筍、蓮藕、茭白筍、白蘆筍、山藥。
十月上旬止	蓮子、龍鬚菜、越瓜、金針花。
十月下旬起	球莖甘藍、茼蒿、包心芥菜、豌豆、皇帝豆、結球萵苣。
十一月	麻竹筍、球莖甘藍、茼蒿、包心芥菜、豌豆、豌豆苗、皇帝豆、結球萵苣。
十一月上旬止	茭白筍、菱角、山藥、Ａ菜。
十一月下旬起	冬筍、花豆。
十二月	蘿蔔、胡蘿蔔、馬鈴薯、球莖甘藍、茼蒿、包心芥菜、豌豆、豌豆苗、皇帝豆、冬筍、結球萵苣、山藥、紅鳳菜、Ａ菜。

資料來源：行政院農委會＼農糧署吉園圃提供 http:///www.coa.gov.tw/view.php?catid=369

附 錄 台灣四季盛產的蔬菜水果──當季當令營養美味

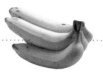

★ 台灣四季盛產的水果

一月	椪柑、海梨柑、桶柑、柳丁、葡萄柚、世紀梨、棗子、釋迦、小番茄。
一月下旬起	蓮霧。
二月	椪柑、海梨柑、棗子、桶柑、柳丁、葡萄柚、釋迦、草莓、芭樂、小番茄。
三月	椪柑、桶柑、柳丁、葡萄柚、枇杷、桃子、蓮霧、棗子、芭樂、小番茄。
三月上旬止	海梨柑、棗子、世紀梨、釋迦。
三月下旬起	美濃瓜、梅。
四月	桶柑、柳丁、葡萄柚、枇杷、蓮霧、美濃瓜、桃子、梅、芭樂。
四月上旬起	三灣梨。
四月下旬止	椪柑。
五月	葡萄柚、枇杷、李、蓮霧、美濃瓜、桃子、鳳梨。
五月上旬止	梅。
五月下旬起	荔枝、芒果、百香果。
六月	荔枝、李、三灣梨、世紀梨、蓮霧、芒果、美濃瓜、桃子、百香果、水蜜桃、葡萄、西瓜、鳳梨。
七月	荔枝、龍眼、李、三灣梨、世紀梨、橫山梨、蓮霧、芒果、美濃瓜、水蜜桃、百香果、西瓜、鳳梨。
七月下旬起	酪梨、黃香瓜、釋迦。

八月	酪梨、三灣梨、世紀梨、芒果、紅柿、蘋果、釋迦、美濃瓜、百香果、水蜜桃、西瓜、鳳梨。
八月上旬止	蓮霧。
八月下旬起	文旦柚。
九月	文旦柚、橫山梨、世紀梨、芒果、黃香瓜、蘋果、紅柿、水柿、美濃瓜、水蜜桃。
九月上旬止	酪梨。
九月下旬起	椪柑、柳丁。
十月	椪柑、柳丁、文旦柚、葡萄柚、橫山梨、世紀梨、美濃瓜、黃香瓜、蘋果、紅柿、水柿、棗子、釋迦、百香果。
十一月	椪柑、柳丁、葡萄柚、白柚、紅柚、橫山梨、世紀梨、釋迦、棗子、美濃瓜、奇異果。
十一月中旬起	草莓。
十二月	椪柑、柳丁、葡萄柚、海梨柑、桶柑、棗子、世紀梨、蘋果、釋迦、草莓、奇異果。
十二月上旬止	白柚、紅柚、橫山梨。

資料來源：行政院農委會 \ 農糧署吉圃園提供 http://www.coa.gov.tw/view.php?catid=369

本別冊參考資料

1 《自然就會抗癌：罹癌醫師的科學觀點》／大衛・賽文－薛瑞柏／時報文化
2 《預防癌症、心臟病、骨質疏鬆的神奇大豆》／傑克・查藍、維多利亞・陶斯、琳達・尼特原著／Jack Challem 原文作者／美商麥格羅希爾國際股份有限公司
3 《吃出免疫力（抗老防癌很容易）》／孫安迪著／民視文化
4 《你的生命活力－從自由基談起》／林天送著／健康世界雜誌社
5 《食物是最好的藥》／李堂華、劉牛編著／達觀出版
6 《增強免疫力的健康飲食法》／星野泰三著／台灣東販出版社
7 《各種疾病的自然療法》／林松洲著／凱侖出版社
8 《癌末醫師健康活過20年：不用抗癌劑的星野葛森療法》／星野仁彥著／如何出版社
9 《生機飲食吃出免疫力：淨化排毒、抗老防癌》／劉湘琪著／麗勤管理顧問股份有限公司